7가지 상태예술 혹은 운동 아트리미

눅근 공동 판까사

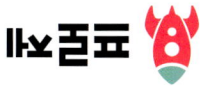

눅근 옹동 판매사

7원 온예용 푹부 옹동 아나트미

표제비디 디디저미 · 마이틀 잔님 지음
옹향기 옹김

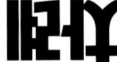

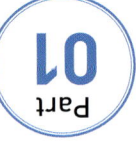

욱근 운동하기 프로그래밍 가장 단계

운동의 목표를 정하다 · 12
욱근 운동의 공식정의 될 있는 한 줄이 좋을까? · 13
가장 이상적인 운동 주기는 무엇일까? · 14
하루 한 번 하는 것 보다 더 운동해도 괜찮을까? · 15
하루 중 언제 운동을 해야 할까? · 15
욱근 운동 중 세트를 쉬어주는 것이 좋을까? · 16
용통성과 장정성이 필요하다 · 17
욱근 운동 시 몇 가지 운동으로 운동하는 것이 좋을까? · 18
새로운 운동은 언제 시작해야 할까? · 19
새로운 피트니스와 몇 회기 지속할까? · 20
피트니스에 어느 정도 속도를 수행하는 것이 좋을까? · 22
욱근 가장 빠르는 어느 정도 지속될까? · 24
운동을 얼마나 지속해야 할까? · 25
두 세트 사이의 휴식 시간은 어떻게 조정해야 할까? · 26
개별 운동의 가장 적절한 반복에는 어느 정도일까? · 28
안처 구계를 돌리면 줄어들까? · 30
욱지면 운동 사이의 휴식 시간을 조정하다 · 31
처음에 따라 적응된 운동상을 선택하다 · 32
프로그래밍 안지에 마쳐야 활까? · 34
쉽지 기간을 이용하다 · 35

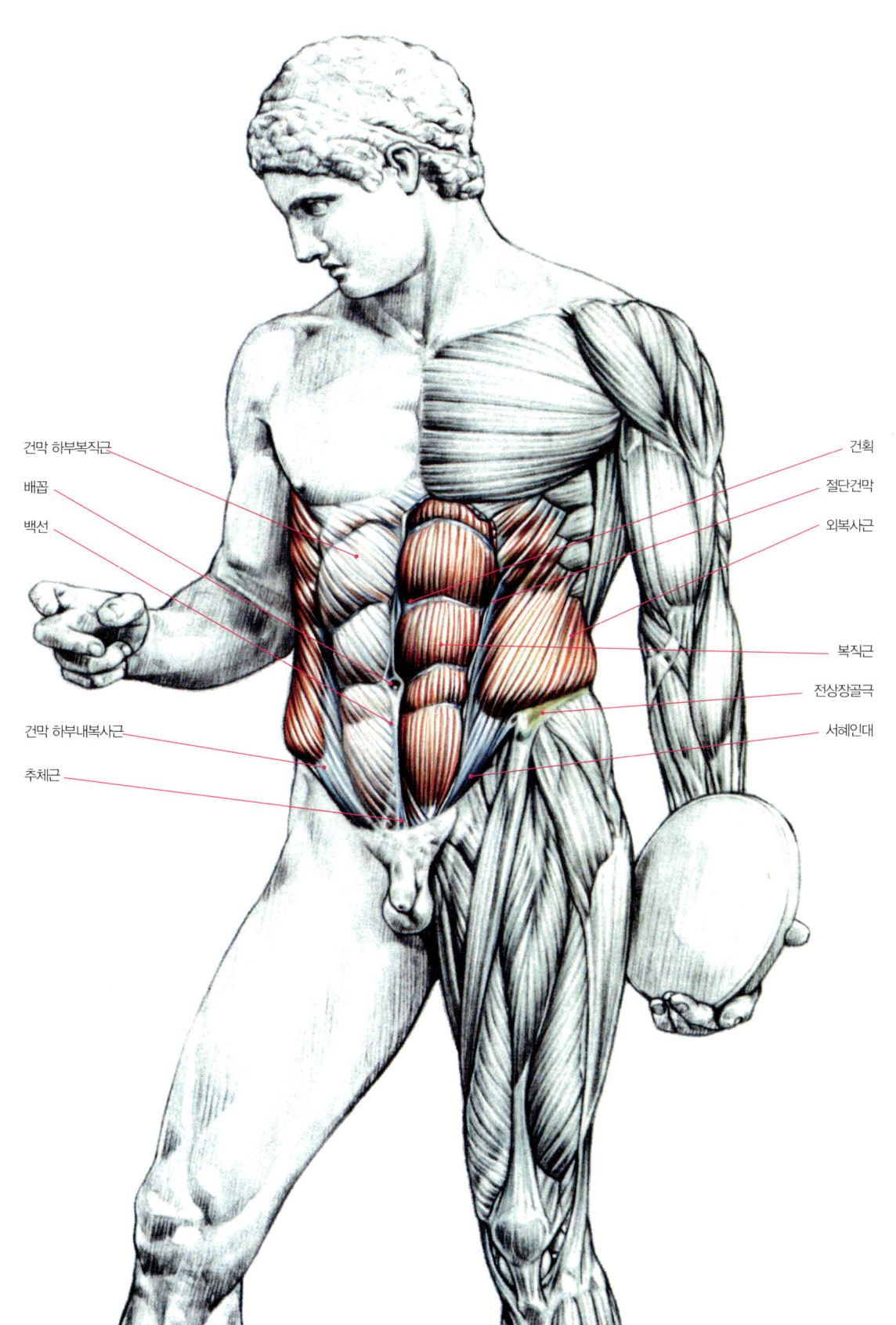

하복부 단련 동작
- AB슬라이더 • 126

복사근 단련 동작
- 케이블이나 기구를 이용한 측면 회전 • 128
- 상체 옆으로 구부리기 • 130

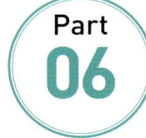

복근 운동 프로그램

식스팩 프로그램
- 복근 운동 기본 프로그램 • 137
- 가정용 운동 기구를 이용한 프로그램 ① 짐볼 • 144
- 가정용 운동 기구를 이용한 프로그램 ② AB슬라이더 • 145
- 가정용 운동 기구를 이용한 프로그램 ③ 앞뒤로 움직이는 기구 • 146
- 프로용 운동 기구를 이용한 프로그램 • 147
- 복부 지방 감량 프로그램 • 148
- 허릿살 제거 프로그램 • 150
- 아폴로의 리라를 위한 프로그램 • 151

웰빙을 위한 프로그램
- 심혈관계 건강 프로그램 • 152
- 취침 전 허리 이완 프로그램 ① 맨손 운동 • 153
- 취침 전 허리 이완 프로그램 ② 기구를 이용한 운동 • 154
- 허리 강화 프로그램 • 155
- 복부 팽만과 소화기 장애 예방 프로그램 • 157

특정 스포츠에 적합한 복근 운동 프로그램
- 1단계 초보자를 위한 기초 근육 길들이기 • 160
- 2단계 서킷 방식의 운동으로 발전 • 161
- 3단계 전반적인 신체 능력 향상 운동 • 162
- 4단계 특정 스포츠를 위한 운동 • 165

장요근 스트레칭
- 한쪽 다리 앞으로 내밀기 • 84
- 허리 스트레칭 • 86
- 짐볼 위에서 이완하기 • 87
- 철봉에 매달리기 • 88

Part 04 상급 동작과 테크닉

상복부 단련 동작
- 이중 수축 크런치 • 95
- 상체 들어 올리기(싯업) • 96

하복부 단련 동작
- 철봉에서 골반 기울이기 • 104
- 다리 들어 올리기 • 105
- 철봉에서 다리 들어 올리기 • 106

복사근 단련 동작
- 철봉에서 다리 측면 들어 올리기 • 112
- 바닥에서 골반 회전하기 • 114

Part 05 운동 기구와 보조 도구를 사용한 복근 운동

상복부 단련 동작
- 크런치 머신 • 119
- 짐볼 위에서 크런치 • 120
- 앞뒤로 움직이는 기구를 이용한 크런치 • 122
- 하이풀리를 이용한 크런치 • 124

Part 02 선명한 복근을 만드는 방법

뱃살을 빼기 위해 복근 운동을 한다? • 40
운동의 강도가 가장 중요하다 • 41
다이어트만으로는 복부 지방을 줄일 수 없다 • 42
다이어트 + 운동의 시너지 효과를 활용하라 • 43
다이어트 효과를 극대화하라 • 43
어떤 영양 보충제를 먹어야 할까? • 44

Part 03 복근 만들기 기본 동작

큰 복직근 만들기 동작
크런치 • 56
바닥에서 다리 들어 올리기 • 62
앉아서 다리 들어 올리기 • 66

복사근 만들기 동작
아폴로의 리라 • 68
측면 크런치 • 70
상체 측면 들어 올리기 • 72

복부 강화 동작
등척성 수축 동작 • 74
등척성 지탱 동작 • 76

스포츠 수행 능력 향상을 위한 호흡 동작
무게를 더해 흉곽 팽창하기 • 79
횡격막 수축하기 • 80

복근 스트레칭
짐볼 위에서 • 82

들어가며

우리가 복근에 관한 이야기를 할 때 처음 떠올리는 이미지는 미적 기준과 관련이 깊다. 복부의 윤곽이 뚜렷하게 드러나 있다는 것은 군더더기 지방이 없는 탄탄한 배를 가지고 있다는 말이다.

그러나 신이 우리에게 그저 멋있기만 하라고 복근을 주신 것은 아니다. 복근은 건강을 유지하고 운동 능력을 향상시키는 데 있어 매우 중요한 기능을 수행한다. 멋진 '초콜릿 복근' 만들기가 복근 운동을 해야 하는 유일한 목적은 아니라는 뜻이다. 미적 측면 외에도 복근을 단련해야 하는 이유로는 다음의 여섯 가지가 있다.

1. 스포츠 수행 능력 향상
복근은 전력 달리기나 골프, 테니스처럼 상체를 비트는 동작이 수반되는 육체 활동에서 중요한 역할을 수행한다.

2. 척추 보호
복근은 허리 근육과 함께 척추를 지탱한다. 배가 아래로 쳐지거나 튀어나오면 추간판이 잘못된 위치로 바뀌게 되어 허리의 퇴행 위험이 높아진다.

3. 근육의 긴장 완화
잠을 자고 난 후에도 허리 통증이 계속되어 아침에 일어날 때 피로를 느끼는 경우가 종종 있을 것이다. 아침에 허리가 불편하다는 것은 밤사이 척추가 충분히 이완되지 않았음을 의미한다. 잠들기 전 몇 분이라도 복근 운동을 하면 허리 근육의 이완에 도움이 되어 낮 시간 동안 척추에 쌓였던 긴장을 완화시킬 수 있다.

4. 소화기 건강 개선
복근 운동은 소화 기능을 개선하여 복부 팽만과 변비를 예방한다.

5. 제2형 당뇨병의 발병 위험 감소
제2형 당뇨병은 나이가 들면서 발병하는 성인병으로, 대개 복부에 축적된 과도한 지방이 원인이 되어 발병한다.

6. 심혈관계의 건강 개선
복근 운동을 지속적으로 수행하면 심혈관계 기능이 좋아진다. 이는 무릎이나 척추에 무리를 주지 않으면서 심혈관계 기능을 향상시킨다는 장점이 있다.

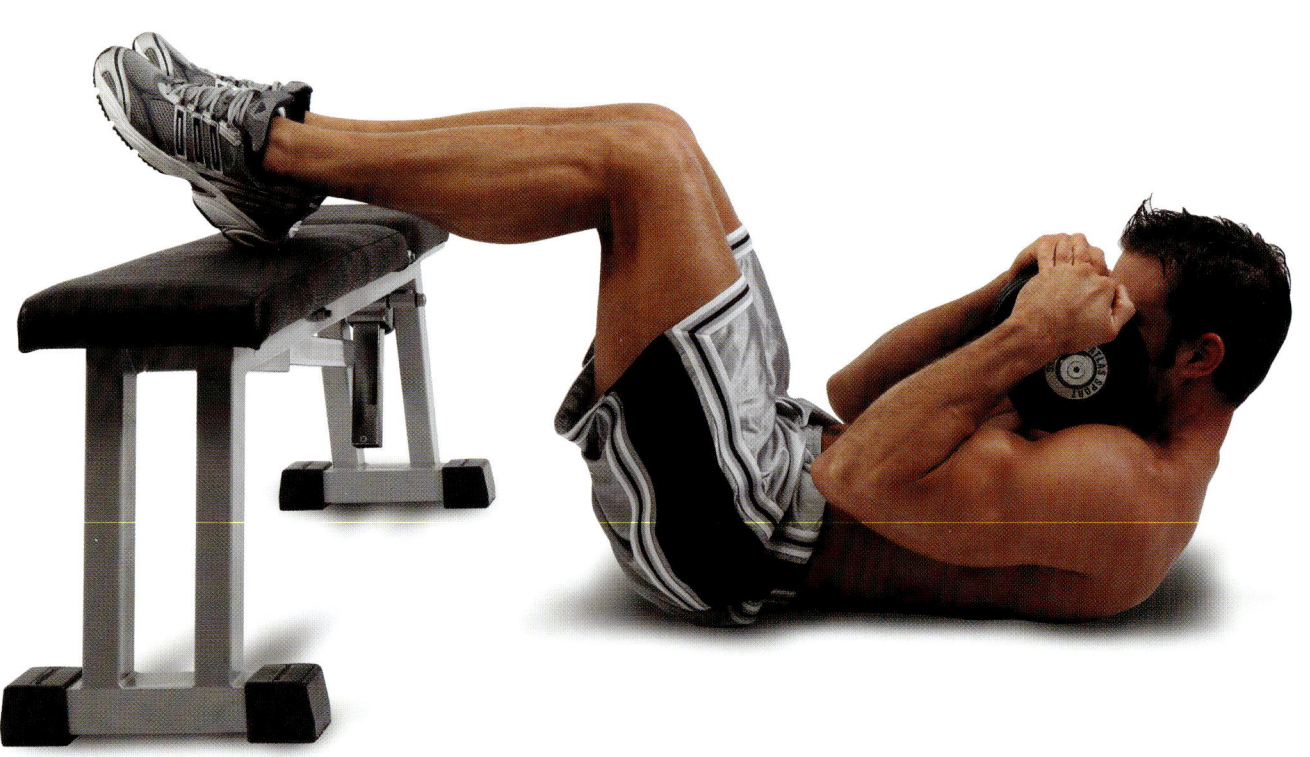

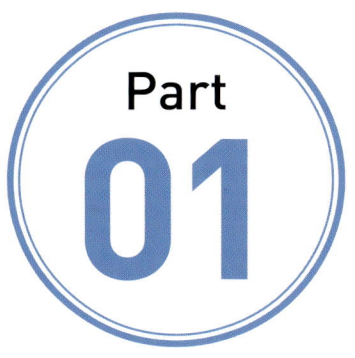

복근 만들기
프로그램 구성 20단계

복근 만들기 프로그램을 구성하기 위해서는 여러 가지 간단한 기본 이론을 이해해야 한다.
지금부터 우리는 효과적이고 개별화된 '복근 만들기 프로그램 구성 20단계'를
하나씩 체계적으로 살펴볼 것이다. 이 20단계를 배우는 동안 운동 계획을 세우는 데
관한 의문들이 모두 풀리게 될 것이다.

01 운동의 목표를 정하자

복근 만들기 프로그램의 가장 첫 단계는 바로 목표를 정하는 것이다. 운동의 목적은 무엇인가?

- 초콜릿 복근을 만들기 위하여
- 슬림한 복부를 만들기 위하여
- 심혈관계 건강을 유지하기 위하여
- 스포츠 수행 능력을 향상시키기 위하여

물론 이런 목표 가운데 한 개 이상의 목표가 복합적으로 설정될 수도 있다. 하지만 목표를 확실히 정하지 않으면 최적의 프로그램을 짜는 데 많은 어려움을 겪을 것이다. 종이 위에 목표들을 적어 놓고, 운동을 시작하기 전에 한 번씩 읽어 보자. 그런 다음 목표량을 정해야 한다. 예컨대, 아래와 같이 구체적으로 정하는 것이다.

목표량 예시
- 3개월 내에 복근을 만들기.
- 2개월 내에 허리둘레를 5센티미터 줄이기.
- 15일 내에 근력을 키우기 위해 10분 동안 수행할 수 있는 세트의 횟수를 2배로 늘리기.

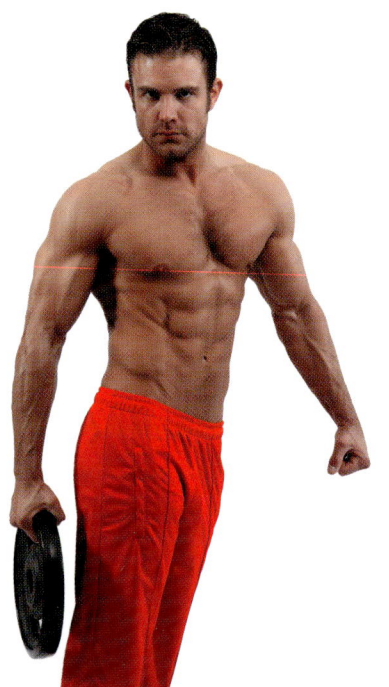

복근을 만드는 데 필요한 기간과 목표량은 실현 가능한 수준이어야 한다. 복근은 빠른 속도로 단기간 내에 생기지 않는다는 사실을 기억하자. 간혹 발전이 너무 더디다고 느낄 수도 있겠지만, 체계적으로 구성된 프로그램으로 운동을 하면 생각보다는 그렇게 걸리지 않을 것이다.

목표량을 정하고 매달 도달해야 할 단계를 세운다면 자신의 능력이 얼마나 향상되었는지를 쉽게 측정할 수 있다. 각 단계를 넘어서면 다음 운동을 진행함에 있어 큰 동기 부여가 될 것이다. 이 책의 Part 6에서 소개하는 프로그램의 유형을 기본 계획으로 삼고 지금부터 설명할 다양한 변수들에 따라, 자신에게 적합한 프로그램을 구성하라.

 ## 복근 운동은 일주일에 몇 회 정도 하는 것이 좋을까?

복근 운동을 일주일에 몇 회 수행할지는 본인의 일정에 달려 있다. 그러나 일정에 맞춘 운동 횟수가 항상 최적의 운동량과 일치한다고는 할 수 없다. 물론 한 주에 한 번이라도 운동을 하는 것이 아예 안 하는 것보다는 낫지만 말이다.

복근 운동은 최소 일주일에 2회는 수행하는 것이 좋으며 가장 이상적인 구성은 일주일에 3회 정도 수행하는 것이다. 여기서 주의할 점은 일주일에 최대 5회를 넘기지 말아야 한다는 것이다. 지나친 운동은 오히려 몸에 악영향을 끼친다는 사실을 명심하자. 전문 운동선수가 아닌 이상 매일 반복해서 운동하는 것은 금물이다.

심화과정

가장 이상적인 방법은 주 2회 운동을 몇 주간 수행한 후, 몸이 적응되었다고 느꼈을 때 주 3회로 늘리는 것이다. 처음 시작할 때부터 주 3회를 넘기는 일정은 좋지 않다. 3개월간 꾸준히 운동한 후에는 4일 기준의 운동 방식을 고려해 보는 것도 가능하다.

 근육 운동을 처음 시작하는 사람들은 대부분 에너지가 넘친다. 운동 초반에는 하루라도 몸을 더 빨리 만들기 위해 날마다 운동에 열을 올리게 된다. 하지만 열정이 지나치면 오히려 금세 힘이 빠지게 되는 법! 과도하게 운동을 했다는 신호가 나타나고, 얼마 지나지 않아 운동하고자 했던 처음의 동기마저 사라지게 된다. 운동 효과는 바로 나타나는 것이 아니다. 힘과 속도를 조절하며 지속적으로 운동할 수 있도록 계획을 짜야 한다.

 # 무엇이 가장 이상적인 운동 주기인가?

가장 이상적인 운동 주기는 하루 운동, 하루 휴식이다. 이 방법이 본인의 일정과 맞지 않는다면 현실적으로 가능한 범위 내에서 최선의 방법을 찾아보자. 다음과 같은 방법을 고려해 볼 수도 있다.

주 1회 운동 운동 날짜를 마음대로 정할 수 있다.

주 2회 운동 주 2회 운동에서 주의해야 할 사항은 운동 사이에 적어도 하루 이상 휴식을 취해야 한다는 점이다. 여기서 운동 효과를 극대화하려면 운동 일정 사이의 시간 간격을 가능한 한 넓게 잡는 것이 좋다. 예를 들면 월요일, 목요일이나 화요일, 금요일에 운동하는 식이다. 하지만 운동시간이 주말밖에 없는 경우는 예외다. 이틀 연속으로 운동하는 방법은 그다지 좋은 방법이 아니지만, 인정이 여의치 않은 상황이라면 이틀 연속 운동 후 남은 한 주간을 회복 기간으로 쓸 수 있게 구성한다.

주 3회 운동 앞서 말했듯이 하루 운동, 하루 휴식을 교대로 하는 것이 가장 이상적인 조합이다. 예를 들면 월요일, 수요일, 금요일에 운동하는 식이다. 주말은 휴식 기간으로 비워 둔다. 이틀 연속으로(예를 들면 주말에) 운동을 하고 수요일에 세 번째 운동을 하는 방법도 있다. 그러나 운동 날짜를 나란히 잡는 것은 가급적 피해야 한다. 가장 좋지 않은 방법은 역시 3일 연속으로 운동을 진행하는 것이다. 일정 때문에 어쩔 수 없다면 주말을 회복 기간으로 쓸 수 있도록 조정한다.

주 4회 운동 일주일에 4일 운동을 하게 되면 휴식을 취할 수 있는 날이 적은 데다, 일정이 매우 유동적이지 않는 한 운동하는 날이 나란히 이어질 수밖에 없다. 7일이 아닌 8일을 기준으로 4번의 운동 일정을 분배하면, 교대로 운동할 수 있다. 회당 운동량을 가볍게 조절하면 회복에 도움이 될 것이다. 또한 매주 운동 날짜를 바꾸는 것보다는 가급적 정해진 날짜에 운동하는 것이 좋다.

 일주일에 몇 번의 복근 운동이 이상적인지 알아보기 위해서는, 두 번의 운동 사이에 며칠의 휴식을 취하는 것이 좋은지를 먼저 따져 보아야 한다. 실제로 근육은 운동하는 시간이 아닌 휴식하는 시간에 강화된다. 그렇기 때문에 운동하는 법보다 쉬는 법을 잘 이해하는 것이 중요하다. 세트를 수행할 때 복근에 힘이 생기지 않는다면 회복 시간을 더 많이 가질 필요가 있다. 복근이 발달되지 않는다는 것은 휴식이 부족하다는 증거이기 때문이다.

04 하루 한 번 또는 하루 두 번 운동해도 괜찮을까?

하루에 여러 차례 운동하는 것은 보디빌딩 챔피언에 한정된 이야기다. 게다가 보디빌더들도 대회 준비 기간에만 이렇게 운동한다. 전문 선수가 아니라면 운동은 하루 한 차례가 좋으며, 매일 운동을 하는 것도 좋지만은 않다.

시간적 여유가 없어 주 1회밖에 운동할 수 없다면, 그 1회의 운동량을 둘로 나눌 수 있는지 고려해 볼 수 있다. 예를 들면 아침에 절반 분량의 운동을 하고, 저녁에 나머지 운동을 진행하는 방식이다. 물론 처음부터 이런 방식으로 운동을 해서는 안 되며, 몇 주간의 꾸준한 운동으로 몸이 적응된 다음에야 가능하다. 하지만 여전히 우리가 생각하는 이상적인 방법과는 거리가 멀다.

예외적으로, 허리둘레를 빨리 줄이는 것이 목적일 경우 매일 이중 훈련(Double Training: 하루에 두 번의 트레이닝)을 하는 것도 한 가지 방법이 될 수 있다. 복근 운동을 반복하면 복부의 지방을 연소시킬 수 있기 때문이다. 하지만 근육을 너무 과도하게 단련하는 것이 좋은 훈련법이 아니며 피로가 누적될 수 있다는 단점도 있다. 이 경우 운동 빈도를 줄일 필요가 있다.

05 하루 중 언제 운동을 해야 할까?

아침 운동을 선호하는 사람이 있는가 하면, 오후나 저녁에 운동하는 것을 좋아하는 사람도 있다. 실제로 신체 리듬은 매일 순간순간 변한다. 아침에 근력이 강해지고 오후에 상대적으로 약해지는 사람이 있는가 하면 정반대인 사람도 있다. 신경계적 특징으로 발생하는 이러한 차이는 지극히 일반적인 것이다. 운동선수 중에도 하루 종일 지속적인 근력을 유지하는 경우는 드물다.

가장 좋은 방법은 복근의 힘이 가장 강해지는 시간대를 선택하는 것이다. 운동선수들은 대부분 오후 6~7시를 전후하여 근력이 최고조에 이른다. 오후 6~7시면 일반인들도 대부분 운동이 가능한 시간대이므로 이 시간을 이용해 운동을 하는 것도 나쁘지 않은 방법이다.

>  몸의 반응에 의해서가 아니라 일정에 따라 부득이하게 운동 시간이 정해지는 경우도 있을 것이다. 이상적인 시간에 운동하지는 못한다면 항상 같은 시간에 운동하는 것을 원칙으로 삼아라. 시간을 정해 운동하면 복근도 그에 적응하여 해당 시간(스스로 정한 운동 시간)에 최상의 역량을 발휘할 것이다.

복근 운동은 몇 세트를 실시하는 것이 좋을까?

복근 단련을 위한 운동량을 정할 때 그 기준이 되는 것은 다음의 두 가지이다.
- 동작 수행 횟수(리피티션)
- 동작을 수행하는 세트의 횟수

세트 수행 횟수는 근육의 발달 정도를 가늠해 볼 수 있는 중요한 기준이 된다. 예를 들면 다음과 같다.
- 세트를 너무 적게 실시하면 복부가 충분히 자극되지 않는다.
- 세트를 너무 많이 실시해 복부를 지나치게 단련하면 오히려 복근이 발달하지 못할 수 있다.

그렇다면 본인의 수준에서 평균 몇 회 정도의 세트를 수행하는 것이 적당한지 알아보자.
- 초보자: 5회를 넘기지 않도록 한다.
- 한 달 운동 후: 6~7회
- 두 달 운동 후: 8~9회
- 세 달 운동 후: 10회

운동 후 3개월이 넘어가면, 본인의 필요한 회복 능력에 따라 세트의 횟수를 조정할 수 있다. 하지만 20회에서 25회를 넘기지는 말아야 한다.

주의

복근 운동을 시작하기 전에 적어도 위밍업으로 가벼운 운동을 1~2세트 정도 실시해 주어야 한다. 위밍업 운동은 강도가 세지 않기 때문에 위에서 언급한 세트 횟수에는 포함시키지 않는다.

⚠️ 쉬운 세트를 연속으로 수행하며 횟수만 올리는 것은 바른 방법이 아니다. 총 세트 수를 줄이더라도 한 세트를 실시할 때 더 집중하여 수행하는 편이 낫다. 또한 본인의 최대 한계라고 생각했던 수준을 넘어서는 데 아무런 어려움이 없다면, 그것은 수축 강도를 충분히 끌어올리지 않았기 때문이다. 운동을 하다 보면 수행 능력이 향상되면서 운동의 강도 또한 더 높아진다. 향상 속도에 맞추어 세트 수나 수축 강도를 적절히 조절하면서 운동을 해야 한다.

융통성과 적응력이 필요하다

복근 운동에서 운동량을 조절할 때 첫 번째로 고려해야 하는 것이 세트의 횟수다. 운동 초반에는 동작의 반복 횟수를 늘리는 것보다 세트의 횟수 조절에 더욱 신경 써야 하며, 세트 횟수를 조정할 때에는 동작의 반복 횟수를 늘릴 때보다 더 세심한 주의가 필요하다.

복근이 발달하는 것이 느껴지고 더 높은 강도의 운동을 수행할 준비가 되었다는 확신이 들 때, 세트를 하나씩 추가해 보자. 얼마만큼의 세트를 추가해야 적당한지는 당신의 복근이 말해줄 것이다. 세트를 차례차례 수행하다 보면 갑자기 힘이 쭉 빠지기 시작할 때가 있는데, 그 순간이 당신에게 가장 적합한 세트의 횟수를 알리는 명확한 기준이 된다. 힘이 갑작스럽게 빠져 버렸다는 것은 지나치게 많은 세트를 실시했기 때문이다. 본인에게 적합한 세트 횟수를 알고 있어야 다음 운동을 원활히 진행할 수 있다.

물론 수행할 수 있는 세트의 횟수가 상황에 따라 달라질 수도 있다. 컨디션이 아주 좋은 날에는 세트 횟수를 늘리고 싶은 마음이 들겠지만, 몸이 좀 피곤할 때 녹초가 되지 않으려면 세트 횟수를 유지해야 할 필요도 있다.

이전의 훈련에서 어떤 방식으로 운동했는지도 고려해 볼 사항이다. 이전 훈련에서 강도를 높였거나 중량을 올리고 세트 횟수를 늘렸다면, 회복에도 그만큼의 노력과 시간이 필요하다는 사실을 유념해야 한다.

이처럼 여러 가지 사항이 복합적으로 작용하기 때문에 그날 하루의 운동을 훌륭히 수행했다고 하더라도 전체적인 운동 역시 잘 진행되었다고 말할 수는 없는 것이다. 복근을 혹사시킬수록 회복은 더욱 힘들어진다. 운동을 아주 포기하게 되는 지경에 이르지 않으려면, 운동과 운동 사이 적어도 하루 정도의 휴식 기간을 끼워 넣는 것이 필요하다.

단일 세트가 좋은가, 복수 세트가 좋은가의 논쟁

근육에 따라 몇 회의 세트를 실시하는 것이 좋은지의 문제가 큰 논쟁거리가 되고 있다. 매우 높은 강도의 세트 1회만으로 충분한 연습이 된다고 주장하는 사람들도 있다. 이것은 강도 높은 세트 한 번을 수행할 때 순간적으로 모든 힘을 사용할 수 있는 신경 시스템을 갖춘 소수의 운동선수에게 해당되는 내용이다. 하지만 대다수 사람들의 경우 이렇게 운동을 하면 많은 양의 힘이 소진되어 새롭게 운동을 반복할 수 없으며, 동일한 운동 동작으로 두 번째 세트를 수행하게 되면 오히려 역효과가 생긴다.

단일 세트에서 전력을 기울일 수 있는 신경계적 특징을 갖고 있는 사람은 소수에 불과하다. 어느 연구에 따르면 운동선수 중 약 70%가 복수 세트에 적합하고, 단 30%만이 단일 세트에 적합한 근육을 가지고 있다고 한다. 70%의 선수들은 운동 강도를 서서히 올려야 자신이 낼 수 있는 최대한의 힘을 끌어낼 수 있다는 뜻이다. 이 선수들이 단일 세트로 연습을 하게 되면, 운동을 수행할 힘이 아직 남아 있음에도 불구하고 자신이 낼 수 있는 전력의 힘을 발휘할 수 없어 좌절감에 빠질 우려가 있다. 이 경우 단일 세트를 실시하는 것은 역효과를 가져온다. 근육을 잘 단련하려면 세트를 여러 차례에 걸쳐 수행할 필요가 있다. 이 같은 복수 세트는 복근을 강하게 만드는 것은 물론, 복부를 둘러싼 지방의 제거가 목표인 사람에게도 더욱 적합하다고 할 수 있다. 단일 세트만으로는 뱃살을 뺄 수 없다. 복근 운동의 양을 늘리는 것만이 복부를 조금이라도 줄일 수 있는 최선의 방법이다.

몇 가지 동작으로 복근 운동을 하는 것이 좋을까?

이때 선택할 수 있는 두 가지 전략이 있다.
- 한 가지 동작만을 선택해 운동한다.
- 두세 가지의 다른 동작의 운동을 병행한다.

두 전략의 장점과 단점을 파악했다면 둘 중에 무엇을 선택하느냐는 그리 어려운 문제가 아니다. 본인의 수준이 어떠한지가 중요한 결정 기준이 된다.

단일 동작 연습 → 초보자에게 적합한 전략

단일 동작 연습의 장점-초보 단계에서는 단일 복근 훈련에 집중하는 것이 좋다. 본인에게 가장 적합한 동작 한 가지를 선택해 훈련한다. 동작 선택의 방법에 관해서는 나중에 설명하겠다.

두 번째 단계에서는 다른 동작은 하나 더 추가해 훈련 강도를 높여보도록 하자. 운동 수행 능력의 향상 정도에 따라 연습의 양도 늘어나게 될 것이다. 사람들은 대개 자신이 선호하는 동작은 선택해 기계적으로 연습하는데, 초보자에게 적합한 방식이라고 할 수 있다. 같은 동작을 반복적으로 연습함으로써 동작 수행 테크닉을 향상시킬 수 있기 때문이다.

실제로 새로운 동작을 실행하게 되면 복부 근육이 가진 힘을 모두 사용하지 못한다. 그 이유는 한 동작의 수행 시 최대한의 힘을 동원하기 위해서는 입문 단계가 필요하기 때문이다. 세트를 진행하다 보면 힘을 사용하는 요령을 익히게 되어 새로운 연습을 진행할 때에도 매우 빠른 향상을 이룰 수 있게 된다. 체력의 일부만을 사용하는 수준에서 체력의 한계까지 이끌어 낼 수 있는 능력이 길러진다.

웨이트 트레이닝 동작에 익숙하지 않은 초보자들은 자신이 발휘할 수 있는 운동 강도의 한계를 넘어서기 어렵다. 하지만 그 한계를 넘어서야 빠르게 성장할 수 있다. 초보자들이 강도를 극대화할 수 있는 가장 좋은 방법은 바로 전 차례의 운동에서 크런치를 10번 반복 수행했다면 오늘은 자세의 흐트러짐 없이 최소 11개를 하겠다는 마음가짐으로 운동에 임하는 것이다.

동작을 너무 자주 바꾸면 이전의 운동 동작에 복근이 적응하는 시간은 부족해지고, 새로운 동작의 학습에 많은 시간을 소비하게 된다. 이런 것은 시간 낭비다. 별다른 목적 없이 동작을 계속 바꾸면 불필요한 학습 시간만 늘어나게 된다.

단일 동작 연습의 단점

일부 운동선수들은 세트 중에 최대한 많은 동작은 수행해야 할 필요가 있다고 생각한다. 이 같은 생각에 동의한다면 주저하지 말고 다양한 동작들을 수행하자. 이런 유형의 사람들은 단일 동작으로만 훈련하면 쉽게 싫증을 느낀다. 동기와 열정이 줄어들면 훈련의 기쁨도 사라진다. 항상 새로움과 변화를 추구하는 인간의 심리도 고려해야 한다.

다양한 동작 연습 → 상급자에게 적합한 전략

같은 동작으로 3~5세트 정도 실시한 후 힘이 빠지고 싫증이 났을 때는 다음과 같이 대처할 수 있다.

- 두 번째 복근 동작을 실시한다.
- 세트를 중단한다.

두 번째 동작으로 다시 힘이 생기고 운동을 하려는 의욕이 솟는다면 매우 적합한 전략을 선택한 것이다. 만약 두 번째 동작의 훈련에서 처음 동작을 수행할 때보다 힘이 나지 않는다면 중단하는 것이 좋다. 이럴 때에는 단일 동작 연습을 선택해야만 한다.

새로운 동작은 언제 시작해야 할까?

근육이 발달함에 따라 운동 프로그램도 계속 업그레이드해야 한다. 초보자들은 매주 같은 동작의 운동만으로도 근육을 쉽게 발달시킬 수 있다. 같은 동작의 운동으로 좋은 결과를 얻었다면 그 방식을 그대로 유지하는 것이 이득이다. 동작을 너무 자주 바꾸면 학습 능력이 저하되고 운동 강도를 높이는 것도 어려워지는 등 운동에 부정적인 영향을 미친다.

반면 세트를 연속 진행함에도 불구하고 더 이상 근육이 향상되지 않는다면 프로그램을 수정할 시기가 온 것이다. 운동에 변화를 주는 첫 번째 순서는 새로운 동작으로 연습을 시도해 보는 것이다.

과도한 운동은 신경 근육 회로에 무리를 준다

운동 강도를 높이거나 횟수를 늘려 진행하는 것과 관계없이, 결국에는 자극의 정도가 약해지거나 아예 자극을 느끼지 못하게 되는 경우가 발생하기도 한다.

각각의 동작을 수행할 때 신경(수축을 명령)과 근육(동작을 수행)은 하나로 연결되어 작용한다. 항상 같은 신경 근육 네트워크를 사용하다 보면 이 네트워크는 결국 지쳐 버리고 만다. 이 같은 부분적 피로는 연습 시 감각이 사라지는 증상으로 나타나게 되는데, 이는 복근 운동을 근본적으로 바꿔야 할 시기가 되었다는 신호로 파악해야 한다.

 세트당 몇 회의 리피티션이 적당할까?

리피티션(Repetition)은 세트를 수행하는 동안 반복하는 동작의 총 횟수를 의미한다. 리피티션은 다음과 같이 세 단계로 전개된다.
- 상승(포지티브) 단계: 복근의 힘으로 상체, 다리, 무게를 들어 올린다.
- 정지 단계: 몇 초간 복근의 수축 자세를 유지한다.
- 하강(네거티브) 단계: 복근의 힘으로 무게를 천천히 내려놓는다.

세트를 실시할 때 몇 번의 리피티션을 해야 하는지 의문을 가지는 것은 당연하다. 하지만 운동 결과를 극대화할 수 있는 마법의 횟수는 존재하지 않음을 명심하자. 리피티션보다 중요한 것은 수축의 강도이다. 리피티션의 횟수를 조절하는 것은 향상을 위한 수단일 뿐, 그 자체가 목표는 아니다. 복근 운동을 하는 목적에 맞게 리피티션 횟수를 조절하면 된다.

복근의 강화가 목적이라면!

복근을 강화하려면 일반적으로 12~15회의 리피티션을 수행해야 한다. 주어진 무게에서 리피티션 15회를 넘어 16회를 수행할 수 있다면 바로 그렇게 하자! 하지만 바로 다음 세트에서는 횟수 대신 중량을 올려야 한다.

※리피티션을 8회 미만으로 실시하는 것은 복근 단련을 하는 데 전혀 효과가 없다.

날씬한 복부 만들기가 목적이라면!

허리둘레를 줄이려면 리피티션 횟수를 늘려야 한다. 리피티션 20~50회를 수행하도록 하라.

복근 운동을 통한 심장 단련이 목적이라면!

심혈관계의 건강을 유지하고 지구력을 기르기 위해서는 적어도 50회의 리피티션을 수행해야 한다. 100회 이상도 가능하다면 망설임 없이 바로 실행하라.

하나의 운동 프로그램은 리피티션의 조합으로 구성된다. 예컨데, 초콜릿 복근을 만드는 동시에 체중 감량을 원한다면 리피티션 12회분의 세트를 3회 수행한 다음 리피티션 50회분의 세트를 3회 수행하는 등 여러 가지 방법으로 리피티션을 조합할 수 있는 것이다.

리피티션 15회 미만의 강도 높은 운동으로 그날의 운동을 수행했다면, 그다음 운동에서는 긴 세트(50회~100회 리피티션)로 실시한 후 휴식을 취해야 한다. 이처럼 강도를 높여 운동을 실시할 때에는 두 운동 사이에 휴식하는 날을 더 많이 두고 충분히 회복할 수 있도록 해야 한다.

스포츠 수행 능력의 향상이 목적이라면!

자신이 훈련하고 있는 스포츠가 얼마나 오랫동안 힘을 지속해야 하느냐에 따라 리피티션의 횟수가 정해진다.

- 짧은 시간 동안 강한 순발력을 요구하는 스포츠(스프린트, 던지기, 높이뛰기 등)에서는 복근 강화를 목적으로 언급했던 운동 규칙을 따라야 한다.
- 지구력을 요하는 스포츠에서는 심장 강화를 목적으로 설명했던 규칙을 적용할 수 있다.
- 지구력과 순발력 모두가 필요한 중간 단계의 스포츠 트레이닝 역시 심장 단련을 목적으로 했던 규칙을 동일하게 적용한다.
- 경기에서 순발력과 지구력이 얼마나 요구되는지를 따져보고서는 구체적인 리피티션 횟수를 정하도록 하라. 예컨데 축구나 럭비같이 전력 질주와 지구력이 동시에 필요한 종합 스포츠에서는 복근 강화 세트와 심장 강화 세트를 교대로 수행하라.

피라미드 전략

'피라미드 전략'이란 리피티션의 횟수는 점차 줄이고 중량은 증가시키면서 진행하는 운동 전략을 의미한다.

복근 운동은 피라미드형으로 진행되어야 한다. 왜냐하면 초반의 저항을 가볍게 하고 리피티션 횟수를 높여(예를 들면 25회를 가볍게 반복 수행) 시작해야 근육과 심혈관 기관을 효과적으로 워밍업할 수 있기 때문이다. 두 번째 세트에서는 무게를 올리고 리피티션 15회를 가볍게 수행해 보자. 이 두 세트는 몸을 워밍업하는 데 필수적인 과정이다.

워밍업이 끝나면 본격적으로 운동을 시작하라. 저항을 더 높이고 리피티션 12회를 목표로 수행한다. 앞서 언급했듯이 본인이 목표한 리피티션 횟수에 도달했다고 해서 세트를 수행하다가 운동을 멈춰서는 안 된다(워밍업은 제외). 주어진 무게에서 리피티션을 많이 수행하면 할수록 복근의 수축은 더욱 강해지고 발달은 빨라진다.

세트를 수행하면서 저항(즉, 훈련의 난이도)을 점차 높여 보자. 그날의 마지막 세트를 수행할 때 무게를 가능한 한 무겁게 올려 리피티션을 실시하는 방법과, 복부의 근육을 잘 수축할 수 있도록 무게를 내려 실시하는 방법이 있다. 두 가지 방법 중에 개인이 선호하는 전략이 있을 것이다. 하루의 마지막 세트를 무겁게 마무리했으면, 그다음번 운동의 마지막 세트는 가볍게 수행하면서 근육을 수축하도록 하자.

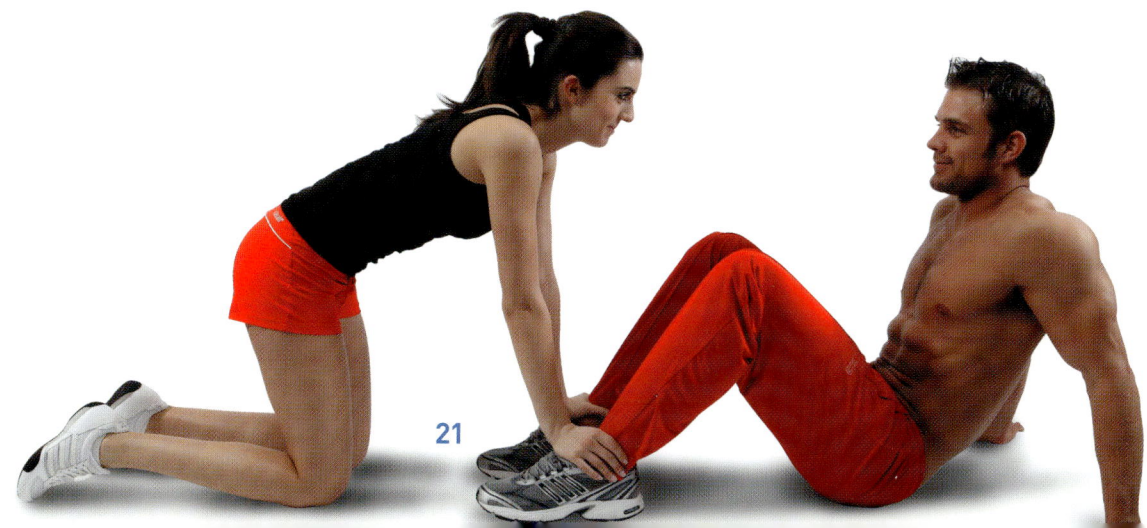

 리피티션은 어느 정도 속도로 수행하는 것이 좋을까?

앞서 리피티션은 세 단계로 구성된다고 말했다. 근육의 수축을 제어하는 법을 배우기 위해서는 처음 시작할 때 무게를 서서히 들어 올리거나 몸을 비교적 천천히 움직이는 것이 좋다. 시작 자세에서 몸을 꼬거나 등이 휘어지는 자세, 상체나 다리를 과격하게 흔드는 자세는 좋지 않다. 이렇게 하면 나쁜 습관이 붙어 나중에는 고치기 어려워진다. 치팅(Cheating, 근육의 피로로 더 이상 바른 자세를 유지할 수 없는 경우 몸의 반동이나 관성을 이용해 추가로 운동을 실행하는 기법)을 하게 되면 근육 발달이 지연될 뿐만 아니라 부상을 입을 수도 있다. 속도를 늦춰 천천히 운동을 실시하자. 단, 운동의 목적에 따라 리피티션의 속도는 조절할 수 있다.

복부 근육 강화가 목적이라면!

멋진 초콜릿 복근을 만들기 위해서는 복근의 힘으로 천천히 중량을 들어 올려야 한다.

- 2~3초에 걸쳐 중량(상체나 다리)을 들어 올린다.
- 최대한 강하게 복근을 수축하면서 2초 동안 수축 자세를 유지한다.
- 2초에 걸쳐 내려놓는다.

한 리피티션당 총 6~7초 정도가 소요되도록 한다. 속도를 높여 리피티션을 더 많이 수행할 수도 있겠지만, 그럴 경우 복근의 힘이 아닌 관성을 이용하게 될 수 있다.

세트를 수행하는 도중 피로감이 들면 1~2초 동안 스트레칭 자세로 정지한다. 복근을 최대한 이완시켜 근육을 쉬게 한 다음 순간적으로 힘을 다시 낼 수 있도록 하면 추가로 리피티션을 몇 번 더 수행할 수 있다.

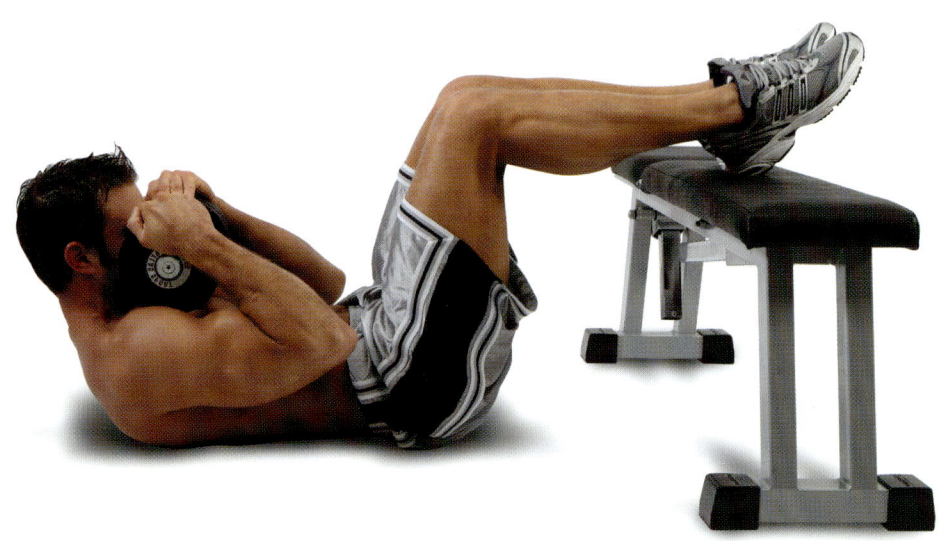

날씬한 복부 만들기가 목적이라면!

이 경우 리피티션의 수행 속도를 좀 더 빠르게 하면 동력이 생겨 근육에 지속적인 긴장을 줄 수 있다.
- 2초 동안 중량(상체나 다리)을 들어 올린다.
- 복근을 수축한 상태로 1초 동안 수축 자세를 유지한다.
- 1~2초 동안 힘을 천천히 빼며 내려 놓는다.

한 리피티션당 총 4~5초 정도 소요되어야 한다. 힘이 빠졌을 때 스트레칭 자세로 짧은 순간 정지하면 추가로 리피티션을 몇 번 더 수행할 수 있다.

복근 운동을 통한 심장 단련이 목적이라면!

리피티션 수행 시 관성을 좀 더 많이 사용하게 될 것이다. 하지만 이를 너무 남용해서는 안 된다. 리피티션을 역동적으로 실시해 보자
- 1초 동안 중량(상체나 다리)을 들어 올린다.
- 동작이 최고조에 이르렀을 때, 수축 자세를 유지하지 않고 곧바로 내려놓는다.
- 1초 동안 내려놓는다.

한 리피티션당 총 2초가 소요되어야 한다. 복근은 계속해서 수축 상태를 유지한다. 근육이 욱신거려 참기 힘들면 힘을 뺀 상태로 몇 초간 정지한다. 통증이 가라앉으면 다시 통증이 올 때까지 더욱 격렬하게 실시해 보자. 잠시 정지한 후 다시 동작을 반복한다.

스포츠 수행 능력의 향상이 목적이라면!

동작을 얼마나 빠르게 수행할 것인지는 훈련 목적인 스포츠가 어느 정도의 속도를 요구하는 지에 따라 달라진다. 순발력을 요구하는 스포츠에서는 역동적으로 운동해야 한다.
- 무게(상체, 다리)을 들어 올릴 때는 1초 이상 걸리지 않게 한다.
- 수축 자세를 유지하지 않는다.
- 내려놓을 때도 1초 이상 걸리지 않게 한다.

지구력 훈련에서는 동작을 더 느리게 수행한다. 하지만 긴장은 지속적으로 유지하라.

- 1~2초에 걸쳐 중량(상체나 다리)을 들어 올린다.
- 수축 자세를 유지하지 않는다.
- 내려놓을 때 1초 이상 걸리지 않게 한다.

 동작 가동 범위는 어느 정도가 적절할까?

본인의 목표에 따라 가동 범위를 조절해야 한다. 복근 운동 시 운동 폭은 매우 다양하다. 복근의 수축 폭이 비교적 짧다면 다음과 같은 방식으로 확장시킬 수 있다.

- 벤치나 짐볼 위에 허리를 올려놓고 가슴을 쭉 편다.
- 바닥에 매트를 깔거나 공을 놓고 척추의 유연성을 이용해 훈련한다.
- 복근이 아닌 장요근을 사용하면 상체와 다리를 완전히 들어 올릴 수 있다. 이 테크닉을 이용하면 운동이 매우 잘 되는 것처럼 느껴지지만 사실 가장 효과도 없고 가장 위험한 방식이기도 하다.

복근의 강화가 목적이라면!

여기서는 동작 가동 범위가 매우 넓어진다. 세트를 진행하면서 중량을 더 높이려면 동작 시작 시 복근을 완전히 펴지 않은 상태로 동작 가동 범위를 점차 줄여 보자. 단, 무거운 중량을 들어 올리려는 생각으로 수축 시 운동 폭을 너무 줄이면 운동의 효과가 반감된다.

날씬한 복부 만들기가 목적이라면!

동작 가동 범위가 약간 줄어든다. 특히 동작을 시작할 때(스트레칭 자세에서) 동작의 폭을 줄여야 좀 더 지속적으로 긴장을 유지할 수 있다. 세트를 수행하면서 수축 각도를 조금씩 줄이면 추가로 리피티션을 몇 회 더 실시할 수 있다.

복근 운동을 통한 심장 단련이 목적이라면!

복근에 지속적인 긴장을 줄 필요가 있다. 이는 동작의 가동 범위가 가장 작다는 뜻이다. 상체나 다리를 완전히 내려놓아서는 안 된다. 중량(상체나 다리)를 들어 올릴 때에는 최대한 높게 들어 올리자.

스포츠 수행 능력의 향상이 목적이라면!

본인이 훈련하고 있는 스포츠에서 필요로 하는 동작 가동 범위에 따라 연습 시 동작의 폭이 결정된다.

투창 선수들은 동작을 시작할 때 몸의 스트레칭 자세를 극대화해야 한다. 상체가 뒤로 기울어져 있을 때 강력한 힘을 내야 하기 때문인데, 이는 등이 뒤로 휜 상태에서 힘을 발휘해야 하는 접영 선수들도 마찬가지이다.

반면 사이클 선수들은 수축 상태에서 다리를 완전히 들어 올려야 한다. 다리를 쭉 펼 필요까지는 없다.

달리기 선수들, 특히 단거리 선수들은 수축 자세에서 다리를 완전히 들어 올려야 하는 것은 물론 동작 시작 시 스트레칭 자세도 될 수 있는 한 크게 해야 한다. 즉 동작의 가동 범위가 최대가 되어야 한다.

몸을 회전시키는 스포츠(크롤 수영이나 골프)에서는 복근보다는 복사근의 운동 폭에 집중해야 한다. 그래야 유연하지 않은 복사근의 부상(격렬한 스트레칭 때문에 생기는 부상)을 예방할 수 있다.

운동은 얼마나 지속해야 할까?

효과적인 운동이란 최단 시간에 복근을 최대한 자극할 수 있는 운동이다. 운동의 양보다는 강도에 신경 써야 한다. 운동 시간을 결정하는 첫 번째 기준은 본인의 계획과 일정이다. 시간이 많지 않다면 5분 이내의 논스톱 서킷 방식을 취하는 것도 가능하다. 프로그램의 소요 시간은 최소 10분 이상, 그러나 20분 이상 지속하는 것은 좋지 않다. 만약 20분 이상 걸렸다면 다음의 문제가 있다고 볼 수 있다.

- 너무 많은 동작을 연습했다.
- 너무 많은 세트를 수행했다.
- 세트 사이의 휴식이 너무 길었다.

프로그램의 길이는 다음의 두 변수에 따라 달라진다.

- 운동량(리피티션 수 + 세트 수)
- 세트 사이의 휴식 시간

왜 워밍업을 해야 할까?

신체는 자동차에 비유될 수 있다. 모터를 예열하지 않은 상태에서 가속 페달을 밟으면 속도를 제대로 내지 못할 뿐만 아니라 기계를 손상시킬 수 있다. 반대로 모터가 충분히 예열되었을 때는 약하게 가속을 하더라도 속도를 빠르게 높일 수 있다. 근육도 이러한 자동차처럼 일정 온도에 이르렀을 때 최적의 상태가 된다. 그렇기 때문에 운동 전 워밍업이 필수인 것이다. 워밍업의 이점을 다음과 같이 정리할 수 있다.

1. 부상을 방지해 준다.
2. 운동을 가장 효과적으로 수행할 수 있게 한다.
3. 앞으로 수행할 운동을 준비할 수 있게 한다.

운동 시간이 충분하지 않다면 휴식 시간을 조절해야 한다.

 워밍업에 소요되는 시간은 계절과 그날의 시간대에 따라 달라진다. 예를 들어 여름이나 오후에 워밍업 세트 1회를 수행했다면, 겨울이나 아침은 체온이 비교적 낮기 때문에 워밍업 세트를 2회로 늘려야 한다. 나머지 세트는 동일하게 진행되므로 전체 운동 시간은 워밍업 시간만큼 길어지게 된다.

14 두 세트 사이의 휴식 시간은 어떻게 조정해야 할까?

세트와 세트 사이의 휴식 시간은 운동 목표와 동작 난이도에 따라 1초에서 1분까지 다양하게 조절할 수 있다.

- 철봉에서 다리 들어 올리기나 싯업과 같이 어려운 동작을 할 때는 더 많은 휴식이 필요하다.
- 크런치처럼 쉬운 동작에서는 휴식 시간이 많이 필요하지 않다.
- 저항이 강할 때는 휴식 시간을 좀 더 길게 잡는다.
- 중량이 가벼울 때는 휴식 시간을 짧게 조정한다.

휴식을 취한 후(호흡이 거의 정상으로 돌아왔거나, 피로감이 사라지고 운동 욕구를 다시 느꼈을 때) 다음 세트를 계속해서 진행할 수 있다. 하지만 새로운 세트를 시작하기 전에 다음과 같이 집중해야 한다는 사실을 명심하자.

- 리피티션을 몇 회 수행해야 하는지 기억한다.
- 본인의 목표가 무엇인지를 기억한다.

초반에는 운동 시간을 명확하게 정하고 본인에게 주어진 시간대를 잘 지켜야 한다. 운동 시간대를 정하면 시간을 엄격하게 지킬 수 있어 휴식에 너무 많은 시간을 할애하는 것을 방지해 준다. 시간을 잘 지키면 운동 강도와 총 소요시간을 스스로 조절할 수 있다.
목적에 맞게 휴식 시간을 잘 조절해 보자.

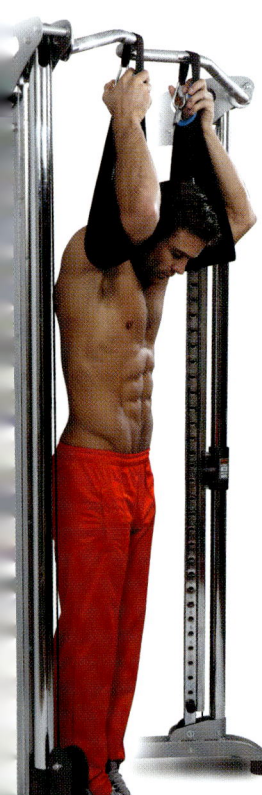

복부 근육 강화가 목적이라면!

근육을 강화하기 위해 휴식 시간을 지나치게 제한할 필요는 없다. 복근의 힘이 충분히 회복될 만큼 휴식 시간을 가져야 한다. 근육이 충분히 회복되지 않은 상태에서 강도 높은 운동을 진행하면 부작용이 발생할 수 있기 때문이다. 단, 운동 중에 졸음이 올 정도로 마냥 휴식을 취하지는 말 것!
휴식 시간은 평균 45초에서 1분이 적당하다. 세트 사이의 휴식 시간이 2분이라면 지나치게 긴 편이라고 할 수 있다.

날씬한 복부 만들기가 목적이라면!

세트와 세트 사이의 휴식 시간을 상대적으로 짧게 잡는다. 30초를 넘기지 않는 것이 좋다. 가장 좋은 전략은 세트를 수행하면서 휴식 시간을 점차 줄이고 리피티션 횟수를 동일하게 유지하거나 늘리는 방법이다. 예를 들면 세트와 세트 사이에 30초 쉬고 그날의 운동을 수행했다면, 다음에는 휴식 시간을 25초로 줄이고 동일한 프로그램을 수행해 보자. 세트를 여러 번 수행한 후 더 이상 수행할 수 없을 때 휴식 시간을 다시 30초로 늘린다. 다음번 운도엥서는 25초 휴식을 하면서 더 많은 세트를 시도해 보도록 하자.

복근 운동을 통한 심장 단련이 목적이라면!

가장 이상적인 방식은 서킷 방식, 즉 여러 가지 복근 운동 동작을 휴식 시간 없이 연속해서 훈련하는 방법이다. 한 동작에서 다른 동작으로 옮기는 순간에만 잠시 중지한다. 서킷을 수행하는 것이 점점 더 힘들어진다면 각 동작 사이에 10초의 휴식 시간을 두도록 하자.

스포츠 수행 능력의 향상이 목적이라면!

본인이 훈련하고 있는 스포츠가 얼마나 긴 휴식 시간을 필요로 하는지에 따라 운동 중 휴식 시간도 달라진다.

- 짧은 시간 내에 강도 높은 순발력을 요구하는 스포츠에서는 복근 강화에서 언급한 규칙을 따르도록 한다.
- 종합 스포츠와 같이 지구력과 순발력을 동시에 요구하는 운동에서는 날씬한 복부 만들기에서 언급한 규칙을 적용해 보자.
- 순전히 지구력만을 필요로 하는 스포츠에서는 심장 단련을 위한 방법을 모델로 삼자.

15 개별 동작에 가장 적합한 무게는 어느 정도일까?

얼마나 효과적으로 운동했는지를 결정하는 기준은, 리피티션이나 세트의 횟수가 아니라 얼마나 무거운 중량(혹은 저항)을 들어 올렸느냐는 것이다. 자신의 체력에 맞는 중량을 선택하는 것은 대단히 중요하다. 초반에는 적당한 저항을 찾기 어려울 것이다. 적당한 중량을 찾지 못하면 훈련이 지나치게 쉬워지거나, 수행 자체가 불가능할 정도로 어려워질 수 있다. 발달이 조금 더뎌질 수도 있겠지만, 자신에게 적합한 저항을 찾는 과정은 절대 시간 낭비가 아니다. 이 과정은 소위 '근육 감각'의 발달에 도움을 준다.

중량을 선택하는 것이 어려운 이유는, 복근에 가해져야 할 저항을 가늠하는 과정이 자연의 순리에 맞지 않기 때문이다. 근육은 중량에 맞춰 운동한다. 중량이 근육 운동에 맞춰 조절되는 법은 없다. 예를 들면 달리기를 할 때 우리는 땅의 형태(험난한 정도)에 따라 그에 적합한 주법을 선택하여 걷는다. 그러나 근육 운동에서의 논리는 이와는 정반대이다. 그것은 마치 우리가 원하는 주법을 미리 정해 놓고 그 주법에 맞춰 땅의 형태를 바꾸려는 것과 같다.

우리는 뇌와 신경 시스템이 이러한 모순적 논리에 적응하도록 만들어야 한다. 빠른 향상을 이루고 싶은 욕심에 정해진 운동 단계를 지키지 않고 아주 무거운 중량에서 무게를 적당히 낮춰 조절하려 한다면, 적합한 저항을 찾는 과정은 더욱 어려워진다. 각 동작에 적당한 저항을 찾기 위해서는 가벼운 단계부터 시작해 점차 저항을 올려야 한다. 그 방법은 다음과 같다. 무게는 크게 3개의 영역으로 나뉜다.

제1영역
약간의 힘만으로도 다룰 수 있는 가벼운 무게이다.

제2영역
근육의 운동을 느끼면서 정확한 방식으로 동작을 수행할 수 있을 정도의 무게이다.

제3영역
들어 올릴 때 치팅이 반드시 필요한 무게로, 근육의 운동을 잘 느끼지 못한다.

저항을 선택하는 과정은 워밍업에서부터 시작된다. 워밍업을 잘하면 복근 운동에 적합한 저항의 수준을 측정할 수 있다. 항상 가벼운 중량으로 워밍업을 시작하자. 워밍업을 하기 위해 맨 처음 수행하는 세트는 제1영역 중간에 해당하는 무게로 수행한다. 두 번째 세트는 제1영역의 높은 단계에 있는 무게를 사용하라. 본인이 수행하는 세트의 4분의 3은 제2영역의 무게로 수행해야 한다. 그리고 세트마다 무게를 조금씩 올린다(피라미드 전략, 21쪽 참조). 제2영역의 낮은 단계에서 높은 단계로 무게를 점차 올려 본다.

마지막 세트는 제3영역의 낮은 단계에 있는 저항으로 수행한다. 많이 무겁다 싶을 정도로 무게를 조정하면, 신경 시스템이 다음 운동을 준비하게 된다. 앞으로 수행할 운동을 위한 강화 테크닉이라고 할 수 있다. 하지만 이 전략을 너무 남용하지는 말자.

> ⚠️ 동작에 따라 무게도 같이 달라져야 한다는 생각은 무의미하다. 한 동작에 적합한 무게를 찾았다면 훈련 노트에 그 무게와 리피티션 횟수를 적어 두자(36쪽 참조). 그리고 다음번 운동에서는 같은 무게로 리피티션 1회 또는 2회를 추가하여 수행한다.

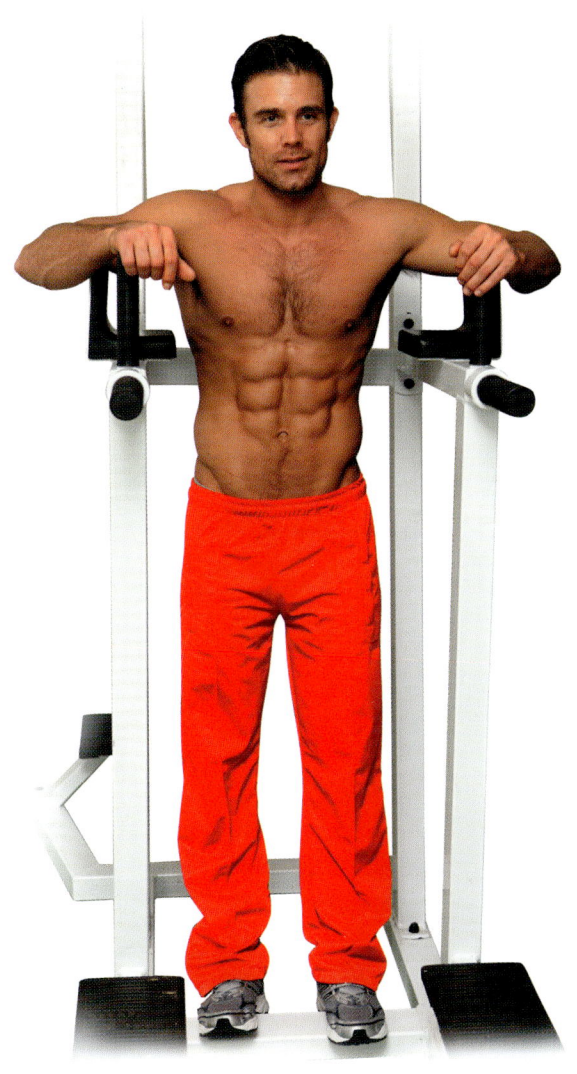

언제 무게를 올리면 좋을까?

동작에 따라 들어 올릴 수 있는 무게는 계속 달라진다. 그리고 힘이 증가하면 점점 더 무거운 중량을 들어 올릴 수 있다. 하지만 대다수의 사람들은 자신의 힘을 과대평가하고 무게를 너무 급하게 올리려는 경향이 있다.

무게를 너무 성급하게 조정하면 동작을 수행하는 자세가 점차 흐트러져 복근의 발달이 더디게 된다. 결국 운동도 점점 힘들어지고 의욕마저 잃어버리게 된다. 그렇기 때문에 무게를 언제, 얼마나 올릴지 제대로 파악하는 것은 매우 중요한 문제다.

다음 두 가지의 기준에 따라 자신의 복근이 높은 저항을 감당할 준비가 되어 있는지는 판단해 볼 수 있다.

목표한 리피티션 횟수에 도달했을 때

목표한 리피티션 횟수(복근 강화를 위해 리피티션 15회 또는 날씬한 복부 만들기를 위한 리피티션 50회)에 도달했을 때 무게를 올려도 될지 고려하라.

무게를 쉽게 들어 올릴 수 있게 되었을 때

목표 횟수에 도달하려다 동작 수행 자세가 흐트러지지는 않았는가? 다음 두 가지의 경우가 흔히 나타나는 예이다. 무게를 올리는 데 적당한 시기는 두 번째 경우에 해당한다.

① 인위적으로 목표 횟수에 도달했다: 향상되었다는 확신이 들고 싶은 나머지 치팅 동작을 점점 더 많이 사용한 것이다. 이 경우 한두 세트는 무게를 올리는 것보다는 동작 수행 자세를 바로 잡는 데 노력을 기울일 필요가 있다.

② 가벼운 무게로 편하게 운동한다: 이 경우에는 주저하지 말고 무게를 올리자. 목표 리피티션 횟수를 넘어서면 무게도 비례해서 올려야 한다. 만약 목표 리피티션 횟수보다 1~2회를 초과한 수준이라면 저항을 올리는 데 좀 더 신중해야 한다. 일반적으로 무게를 최소 500g 또는 1kg 늘렸을 때 향상되었다고 본다. 목표 횟수도 제대로 수행하지 않은 채 무게만 빨리 올리는 것은 무의미하다. 목표 횟수를 바른 자세로 완벽히 달성했을 때에만 무게를 과감하게 올리는 것을 고려해 볼 수 있을 것이다.

너무 성급하게 올리지 않도록 주의하라!

복근을 단련할 때 겪게 되는 어려운 점이 또 하나 있는데, 저항을 올리면 올릴수록(무게를 더하거나 기구에 판을 추가하면) 동작의 무게 중심도 점점 어긋나게 된다는 점이다. 이렇게 무게 중심이 이동하게 되면 복근의 참여도가 점차 줄어들어, 힘이 장요근으로 이전된다. 그래서 가벼운 동에서는 복근의 자극을 잘 느끼지만, 무게를 조금만 더 올리면 자극을 전혀 느끼지 못하는 경우가 생긴다. 그리고 자칫 동작 수행 스타일을 완전히 망가뜨릴 수도 있다.

그러므로 무게를 갑자기 큰 폭으로 올려 힘들게 운동하는 것보다는 가벼운 무게로 자주 올리는 것이 감각을 되찾는 데 도움이 된다. 이것을 무시한 채 단계를 건너뛰면 저항은 점점 더 복근에 작용하지 않게 될 것이다. 반동이나 몸을 꼬는 것으로 얻어진 관성을 사용하게 되면 부상의 위험이 커지고, 복근의 발달도 지체될 수밖에 없다.

워밍업을 조절하라!

첫 번째 세트를 무거운 중량으로 시작할수록 그만큼 워밍업의 중요성도 커진다. 체력이 약할 때는 관절, 근육, 힘줄을 많이 워밍업할 필요가 없다. 근육에 요구되는 긴장이 크지 않기 때문이다.

하지만 체력이 향상되면 근육에 가해지는 긴장이 파열점에 점차 근접하기 때문에 워밍업 세트의 횟수를 늘릴 필요가 있다.

동작과 동작 사이의 휴식 시간을 조절하라

여러 동작을 연습하는 사이에 휴식을 길게 취할 필요는 없다. 두 세트 사이에 휴식을 취할 때처럼 동작과 동작 사이에도 휴식을 취하면서 숨을 가다듬는다(서킷은 제외). 피로감을 느낀다면 휴식 시간을 더 길게 잡는 것이 좋다. 특히 운동이 끝날 때쯤에는 긴 휴식을 취해야 한다. 몸의 웜업 상태와 집중력을 유지하기 위해서는 동작들을 아주 빠르게 연결하고 세트의 강도가 약해지지 않도록 해야 한다.

서킷 형식의 운동(여러 종류의 동작을 쉬지 않고 순환 반복하는 방법)에서는 휴식 없이 동작이 연결되어야 한다. 두 서킷 사이에는 최소한의 휴식을 취하거나 아예 쉬지 않는 것이 좋다.

몇 회에 걸친 서킷 연습 후 피로감이 몰려 들면 15초에서 30초간 휴식을 취한 다음, 1~2회 정도 추가 서킷을 수행한다.

체형에 따라 적합한 동작을 선택하라

이 책에서는 복근 운동 시 가장 큰 효과를 거둘 수 있는 운동 방법을 엄선했다. 하지만 이 훈련 방법들이 모든 이에게 적합하지는 않을 것이다.

사람의 체형은 개인차가 매우 크다. 키가 큰 사람이 있는가 하면 작은 사람도 있고, 다리와 상체가 긴 사람이 있는가 하면 짧은 사람도 있다. 그렇기 때문에 각자의 체형에 맞춰 개별 동작을 선택할 필요가 있다. 모든 신체 구조에 적합한 동작이란 존재하지 않는다. 어떤 사람들에게는 적합한 동작이 다른 사람에게는 맞지 않을 수 있다.

동작 선택에 도움이 되는 기준 두 가지를 꼽자면 다음과 같다.

맞지 않는 동작은 빼라

어떤 동작은 본인의 체형과 맞지 않을 수 있다. 우선 그것을 제외하자. 또 어떤 동작은 개인이 정한 목적에 부합하지 않을 수 있다. 이 두 가지 변수에 따라 맞지 않는 동작을 제외하고나면 선택이 보다 용이해진다. 하지만 단순히 동작을 빼는 것이 유일한 결정 기준이 되어서는 안 된다. 자신에게 적합한 동작이 무엇인지를 찾아야 한다.

자신에게 맞는 동작을 선택하라.

자신의 신체 구조에 맞는 동작을 정하는 유일한 방법은 그 동작을 한 번 시도해 보는 것이다. 마음에 드는 동작도 몇 개 있겠지만, 보통은 동작이 어색하고 수행하기 어려울 것이다. 해당 근육을 사용하는 데 아직 익숙하지 않기 때문이다. 하지만 시간이 지남에 따라 어색함은 사라지고 복근의 수축도 점점 더 선명히 느끼게 될 것이다.

운동 동작에 따른 장단점을 이해해야 한다

동작에도 차이가 있다는 사실을 알게 되면 선택이 간단해진다. 그 차이점을 이해하고 응용하는 법을 배워야 한다. 각각의 동작들은 장점만큼 단점도 있다. 장단점의 개념을 잘 이해하면 어떤 동작이 본인에게 적합한 것인지 알게 된다. 또한 어떤 동작에 단점이 있을지라도 본인이 목표로 한 것과 완전히 모순되는 것은 아니라는 사실 등을 발견하게 될 것이다.

앞으로 이 책에서는 각 동작의 장점과 단점을 주의 깊게 설명할 것이다. 이제 당신은 논리적이고 견고한 선택의 기준을 갖게 될 것이다.

근육의 운동 수행 능력은 변화한다

동작을 선택하는 데 있어 상황이 변하지 않는다는 생각은 금물이다. 시간이 지나면서 처음에는 좋아하지 않았던 동작이 좋아지기 시작할 것이다.

이러한 변화를 경험하면, 왜 미처 알지 못했는지 후회가 되고 시간 낭비를 했다는 생각이 들기도 한다. 하지만 시간 낭비가 아니다. 근육의 감각은 계속해서 발달한다. 한두 달 전, 당신의 복근은 해당 동작을 진행할 준비가 되어 있지 않았던 것뿐이다. 복근이 발달하면 새로운 동작도 잘 느낄 수 있게 된다. 따라서 맞지 않는 동작을 훈련했다고 해서 후회할 필요는 없다. 물론 정반대의 경우도 있다. 좋아했던 동작이 점점 싫어지는 경우이다. 초반에는 이 동작이 복근의 빠른 향상을 보장한다고 생각했지만 이제는 아무런 효과가 없는 듯이 느껴진다. 이는 물론 자신의 느낌일 뿐이다. 이럴 때는 일단 프로그램에서 이 동작을 빼고 몇 주 후, 다시 프로그램에 넣어 보자. 무엇보다 근육의 변화에 적절히 대응하는 것이 중요하다. 근육이 악화되는 것을 방치해서도 안 된다.

그렇다면 이제 '운동 프로그램을 언제 바꿔야 하는가?'라는 질문의 해답을 찾아보자.

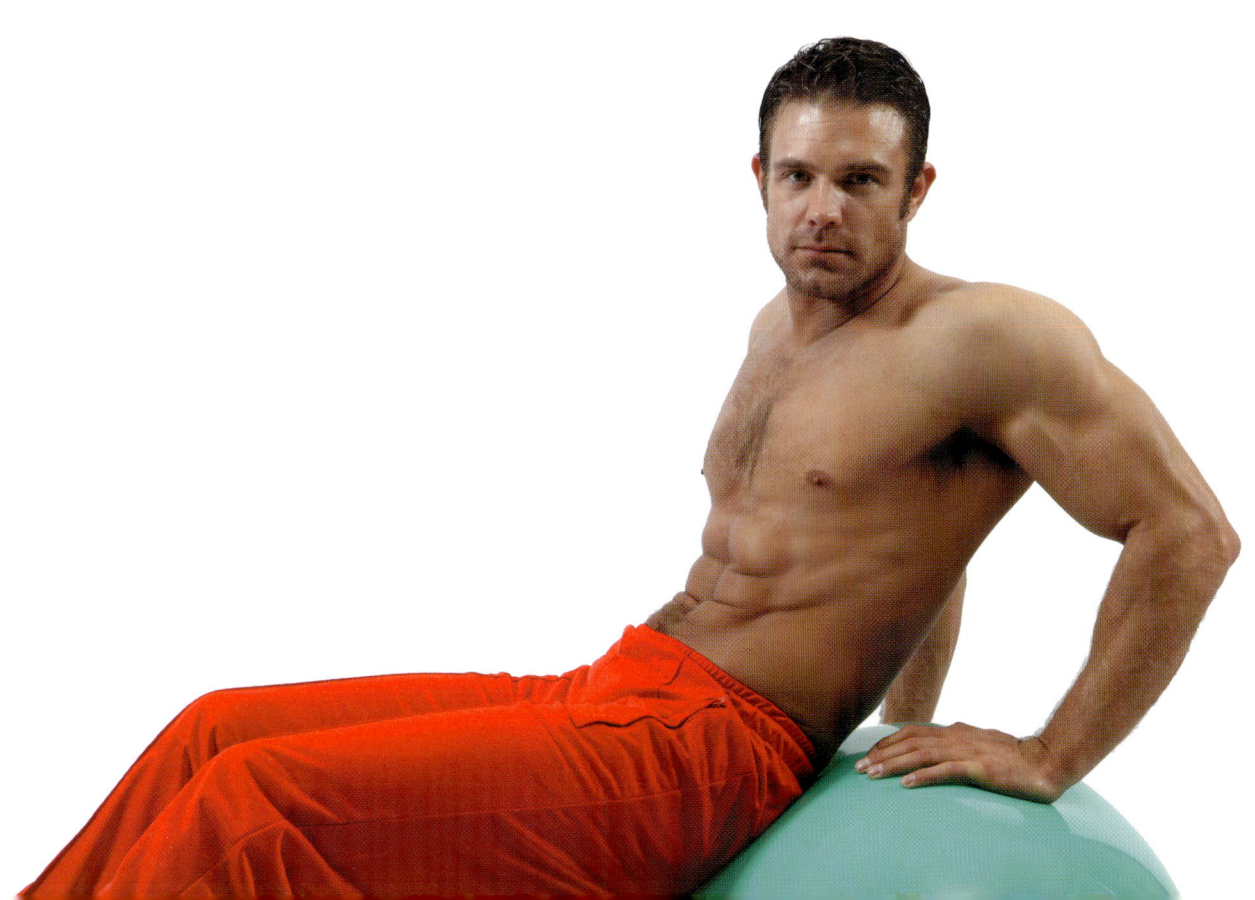

프로그램은 언제 바꿔야 할까?

같은 운동 프로그램을 계속 반복할 필요가 있는 사람들이 있다. 자신에게 적합한 프로그램을 찾았는데 굳이 프로그램에 변화를 줄 필요는 없지 않은가? 반면 항상 새로운 운동이 필요한 사람들도 있다.

그러나 자신이 이 두 그룹 중 어디에 속하는지를 스스로 판단하는 것은 거의 불가능한 일이다. 아마도 대부분의 사람들은 이 둘 사이에 있을 것이다. 단, 복근에 어떤 프로그램이 필요한지는 본인의 정신에 그대로 반영된다. 다음과 같은 두 개의 기준에 따라 프로그램에 변화를 줄 것인지 혹은 유지할 것인지를 결정할 수 있다.

힘의 정체 또는 후퇴

항상 속도가 갑자기 정체될 때는 무언가 잘못되어 간다는 것이다. 어쩌다 한두 번 운동이 잘 되지 않을 때를 말하는 것이 아니라 적어도 일주일 이상 이러한 경향을 보이는 경우를 말한다. 운동에 획기적인 변화가 필요한 순간이다.

권태

복근 운동에 흥미를 잃는다는 것은 프로그램이 너무 단조롭다는 뜻이다. 이럴 때는 필히 변화가 필요하다! 이런 증상은 두 가지 종류가 있다. 그리고 종류에 따라 운동의 변화 폭에도 차이가 있다. 첫 번째 경우는 아주 큰 변화가 필요하지만, 두 번째 경우는 프로그램에 미세한 수정만 가하면 된다.

① 복근 운동에 완전히 흥미를 잃은 경우이다. 일반적으로 과도한 운동을 수행했을 때 나타난다. 이 경우 당분간 휴식을 취하거나 운동량을 줄여야 한다. 운동 프로그램을 전체적으로 재구성해야 한다.

② 특정 연습에 흥미를 잃은 경우이다. 문제가 되는 동작을 반드시 다른 동작으로 바꾸어야 한다. 그 외 동작들을 바꿀 필요는 없다.

프로그램을 얼마나 자주 바꿔야 하는가에 대해 정해진 원칙은 없다. 본인의 운동이 제때 성과를 내고 있는데 그것을 쓸데없이 바꿀 필요는 없다. 운동을 수행하다 보면 변화의 필요를 몸으로 느끼는 순간이 언젠가는 오게 된다.

복근의 발달 속도가 급격하게 줄어드는 순간이 바로 변화가 필요한 때이다. 이러한 신호를 얼마나 빨리 알아차릴 수 있는가에 따라 초보자와 전문 스포츠맨의 차이가 드러난다. 주의를 기울이고 훈련 노트의 도움을 받으면 변화가 필요한 순간을 빨리 파악할 수 있다.

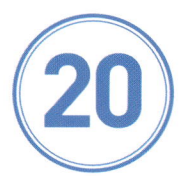

휴식 기간을 이용하라

한 해 내내 운동을 할 수도 있지만 장기적으로 보면 이것은 좋은 전략이라 볼 수 없다. 매년 몇 주간의 휴가를 낼 필요도 있다. 이러한 휴식은 정신, 육체, 관절의 회복에 도움이 된다.

10보 전진을 위한 1보 후퇴는 좋은 전략일 수 있다. 휴식을 취하고 나면 넘을 수 없을 것 같았던 한계를 극복하게 될 수도 있다.

단, 휴식 기간을 가지는 것은 다음과 같은 세 가지 단점이 있으므로 유의해야 한다.

- 근력과 지구력이 후퇴한다. 그러나 다시 운동을 시작하면 이전 수준으로 금방 회복된다. 하지만 휴식 기간이 길어질수록 회복하는 것이 점점 어려워질 수 있다.
- 일주일 휴식이 몇 주가 되고, 몇 달이 되고, 몇 년이 될 수도 있다. 운동을 중지한 후 다시 시작할 때는 강한 자기 통제력이 필요한데, 대다수의 사람들이 이러한 통제력을 발휘하지 못한다. 운동을 다시 시작하지 못할 바에는 차라리 쉬지 않는 것이 좋다.
- 운동을 중지하면 칼로리 공급량이 증가할 수 있으므로 칼로리는 낮은 수준으로 유지하는 것이 좋다. 운동을 중단한 동안 복부가 지방 조직으로 덮이는 것을 보고 싶지 않다면 음식 섭취에 주의를 기울여야 할 것이다.

운동 습관의 소실

신경 시스템이 처음으로 운동에 반응을 했다면, 휴식을 취하는 사이 급격하게 운동 습관이 사라져 버릴 수 있다. 근력의 손실도 빨라진다. 그러나 2~3주간의 휴가로 근력이 손실되었다고 해서 근육이 없어져 버리지는 않으므로 크게 걱정할 필요는 없다. 운동 프로그램을 몇 번 수행하고 나면 신경 시스템은 다시 본래의 기능을 찾게 될 것이다.

반드시 훈련 일지를 기록하라

훈련 일지를 기록하는 것은 매우 중요하다. 일지를 적게 되면 이전에 본인이 어떤 운동을 수행했었는지 바로바로 파악할 수 있다. 일지에는 운동의 종류와 리피티션 수, 세트 수 등 기본적인 사항을 기록하는데, 작은 칸을 하나 만들고 그 안에 운동을 시작한 시간을 적는 것이 중요하다. 바로 밑에는 끝나는 시간을 적는다. 이렇게 하면 본인이 얼마동안 운동을 했는지를 정확하게 알 수 있다.

시간을 기록하는 것은 매우 중요하다. 세트 중간에 휴식을 많이 취하게 되면 근력을 많이 키우지도 못하고 운동 수행 시간만 늘어나기 때문이다. 그리고 두 운동을 비교할 때도 거의 같은 시간 동안 행해져야 한다.

내용은 될 수 있는 한 명확하게 적어야 한다. 장황해서는 안 된다. 한 가지 예를 소개한다.

> **가슴에 바벨을 놓고 크런치하기:**
> 4kg: 리피티션 20회
> 6kg: 리피티션 17회
> 8kg: 리피티션 13회
> 10kg: 리피티션 8회
> 시간: 5분

우리는 이 기록에서 동작의 종류, 무게, 리피티션 횟수, 세트 수행 횟수와 시간을 알 수 있다.

같은 식으로 모든 운동에 적용해 보자. 이처럼 일지에 운동 내용을 적어두면 다음번 운동의 목표를 정확히 알 수 있다.

운동을 분석하라

운동 후에는 결과를 분석해야 한다. 다음과 같은 질문을 던져보자.

- 무엇이 잘되었나?
- 무엇이 잘못되었나?
- 잘못된 이유는 무엇인가?
- 다음 훈련에서 더 잘하려면 어떻게 해야 하나?

위의 일지에서 언급한 운동을 예로 들어 아래와 같이 분석 유형을 제시해 보았다. 다음번 운동을 시작하기 전에는 항상 이 분석 유형을 적용해 보자.

- 첫 번째 세트는 너무 가볍지 않게 무게를 좀 더 올려서 시작하자(리피티션 20회를 넘기지 않는다).
- 두 번째와 세 번째 세트에서는 무게를 많이 올리지 않는다.
- 세 번째 세트에서 근육에 피로가 쌓이기 시작했다. 무게를 2kg 올린 나머지, 전 단계보다 리피티션을 4회 덜 수행했다. 피로감

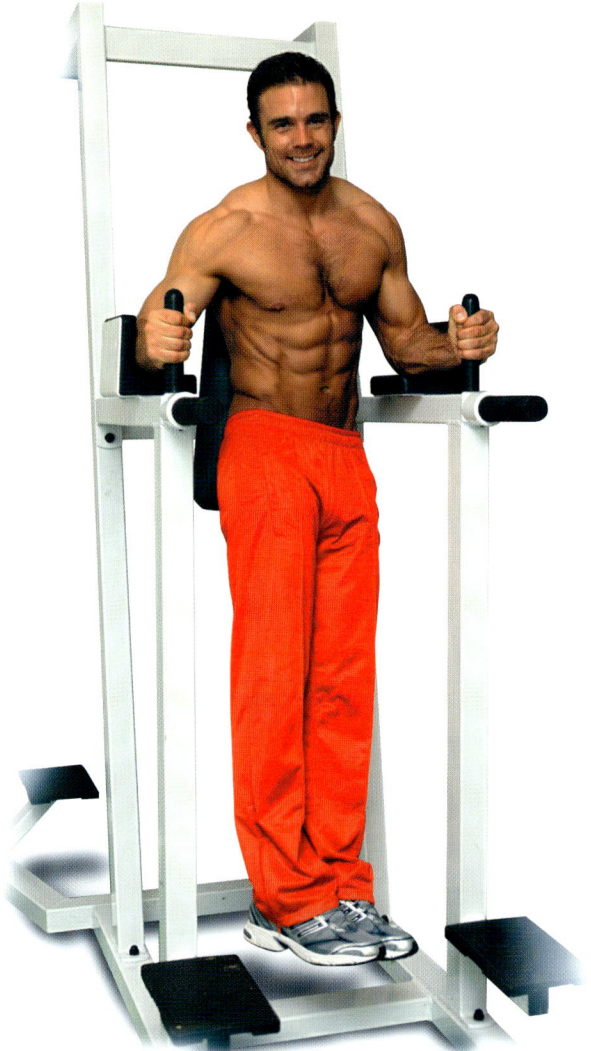

극복을 위해 노력하자.
- 마지막 세트에서는 2kg을 더 올렸다가 전 단계보다 리피티션을 5회 덜 수행하고 힘이 빠져 버렸다. 무게를 올리는 속도를 조금 늦추고 리피티션을 더 많이 수행해 보자. 단, 지난번보다는 가볍지 않게 진행하자.

가슴에 바벨을 놓고 크런치하기:

6kg: 리피티션 18회
8kg: 리피티션 15회
9kg: 리피티션 12회
10kg: 리피티션 10회
시간: 5분

다음 세트의 목표는 같은 무게로 리피티션 횟수를 늘리는 것이다. 리피티션 20회에 도달하면 무게를 올리도록 하자.

분석을 통해 어떤 결론을 내릴 수 있을까?

운동 성과의 변화를 분석 할 때 적어도 한 달은 수행해 보아야 그 프로그램을 조정할 것인지 결정할 수 있다. 고작 몇 차례 수행한 것만으로는 아무런 결론도 내릴 수 없다.
수치가 규칙적으로 올랐다면 성공한 것이다. 향상되는 속도가 느리다면 다음처럼 저정해 보자.

- 동작을 바꿔 본다.
- 운동 중간에 휴식 시간을 늘린다.

근력이 지속적으로 감소하는 경우에는 운동 중량을 낮추고 휴식을 늘리는 것이 필요하다.

결론

훈련 일지를 기록해야 시간에 따른 향상 정도를 수치로 명확히 파악할 수 있다. 자신의 기억을 맹신해서는 안된다. 간혹 과거의 운동량을 기억할 수 있는 경우가 있다. 하지만 한 달 전에 무슨 운동을 몇 회 수행했는지를 어떻게 모두 기억할 수 있을까? 더군다나 훈련 동작을 바꾸고 나서 한두 달 후 예전 동작을 다시 시작하려고 할 때, 과거의 운동 성과가 어땠는지 어떻게 정확히 기억할 수 있을까?
훈련 노트는 개인의 발전 정도를 말해주는 가장 훌륭한 증인이자 미래의 훈련 계획을 세울 때 지표가 되는 좋은 친구라는 것을 명심하자.

향상 속도에 지나치게 신경 쓰지 말자

복근 운동의 효과는 가장 먼저 근육통으로 나타난다. 근육 조직에 가해지는 통증은 개인의 신체 상태에 따라 심할 수도 있고 약할 수도 있다. 통증을 완화시키는 방법은 같은 부위를 가벼운 강도로 다시 운동하는 것이다.
근육통이 사라지고 나면 근력과 지구력이 빠르게 향상된다. 신경 시스템이 새로운 환경에 적응하는 것이다. 또 여러 조직의 근육을 서로 조화롭게 움직이므로써 근육 운동을 적절히 조절하는 방법을 익히게 된다. 근력이 근육보다 더 빨리 발달하면 근육도 당연히 강화된다. 하지만 우리는 경험을 통해 매일 어느 정도 향상되었는지를 파악하기는 어렵다는 사실을 알고 있다. 그래서 과연 운동 효과가 나타나고 있는 것인지 의문이 생길 때도 있다. 하지만 어느 순간 바지를 입을 때 허리띠를 더 졸라매야 할 만큼 복부가 변했다는 사실을 깨닫고 놀랄 것이다. 규칙적으로 운동하면 근육은 반드시 반응한다.
향상 속도를 결정하는 것이 불가능한 이유는 발달 속도에 개인차가 있기 때문이다. 근육의 변화를 가장 쉽게 알아보는 방법은 한 달에 한 번 본인의 사진을 찍고 매주 허리둘레를 측정해 보는 것이다. 그리고 운동과 더불어 저칼로리 식단을 따르면 복근의 윤곽이 더욱 빨리 드러날 것이다.

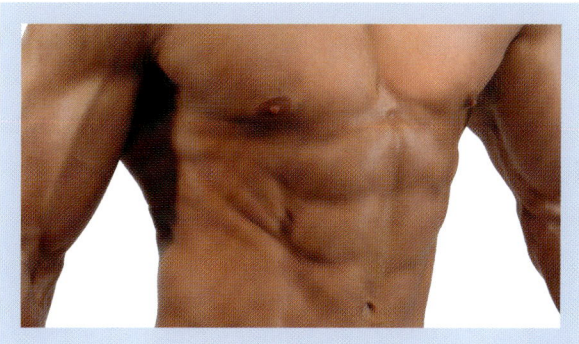

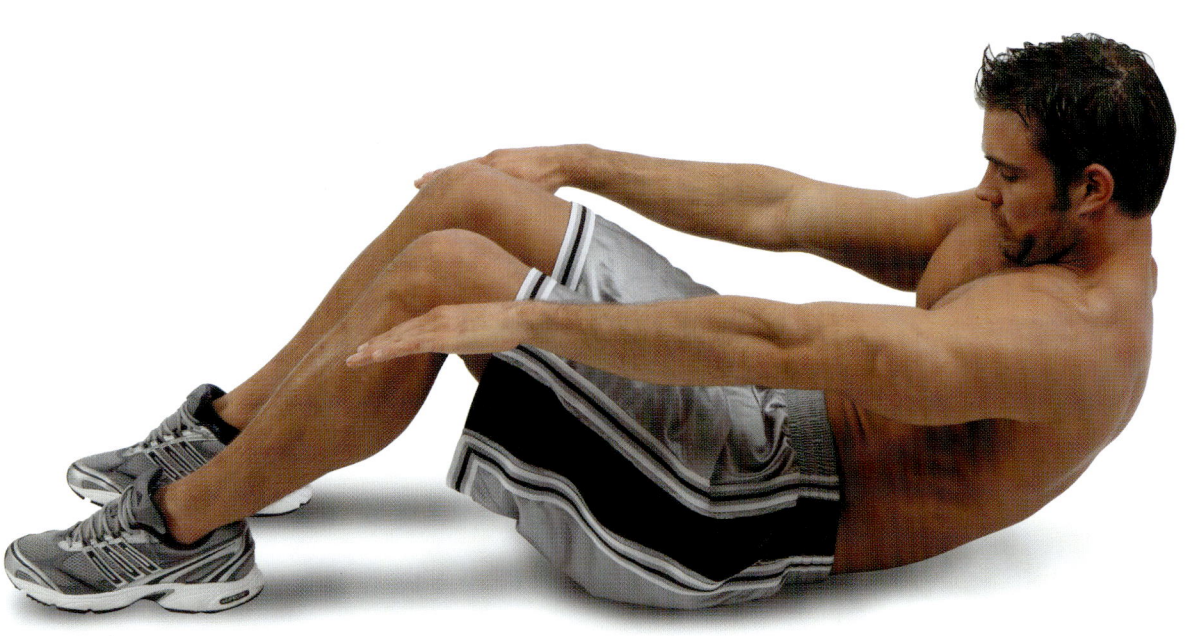

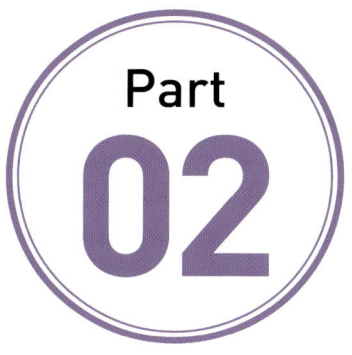

선명한 복근을 만드는 방법

복부에 지방층이 두껍게 덮여 있다면 멋진 복근을 가지고 있어도 아무 소용이 없다.
복근을 강화하는 것도 중요하지만 복근을 또렷하게 만드는 방법도 알아야 한다.
이를 위해 우리가 갖추어야 할 세 가지의 무기는 바로 운동과 음식 섭취,
그리고 영양 보충제이다

 뱃살을 빼기 위해 복근 운동을 한다?

사람들은 대개 다이어트를 하지 않으면 복근 운동도 특별한 효과가 없다고 생각한다. 구명 튜브처럼 허리를 둘러싸고 있는 두툼한 뱃살을 제거하려면 음식 섭취를 제한해야 한다는 것이다. 그러나 이러한 학설은 아주 뚱뚱한 사람에게만 해당하는 것이다. 체지방이 15%를 넘으면 '초콜릿 복근'은 절대 보이지 않는다. 이런 사람들은 복근 운동을 하더라도 아무런 변화가 드러나지 않는다.

반면, 체지방 비율이 10% 안팎으로 적당한 경우, 복근 운동을 규칙적으로 수행하면 큰 효과를 볼 수 있다. 그 이유는 다음과 같다.

- 지방의 비율이 다소 높더라도 복근의 윤곽이 잘 잡혀 있다면 운동으로 복근이 드러나 보일 가능성이 높다.
- 연구에 따르면, 근육은 수출할 때 지방으로부터 에너지의 일부를 끌어낸다고 한다.
- 별도로 체중을 감량하지 않더라도 규칙적으로 신체 활동을 수행하면 허리둘레 몇 센티미터 정도는 줄일 수 있다. 실제로 운동은 허리 주변의 지방을 분해하는 데 도움이 된다.
- 지방은 활동하지 않는 근육에 우선적으로 축적된다. 복근 운동을 규칙적으로 하면 복부로의 지방 축적이 감소한다.

요컨대 규칙적인 복근 운동은 두 가지 이점이 있다. 첫째, 지방을 부분적으로 제거하고, 둘째, 복직근을 탄력 있게 만든다. 그렇게 함으로써 또렷한 복근도 만들 수 있다.

02 운동의 강도가 가장 중요하다

동일한 칼로리를 소모한다고 할 때 복부의 지방을 연소시키는 데 필요한 주 요인은 바로 운동의 강도이다.

16주 동안 진행된 어느 실험에서 비만 여성들은 저칼로리 다이어트를 하지 않고 매주 다섯 차례 운동을 했다. 그리고 실험 대상 중 한 집단은 높은 강도로 신체 활동을 수행하는 반면 또 다른 집단은 낮은 강도로 운동을 수행하는 차이를 두었다. 두 형태의 운동은 동일한 양의 에너지(400kcal)를 연소시켰지만, 운동 강도가 약했을 때(1.3kg)보다 운동 강도가 높았을 때(2.8kg) 두 배나 더 많은 지방이 연소되었다. 그리고 강도가 높은 훈련에서는 지방이 8.5% 용해되었지만 강도가 약한 훈련에서는 지방이 거의 감소하지 않았다.

강도가 높은 운동은 신진대사를 지연시켜 운동을 중단한 후에도 오랫동안 칼로리 소모를 일으키는 장점이 있다. 가능한 범위에서 높은 강도로 수행하는 근육 운동은 뱃살은 '튜브'를 제거하는 확실한 방법이다.

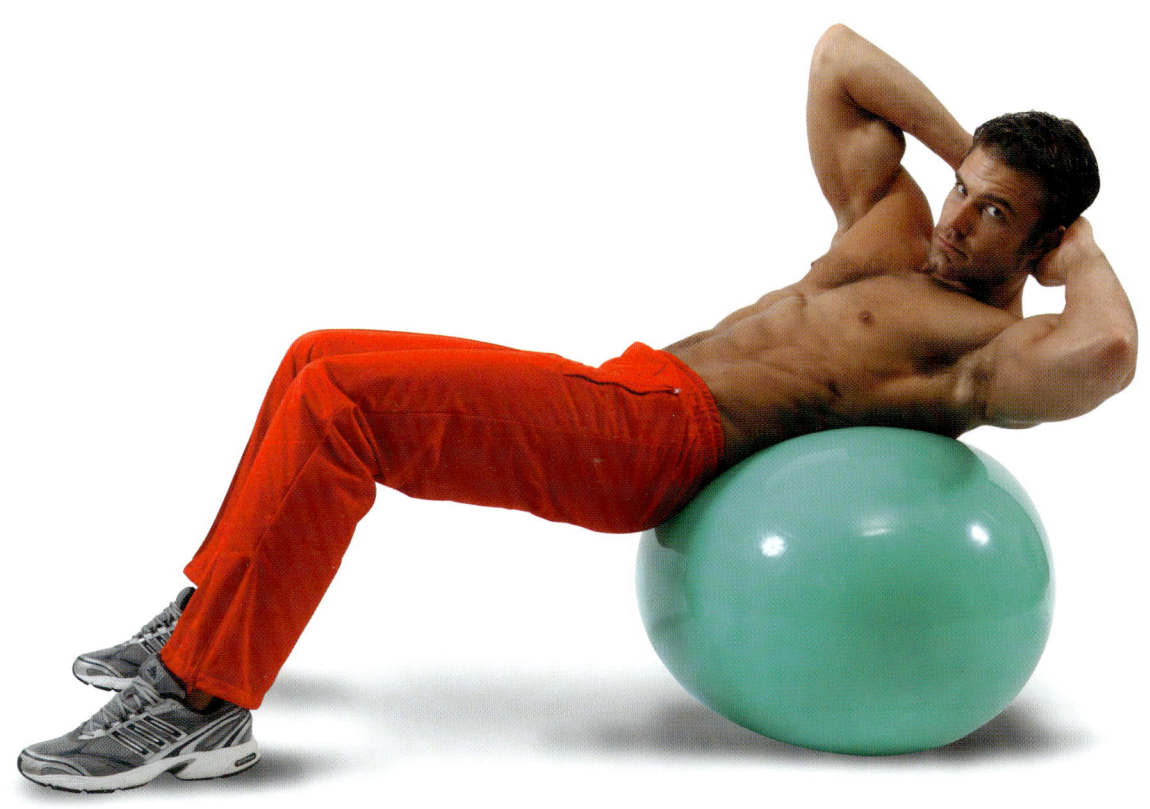

 # 다이어트만으로는 복부 지방을 줄일 수 없다

뱃살을 빠르게 제거하기 위해서는 무엇보다 영양 섭취가 중요하다. 무조건 칼로리를 제한한다고 해서 복근이 또렷해 보이는 것은 아니다. 다이어트를 하는 사람 중에는 오히려 뱃살이 늘었다고 느끼는 경우도 있다.

한 연구에 따르면, 5개월간 저칼로리 다이어트를 실시한 여성들에게서 복부 지방의 세포 크기가 5% 가량 늘어났다는 결과가 보고된 사례도 있다.

이 같은 역설적인 현상이 나타나는 원인은 다음에서 쉽게 설명할 수 있다. 에너지의 결핍이 있을 때 신체는 막대한 양의 지방 조직 내 지질을 동원하게 되는데, 이때 신체는 기껏해야 지방의 3분의 1밖에 연소시키지 못한다. 이것은 나머지 3분의 2가 지방 부위에 다시 쌓인다는 것을 의미한다. 이 지질은 가장 '고요한' 저장고, 다시 말해 강한 혈액 순환 작용에 방해받지 않는 장소에 우선 축적된다.

이러한 생리학적 특이성을 알고 나면, 왜 지방이 우리가 거의 사용하지 않는 근육(복부나 엉덩이)에 먼저 쌓이는지를 쉽게 이해할 수 있다.

반면 비만이 아닌 경우에는 팔뚝이나 장딴지에 지방이 많은 경우가 드물다. 그 이유는 팔뚝이나 장딴지는 우리가 자주 사용하는 근육으로, 근육의 운동을 통해 혈액 순환이 부분적으로 촉진되기 때문이다.

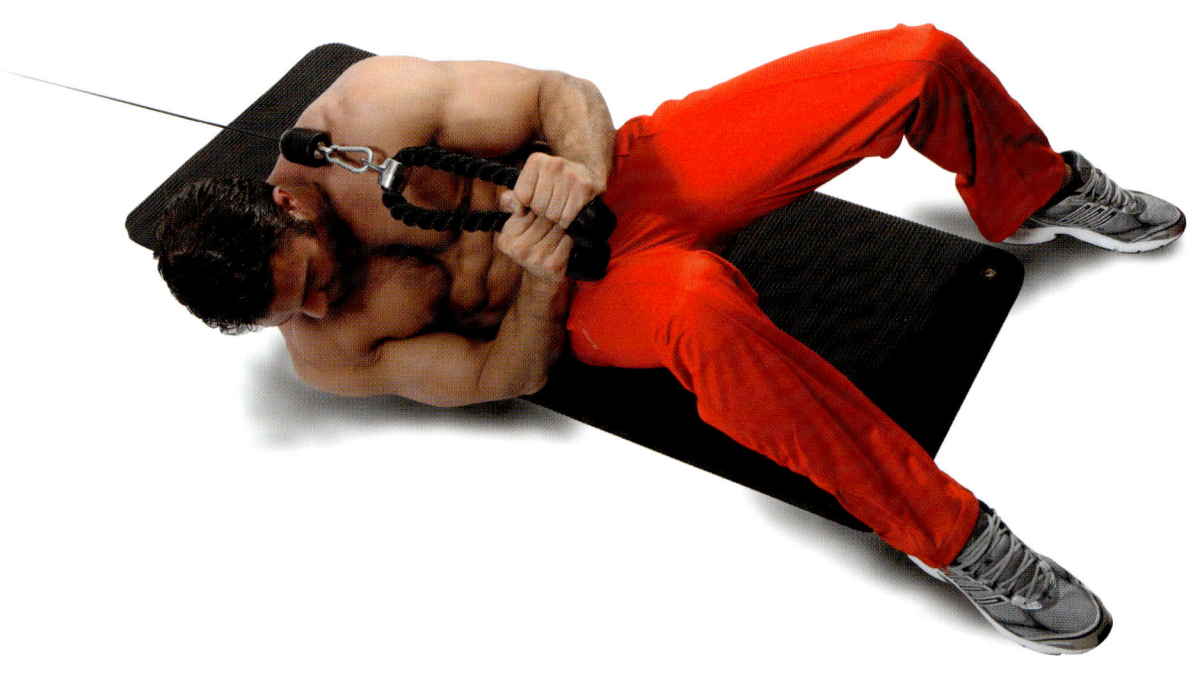

다이어트 + 운동의 시너지 효과를 활용하라

저칼로리 다이어트와 복근 운동이 시너지 효과를 낸다는 사실은 이미 밝혀진 사실이다. 앞에서 언급했듯이 다이어트만으로는 배의 지방이 증가할 수도 있는 반면, 동일한 다이어트를 하면서 규칙적인 운동을 병행하면 복부를 덮고 있는 지방 세포의 부피를 10% 정도 줄일 수 있다.

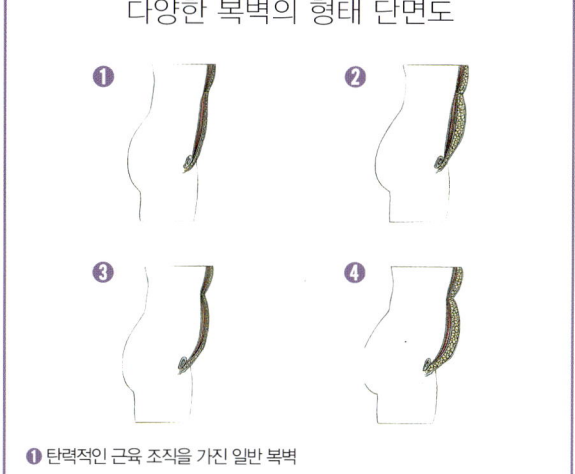

다양한 복벽의 형태 단면도

❶ 탄력적인 근육 조직을 가진 일반 복벽
❷ 탄력적인 근육 조직을 가졌지만 피하지방이 과도하게 쌓여 내장하수 같은 느낌을 주는 일반 복벽
❸ 근육에 탄력이 없고 지방이 과도하지 않은 내장하수 복벽
❹ 근육에 탄력이 없고 지방이 과도하게 쌓여 있는 내장하수 복벽
*내장하수: 기관을 받치고 있는 역할을 하는 구조가 이완됨으로써 기관이 아래로 이동하는 현상. 복벽에 탄력이 없으면 복벽은 더 이상 내장을 지지하지 못하고 배는 축 내려앉아 장기를 담는 주머니의 형태를 띠게 된다.

피하 지방과 내장 지방의 이해

완전히 마른 사람이 아니더라도 복부는 일반적인 생각만큼 많은 지방으로 덮여 있지는 않다.

비만이 아니어도 복직근은 몇 밀리미터에서 몇 센티미터의 지방으로 쉽게 가려진다. 이 두께가 몇 십 센티미터에 이르는 경우는 매우 드물다. 배가 나오는 이유는 이 피하 지방에 원인이 있는 것이 아니라, 소위 내장 지방이라고 불리는 내부 지방이 복부를 안에서 밖으로 밀어내기 때문이다.

다이어트 효과를 극대화하라

글루시드(당질)를 절제하는 다이어트는 복부의 둘레를 줄이는 데 가장 효과적이다. 실제로 설탕과 알코올은 허리에 지방을 축적시킨다. 그러므로 빵, 면류, 쌀, 설탕류, 케이크, 과자 등과 같은 음식의 섭취를 제한할 필요가 있다. 특히 설탕과 카페인이 풍부한 탄산음료를 주의해야 한다. 카페인은 설탕이 몸에 빨리 흡수되도록 도와 몸매뿐만 아니라 건강에도 나쁜 영향을 미친다. 반대로 디카페인 커피(클로로겐산이 풍부함)는 글루시드의 흡수를 줄여주기 때문에 후식으로 마시면 다이어트 효과를 더욱 높일 수 있다.

06 어떤 영양 보충제를 먹어야 할까?

BCAA, 칼슘과 같은 영양 보충제는 허리 주위의 지방을 제거하는 데 도움을 준다.

BCAA는 뱃살을 빼준다

BCAA란 무엇일까? Branched-Chain Amino Acids의 줄임말인 BCAA는 분지사슬 아미노산이라고도 한다. BCAA는 3개의 필수 아미노산인 류신, 이소류신, 발린을 포함하며, 이는 근육 단백질의 3분의 1을 구성한다. 하지만 인간의 신체는 BCAA를 생성하는 데 필요한 효소가 없기 때문에 음식 섭취나 보충제를 통해서만 BCAA 결핍을 충당할 수 있다.

BCAA의 작용
- 근육의 생성과 강화를 촉진한다.
- 지방 연소를 촉진한다.
- 성장 호르몬의 분비를 촉진한다.
- 식욕 억제 호르몬인 렙틴의 분비를 지원한다.
- 운동이나 다이어트 중 수반되는 신체적, 정신적 피로감을 완화시킨다.

BCAA가 다이어트에 미치는 영향

운동선수들을 대상으로 3주 동안 진행된 연구에서, 피실험자들은 단백질과 BCAA를 늘리거나 혹은 줄인 다이어트(1일 1800kcal)를 각각 실시했다.

- 에너지 공급량의 15%에 해당하는 단백질을 공급하고 BCAA를 공급하지 않은 다이어트에서 몸무게가 1.9kg 감량되었다.
- 에너지 공급량의 25%에 해당하는 단백질을 공급하고 BCAA를 1일 9g 공급한 다이어트에서 몸무게가 2.4kg 감량되었다.
- 에너지 공급량의 20%에 해당하는 단백질을 공급하고 BCAA를 1일 35g 공급한 다이어트에서는 4kg이 감량되었다.

복근을 둘러싸고 있는 지방은 다음의 변화를 보였다.

- 단백질과 BCAA를 줄인 다이어트에서 18%가 용해되었다.
- 단백질을 늘리고 BCAA를 줄인 다이어트에서는 21%가 용해되었다.
- 단백질을 제한하고 BCAA를 늘린 다이어트에서는 27.5%가 용해되었다.

결론

단백질을 풍부하게 공급한 다이어트, 특히 BCAA를 풍부하게 공급한 다이어트는 복부의 지방을 없애는 데 큰 도움이 된다.

BCAA 바르게 섭취하자

단백질을 더 많이 섭취하지 않는다고 가정할 때, 저칼로리 다이어트를 실시하면 BCAA 수치가 감소하는 경향이 나타난다. 예를 들어 과체중 여성들의 경우, 1일 1000kcal의 다이어트를 3주간 실시한 후 BCAA 수치가 11% 정도 낮아졌다.

분지사슬 아미노산은 다음과 같은 형태로 섭취할 수 있다.

- 가루, 캡슐, 정제 형태로 분리된 BCAA
- BCAA로 압축된 단백질(유장, 케세인 등)

그리고 다음의 방법으로 섭취할 수 있다.

- 식사와 식사 사이에 섭취한다.
- 식사를 하면서 섭취한다.
- 운동 전, 운동 중 또는 운동을 막 끝낸 후에 섭취할 수 있다.

아니면 하루 5g에서 10g을 나누어 섭취할 수 있는데, 이 방법은 일반적으로 다이어트 중에 권장된다. 부작용에 대해서는 아직까지 특별히 보고된 사항이 없다. 적정 용량을 잘 지켜 복용하면 도움이 될 것이다.

결론

다이어트를 할 때 BCAA는 근육을 온전히 보호하고 피로의 축적을 예방하며, 특히 허리 주변에 있는 지방의 용해를 돕는다.

칼슘 역시 복부 지방 감소에 도움을 준다

칼슘의 역할-칼슘은 유제품에 특히 많이 함유된 무기물로 골격 구성에 중요한 역할을 한다. 10년 전만 해도 칼슘과 지방 감소 사이의 연관성에 대해 연구한 사람은 아무도 없었다. 칼슘이 비만에 핵심적인 작용을 한다는 사실은 최근의 연구를 통해 밝혀졌다.

칼슘은 어떻게 작용할까

칼슘이 부족하면 신체는 적은 양의 칼슘이라도 저장하기 위해 반응하는데, 이 칼슘의 비상 저장소 중 하나가 바로 지방 세포이다. 영양 섭취 과정에서 칼슘이 부족하면 지방 조직 내에 칼슘이 증가하고, 이에 따라 지방 조직은 비대해진다.

반대로 칼슘이 풍부하게 공급되면 지방 조직 안에서 칼슘은 집결되지 못한다. 지방 세포의 성장이 억제되었을 때 세포는 쉽게 용해되어 버린다. 칼슘이 복부 지방에 미치는 효과가 아주 명확하다는 사실은 다음의 연구 결과에서 확인할 수 있다.

칼슘의 영향

1990년대 고혈압에 관한 연구에서 의사들은 칼슘 공급량이 증가(1일 400mg에서 1000mg으로)하면 1년에 약 5kg의 지방이 감소된다는 사실을 처음으로 발견했다.

통계에 의하면 하루 500mg 미만의 칼슘을 섭취하는 사람이 과체중이 될 확률은 1000mg을 섭취하는 사람에 비해 2배나 높다고 한다. 칼슘의 공급량이 100mg씩 증가하면 1년에 지방 500g이 손실된다고 추정할 수 있다.

한 가지 아쉬운 점은, 이런 칼슘의 이로운 효과가 최고치에 이르려면 매일 800mg 이상 섭취해야 한다는 것이다. 일반적으로 여성이 남성보다 칼슘 공급에 따른 혜택을 더 많이 누리는데, 그 이유는 남성에 비해 여성의 칼슘 기본 소비량이 낮기 때문이다.

다이어트 시 칼슘의 보충

적당량의 음식을 섭취할 경우, 칼슘의 공급은 지방의 산화 속도에 영향을 미치지 않는다. 동일한 조건 아래에서 하루 600kcal의 에너지 결핍을 겪었을 때(다이어트로 에너지 공급이 부족해졌을 때), 칼슘 1400mg을 섭취하는 사람이 칼슘 500mg을 섭취하는 사람에 비해 지방이 28%나 더 많이 감소했다. 실험에서는 과체중의 여성들(평균 나이 38세)을 대상으로 6개월간 하루에 1200~1500kcal의 다이어트를 실시했다. 그리고 부가적으로 구연산염을 제공하면서 A그룹은 총 1000mg의 칼슘을 섭취했고 B그룹은 1800mg의 칼슘을 섭취했다.

- A그룹은 3kg의 지방이 손실되었다.
- B그룹은 5kg의 지방이 손실되었다.

또한 1000mg을 받은 A그룹에서는 2kg의 근육이 용해되었지만, 1800mg을 받은 B그룹은 그 절반의 근육만 용해되었다.

칼슘 섭취 방법
칼슘의 필요량은 연령대에 따라 다르다.

- 청소년: 하루에 최소 1300mg
- 성인: 1000mg
- 50세 이상: 1300mg

아침보다는 저녁에 칼슘을 보충하는 것이 더 효과적이다. 가장 이상적인 비율은 저녁에 칼슘 3분의 2를 보충하고 아침에 3분의 1을 보충하는 것이다.

보충제와 유제품 중 어느 것으로 섭취해야 좋을까? 체중 감량에는 보충제보다는 유제품 속에 들어 있는 칼슘이 더 효과적이다. 하지만 불행하게도 음식 섭취에 유제품(우유, 야쿠르트, 치즈)을 포함하게 되면 유제품 속에 함유된 지방과 당분으로 인해 칼로리 역시 증가한다.
이러한 에너지의 공급은 다른 음식원을 줄이는 것으로도 상쇄되지 않는다는 사실이 많은 연구에서 나타났으며, 이러한 비상쇄 현상은 여자보다 남자에게서 2배 더 많이 나타나는 것으로 알려졌다. 이렇듯 체중 감량을 목적으로 한 칼슘 섭취의 일환으로 유제품을 섭취하면 오히려 효과가 감소할 우려가 있다. 그렇기 때문에 보충제가 주목받는 것이다.

- 칼슘의 하루 총 공급량이 2500mg을 넘지 않도록 한다. 칼슘의 효과는 2500mg 이하에서 최대치에 이르기 때문에 그 이상의 과다한 보충은 지방을 빨리 없애는 데 아무런 효과가 없다.

결론
다이어트를 하는 동안에는 칼슘의 역할과 필요량이 더욱 증가한다. 공급량이 필요량을 잘 충족하는지 세심히 관리할 필요가 있다.

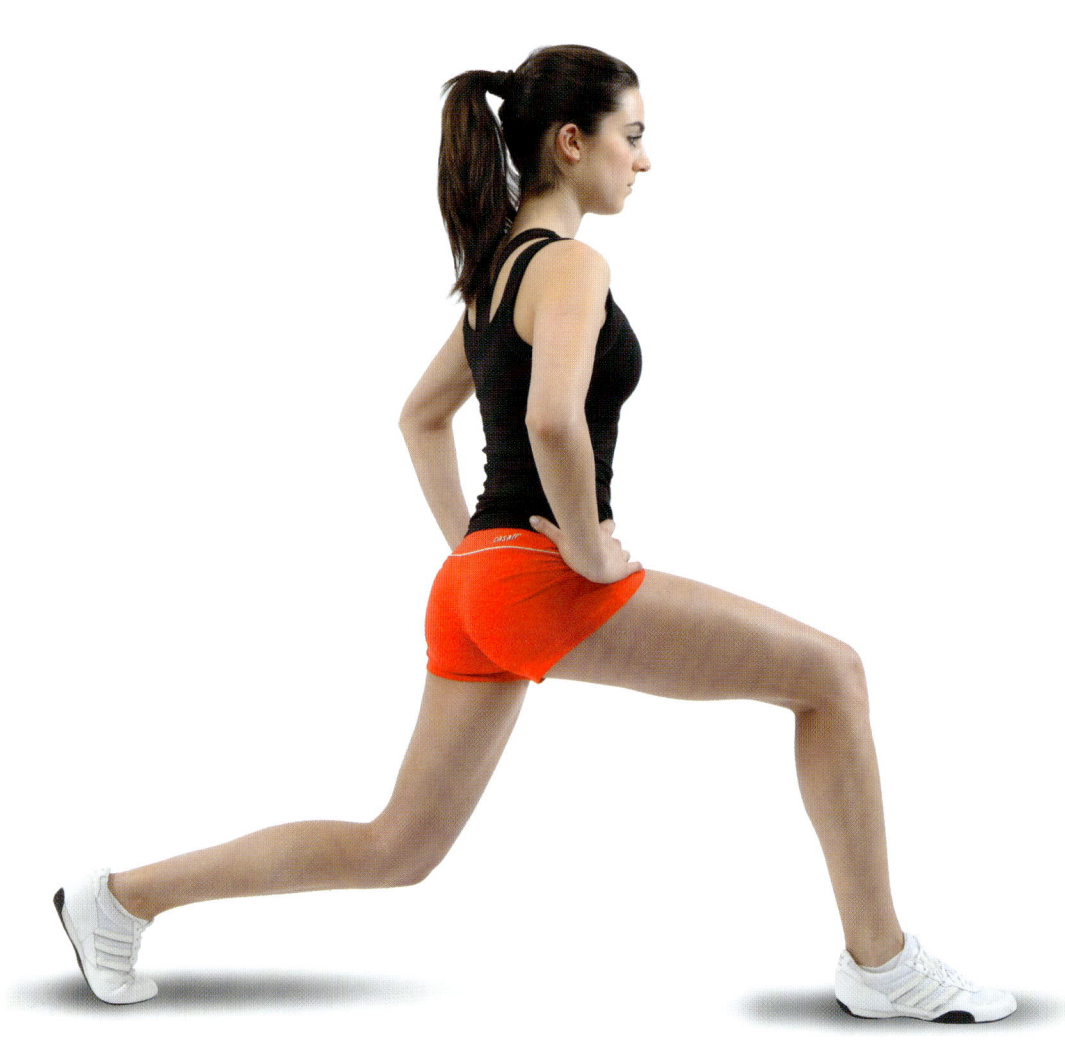

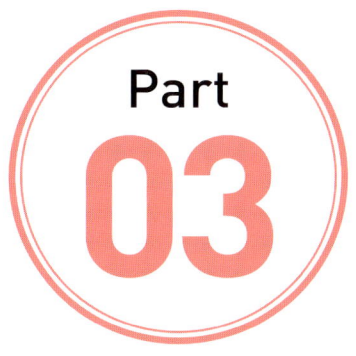

복근 만들기 기본 동작

여기서 제시하는 복근 트레이닝의 기본 운동들을 따라하다 보면
어느새 당신도 멋진 복근을 완성할 수 있을 것이다.
동작 중에는 특정 질환에 다소 위험할 수 있는 것들이 포함되어 있으니
주의사항을 염두에 두며 운동을 하길 권한다.

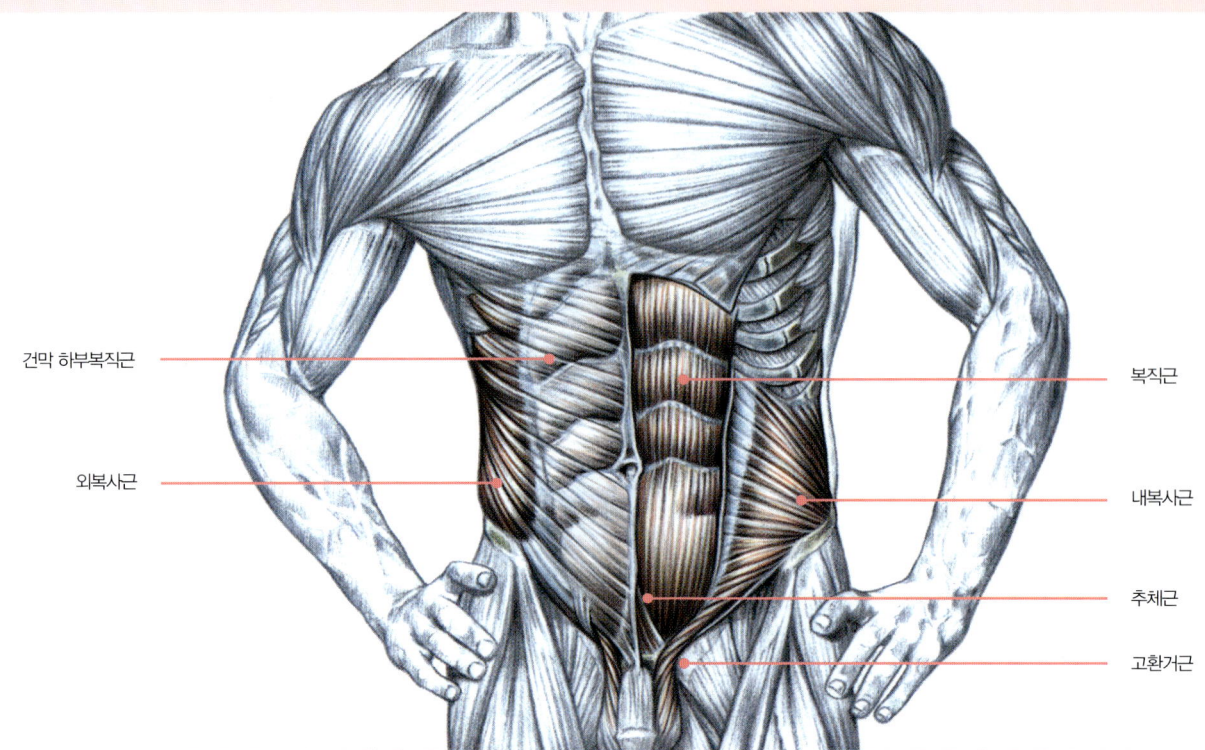

복부는 어떻게 구성되어 있을까?

복부는 4개의 근육으로 구성되어 있다.
1. 복직근: 일반적으로 복근이라고 부른다.
2. 외복사근: 복직근 양쪽에 위치한다.
3. 내복사근: 외복사근 밑에 위치한다.
4. 복횡근: 복사근 밑에 위치한다.

근육 운동을 할 때 다른 부위의 근육들은 대부분 크기를 키우는 것을 목표로 삼는 것에 비해, 복부는 매끈하고 탄탄한 복근을 만드는 데 중점을 둔다. 이 부위는 근육의 부피를 키우는 것보다는 데피니션(체지방이 없고 잘 발달된 근육의 선명도)을 만드는 것을 목표로 한다.

매끈하고 탄탄한 복부를 만드는 근육
복부의 근육은 배를 지탱하는 역할을 할 뿐만 아니라 날씬하고 탄탄한 모습을 유지하는 데에도 중요한 역할을 담당한다.
- 복횡근은 허리를 감싸는 코르셋 같은 역할을 한다.
- 복사근이 비대하지 않고 탄력이 있으면 복부를 날씬하게 만드는 데 도움이 된다.

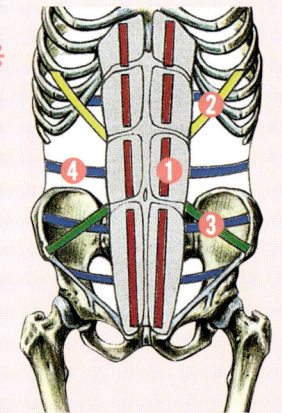

다음 해부도는 복근의 종류에 따라 작용하는 방향과 내장을 지탱하는 체계를 나타낸 것이다

1. 복직근
2. 외복사근
3. 내복사근
4. 복횡근

네발로 걷는 동물의 복근은 마치 그물 침대가 걸려 있는 것처럼 내장을 수동적으로 떠받치고 있다. 이 근육은 운동하는 데 있어 상대적으로 제한적인 역할만을 수행한다.
반면 양발로 보행하는 인간의 복부 근육은 굉장히 잘 발달되어 있어 수직 방향으로 골반과 상체를 단단히 연결하고, 걷거나 뛸 때 상체가 과도하게 흔들리는 것을 막아준다. 아주 강한 지지 근육으로서 능동적인 방식으로 내장을 지탱한다.

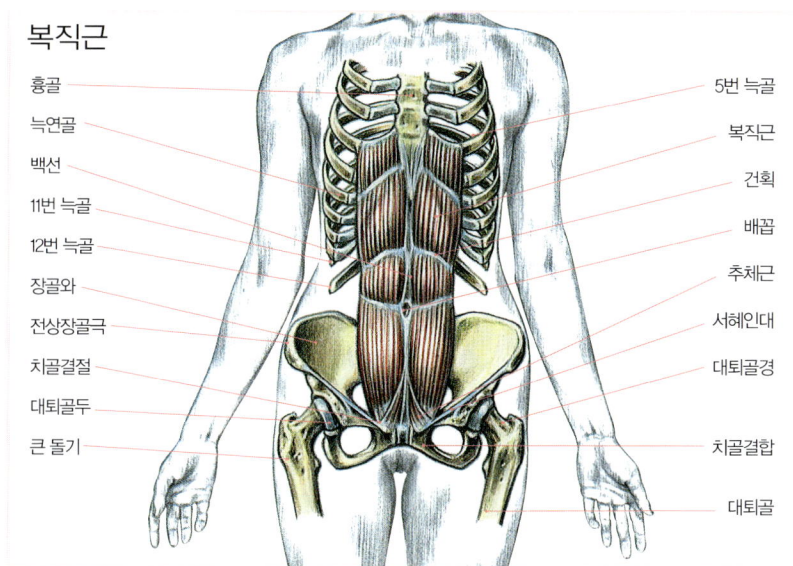

복직근
- 흉골
- 늑연골
- 백선
- 11번 늑골
- 12번 늑골
- 장골와
- 전상장골극
- 치골결절
- 대퇴골두
- 큰 돌기
- 5번 늑골
- 복직근
- 건획
- 배꼽
- 추체근
- 서혜인대
- 대퇴골경
- 치골결합
- 대퇴골

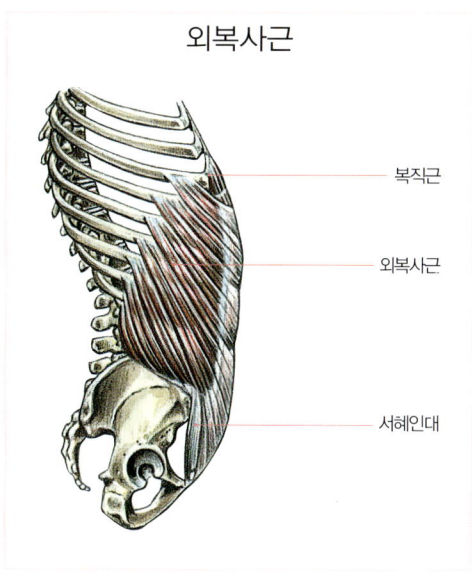

외복사근
- 복직근
- 외복사근
- 서혜인대

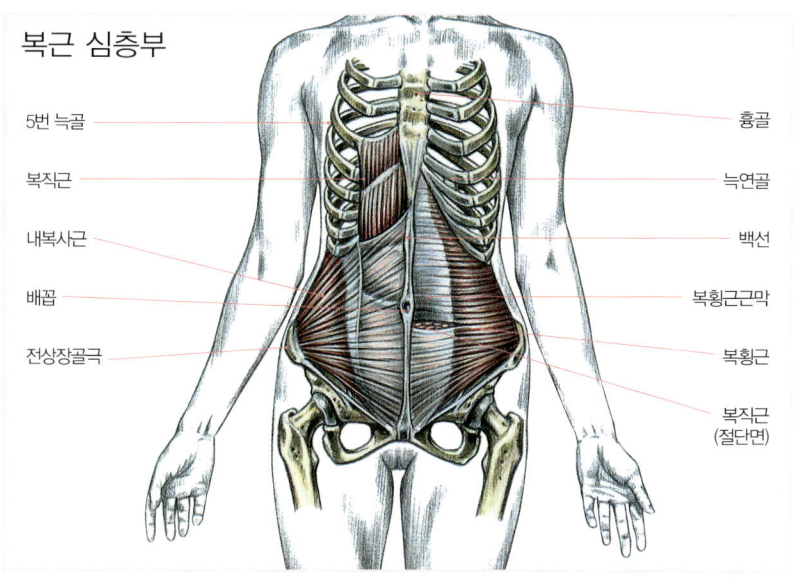

복근 심층부
- 5번 늑골
- 복직근
- 내복사근
- 배꼽
- 전상장골극
- 흉골
- 늑연골
- 백선
- 복횡근근막
- 복횡근
- 복직근(절단면)

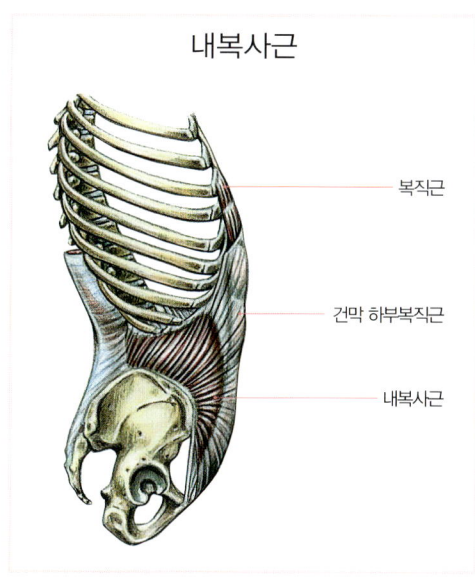

내복사근
- 복직근
- 건막 하부복직근
- 내복사근

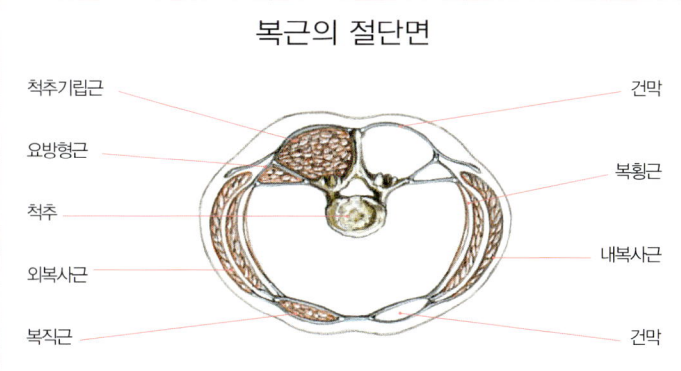

복근의 절단면
- 척추기립근
- 요방형근
- 척추
- 외복사근
- 복직근
- 건막
- 복횡근
- 내복사근
- 건막

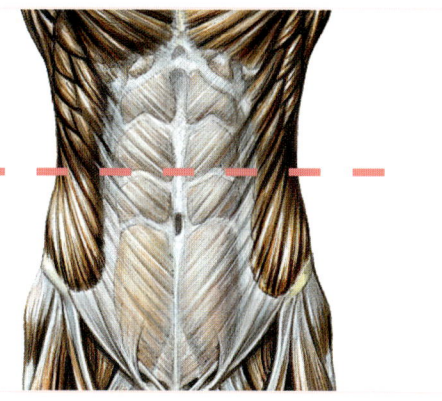

51

잘못된 운동을 하지 않도록 조심하자

불행하게도 현재 시행되고 있는 운동 중에는 잘못된 방식의 복근 운동이 너무 많다. 복근 운동을 잘못 수행하면 효과가 없는 것은 물론, 체력을 소모시키고 척추 부상을 유발할 수도 있다.

그렇다면 운동이 바르게 되었는지, 잘못 되었는지는 어떻게 판단해야 할까?

복직근이 수축할 때 등 밑부분이 활처럼 휘는 경우가 있는데, 허리를 뒤로 젖히는 자세는 복근에 매우 나쁜 영향을 미친다. 척추를 휘게 하는 데는 요근, 장골근, 대퇴직근이 사용되는데, 허리가 바닥에서 떨어지면 복근 대신 이 근육들이 작용하게 된다.

 복근 운동을 추간판의 압력을 일정하게 유지하면서 근육을 단련시킨다. 동작을 완벽하게 수행하면, 이러한 압력은 척추에 문제를 일으키지 않는다. 운동 중 등에 통증이 느껴진다거나 허리가 불편하다면 의사를 찾아가 운동이 등에 무리를 주지는 않는지 상담을 해봐야 한다. 제대로 된 복근 운동은 척추를 지탱하는 역할을 하지만 잘못된 복근 운동은 역효과를 낸다. 건강한 허리를 굳이 위험에 빠뜨릴 필요는 없다.

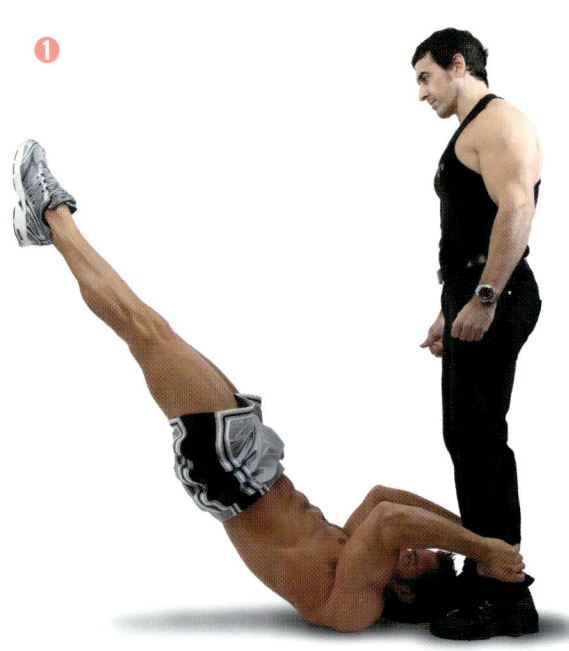

예를 들면, 다리를 공중에 가능한 한 오랫동안 들어 올리는 동작(사진 1)이나, 다리를 위아래로 들어올리는 모든 종류의 동작(사진 2)은 허리를 혹사시킨다. 복직근은 넓적다리가 아닌 골반에 붙어있기 때문에 다리를 움직이는 데 관여하지 않는다.

그렇다면 이 동작들을 할 때 복근이 고통스러운 이유는 무엇일까? 등을 휘게 하는 동작은 허리 디스크에 충격을 주기 때문에 복근이 개입을 하여 척추를 다시 세우려는 시도를 하게 된다. 그리고 복근이 등척 방식, 말하자면 움직이지 않고 수축하면 혈액 순환이 부분적으로 막히기 때문에 복근이 마비된다. 즉, 많은 양의 젖산이 혈액을 통해 빠져나가지 못하고 복근에 과도하게 축적된다.

이렇게 인위적인 마비 증상으로 부분적인 통증이 유발된다. 이것은 마치 머리에 비닐봉지를 쓰고 달리는 것과 비슷해서 오랜 시간을 견디기가 어렵다. 숨을 참고 달리는 것은 위험할 뿐만 아니라 운동 수행에도 역효과를 가져온다.

복근의 경우, 등척성 수축(isometric contraction, 근육의 길이에는 변화를 주지 않고 특정 각도에서 정지 상태로 근육을 움직이게 함)은 근육을 강화하거나 지방을 연소하는 효과가 거의 없다.

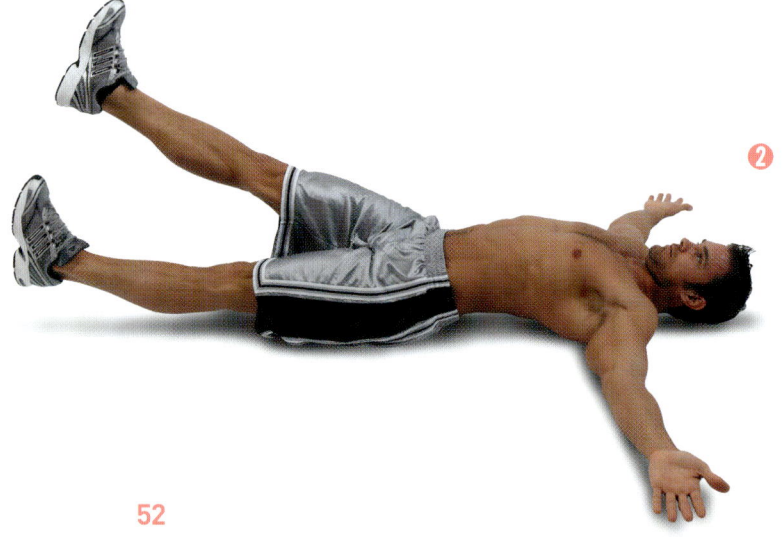

복직근의 작용

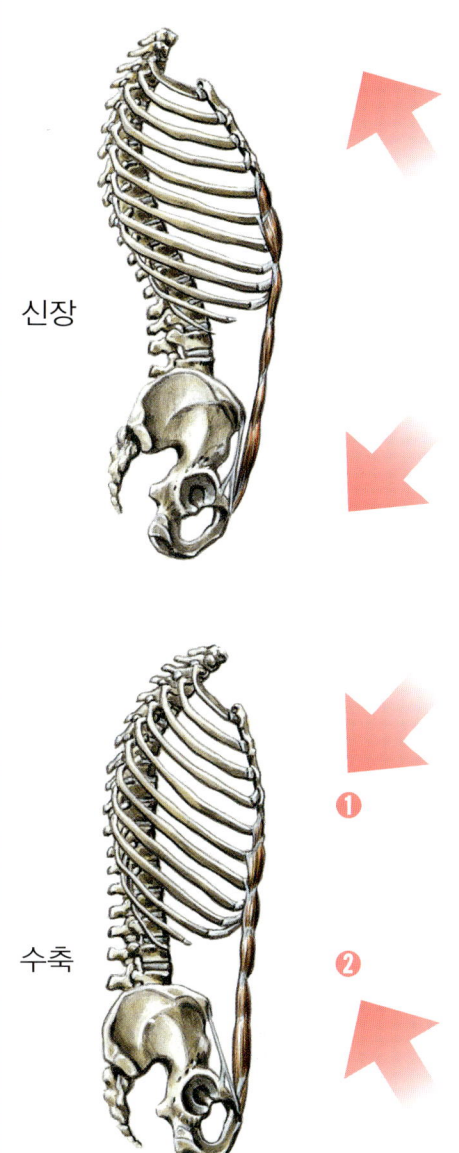

신장

수축

복직근을 잘 수축시키기 위해서는

❶ 머리를 아랫배 쪽으로 끌어당긴다.
❷ 골반을 머리 쪽으로 끌어당긴다.
❶+❷ 머리를 골반 쪽으로, 골반을 머리 쪽으로 동시에 끌어당긴다.

복직근 수축에는 크런치 동작이 효과적이다.

 복근 운동을 수행할 때에는 반드시 등을 둥글게 구부려야 한다.

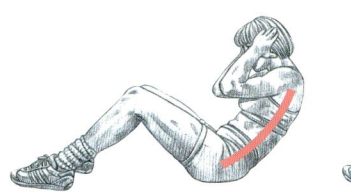
바른 자세: 등을 둥글게 만든다.

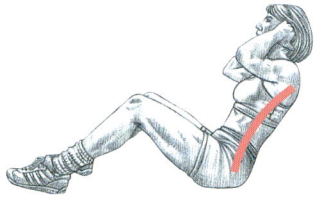
잘못된 자세: 등을 뒤로 젖힌다.

바닥에서 다리를 들어 올리는 동작을 수행할 때에도 등이 활처럼 휘어서는 안 된다. 이는 다른 복근 운동 동작에서도 마찬가지다.

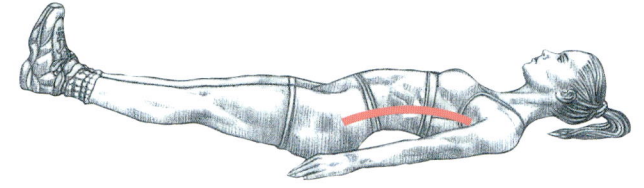
잘못된 자세: 등이 활처럼 휘었다.

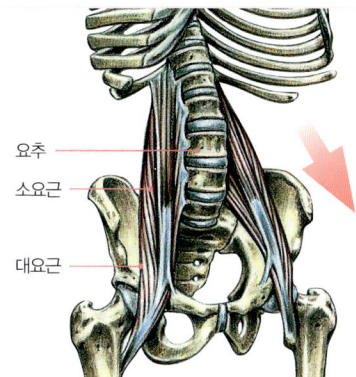

허리가 휠 때 대요근의 작용

요근은 요추가 구부러지는 것을 돕고 휘어지는 각도를 더욱 크게 한다.

요추
소요근
대요근

장요근

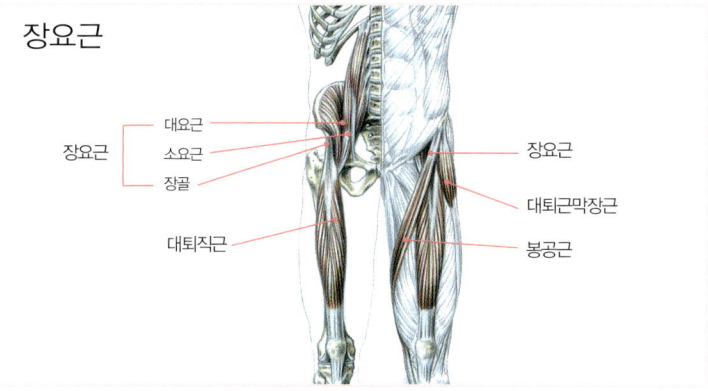

장요근
대요근
소요근
장골
대퇴직근
장요근
대퇴근막장근
봉공근

서혜부, 하퇴부, 복벽 탈장이 있다면 조심하자!

일반적인 생각과는 달리 복근 운동이 탈장의 위험을 줄여주지는 못한다. 찢어진 조직이 스스로 아물지 않는 것처럼 탈장은 절대 자연적으로 고쳐지지 않는다. 운동을 하면 할수록 탈장은 더욱 악화될 뿐이다. 외과의사만이 '구멍'을 봉합할 수 있다.

복근 운동 때문에 탈장이 발생하지는 않는다. 하지만 본인에게 이미 탈장이 있다면 복근 운동이 이를 더욱 악화시킬 수 있다. 이 경우에는 주치의를 찾아가 얼마나 위험한 상태인지 진단을 받아야 한다. 복근 운동뿐 아니라 강도가 높은 모든 신체 운동에서는 의사의 진단이 필수다.

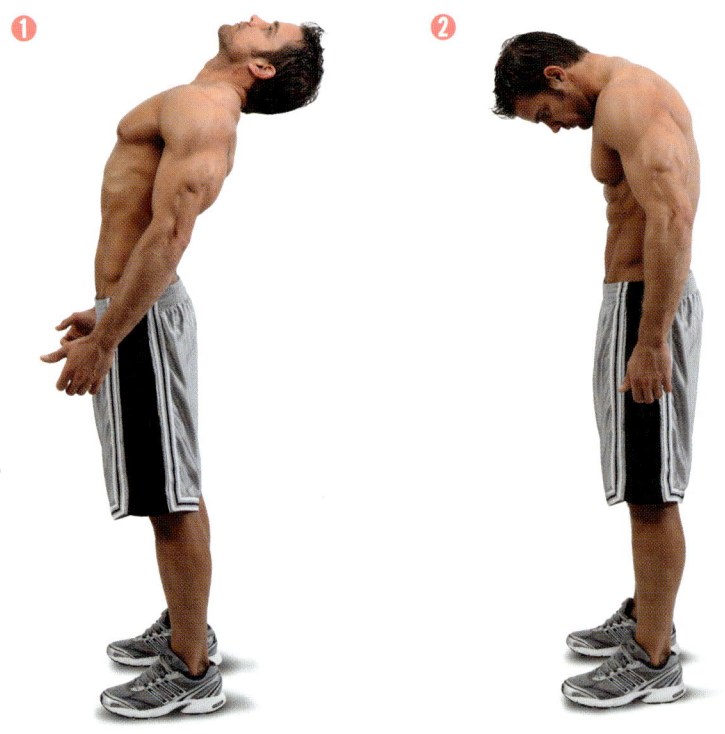

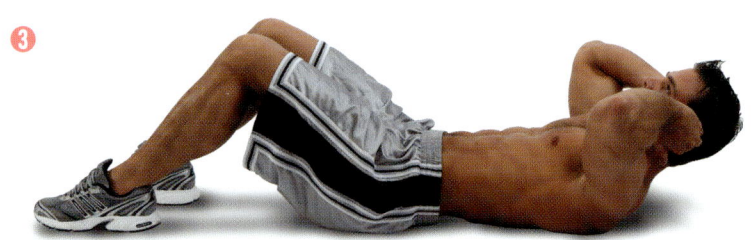

매끈하고 탄탄한 복부를 만드는 근육

자세를 취했을 때 머리 위치가 어떤가에 따라 근육의 수축 정도가 조절되며 균형 감각에도 영향을 미친다.

❶ 머리를 뒤로 젖히면, 허리 근육이 반사적으로 약간 수축하고 복근은 이완되는 경향이 있다.
❷ 머리를 앞으로 숙이면, 복근은 수축되고 허리는 이완된다.
❸ 머리를 오른쪽에서 왼쪽으로 또는 왼쪽에서 오른쪽으로 움직이는 자세는 피해야 한다. 이렇게 잘못된 동작은 근육의 수축을 방해하고 목 부분에 문제를 일으킬 수 있다.

복근 운동을 할 때는 머리를 앞으로 숙인 자세를 유지해야 한다. 가장 좋은 방법은 눈으로 항상 복근을 바라보는 것인데, 이렇게 하면 허리가 이완되면서 척추에 유연성이 향상되므로 몸을 쉽게 구부릴 수 있다. 그로 인해 복근의 수축이 방해받지 않으면 동작의 가동범위도 넓어진다.

상체 측면 들어 올리기와 같은 유니래터럴(한쪽만 집중적으로 자극하는 방식) 동작을 제외하고는 머리를 옆으로 숙여서는 절대 안 된다. 그리고 측면 운동에서 머리가 옆으로 놓여진 경우에도 운동 중에 머리를 움직여서는 안 된다. 운동이 어렵다고 해서 머리를 격렬하게 흔들면 오히려 역효과가 발생한다.

복근 운동 할 때의 바른 호흡법

복근 운동에서의 호흡법은 아주 특별하다. 특히 강도 높은 운동을 시도할 때는 자신도 모르게 호흡을 멈추려는 경향이 있다. 호흡을 멈추면 힘을 더 낼 수도 있지만 복근의 긴장을 요근으로 이전시키기도 한다. 실제로 숨을 멈추면 복근은 경직되고, 장요근의 힘이 작용해 몸이 둥글게 구부러지는 대신 몸이 둘로 접히는 경향이 나타난다. 복근을 단련하는 가장 이상적인 방법은 복직근을 이용해 몸을 점점 구부리면서 숨을 아주 조금씩 내쉬는 방법이다. 폐를 비우면 척추를 최대한 둥글게 만들 수 있다. 하강 단계에서 천천히 숨을 들이쉰다.

강한 복근 운동은 결국 호흡을 방해해 호흡을 불완전하게 만든다. 수축할 때 공기를 빼내고 하강 단계에서 공기를 다시 채우는 방식을 연습해 보자.

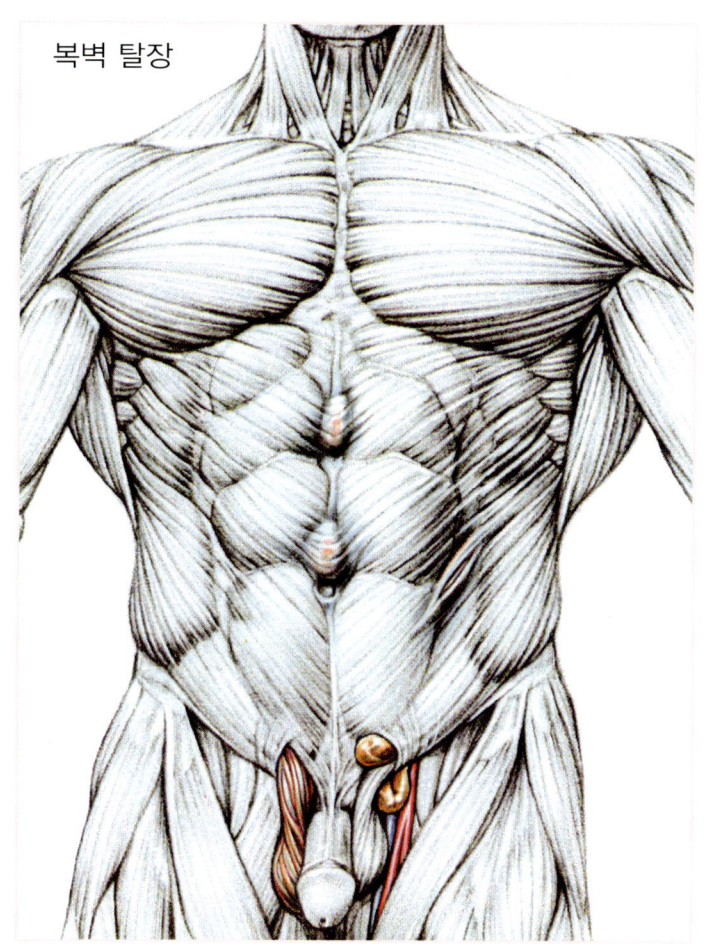

복벽 탈장

대복직근의 다양한 모습

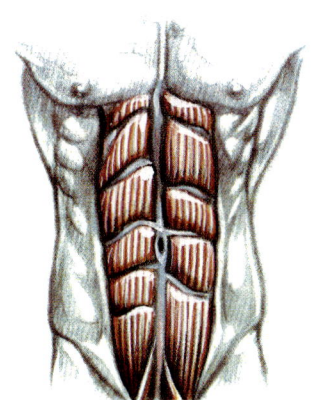

❶ 비대칭이다.

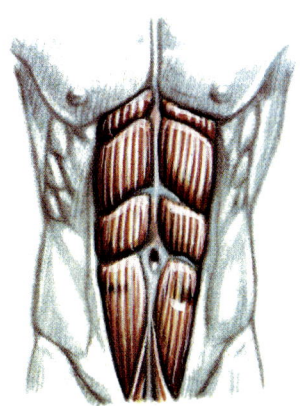

❷ 건획이 거의 없다.

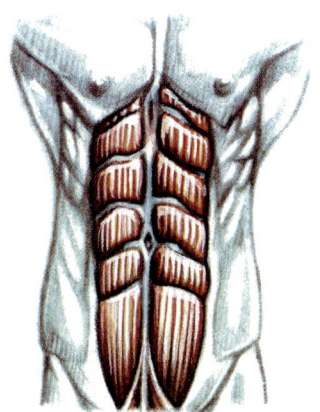

❸ 건획이 많다.

복근은 반드시 대칭적으로 발달하지는 않는다. '초콜릿 복근'의 개수도 달라질 수 있다.

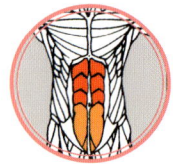

큰 복직근 만들기 동작

크런치

크런치는 일반적으로 복부, 특히 복직근의 상부(상복부)를 주로 단련하는 동작이다.

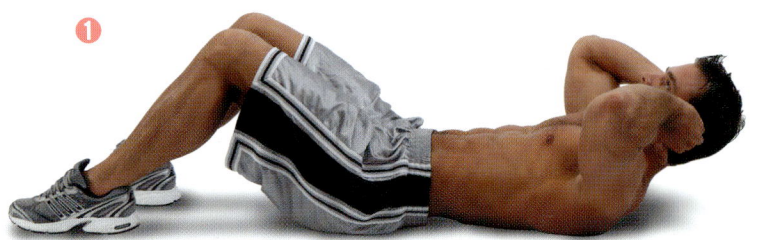

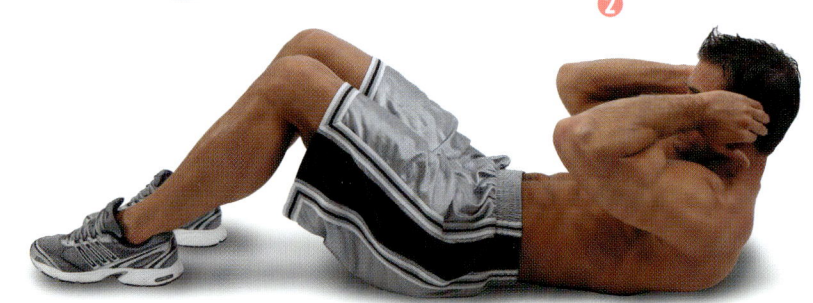

- 바닥을 등에 대고 다리를 굽힌 채 눕는다(사진 1). 아니면 발뒤꿈치를 벤치 위에 올려놓는다(사진 3). 이때 양손은 귀 뒤쪽에 둔다.

- 상체를 천천히 들어 올리면서 어깨를 바닥에서 뗀다(사진 2). 몸을 둥글게 구부리며, 허리 윗부분이 바닥에서 떨어지기 시작할 때 동작을 멈춘다. 이 자세로 잠시 정지하여 복근을 강하게 수축한다.

- 처음 자세로 천천히 돌아왔다가 다시 시작한다. 동작은 항상 천천히 수행한다.

  · 수축할 때 숨을 내쉰다.
  · 상체를 바닥에 내려놓으며 숨을 들이쉰다.

장점
크런치는 척추에 무리를 주지 않고 복부를 효과적으로 단련할 수 있는 간단한 동작이다.

단점
크런치의 동작 범위는 생각보다 좁다. 동작 범위를 넓히고 싶은 나머지 윗몸 전체를 바닥에서 완전히 떨어뜨리면, 그것은 크런치가 아닌 윗몸 일으키기(싯업, 96쪽 참조)가 되어 버린다. 이 경우 복근 단련 효과가 미미해질 우려가 있다.

주의
상체를 손쉽게 들어 올리기 위해 머리 뒤의 두었던 손이나 가슴을 갑자기 당기면 목과 허리의 디스크를 유발할 수 있으니 조심할 것!

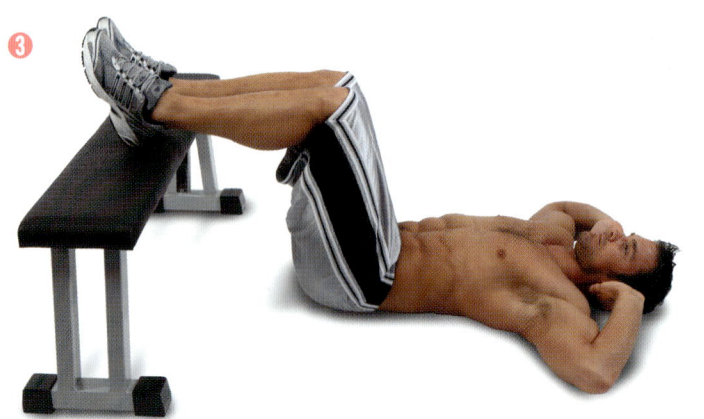

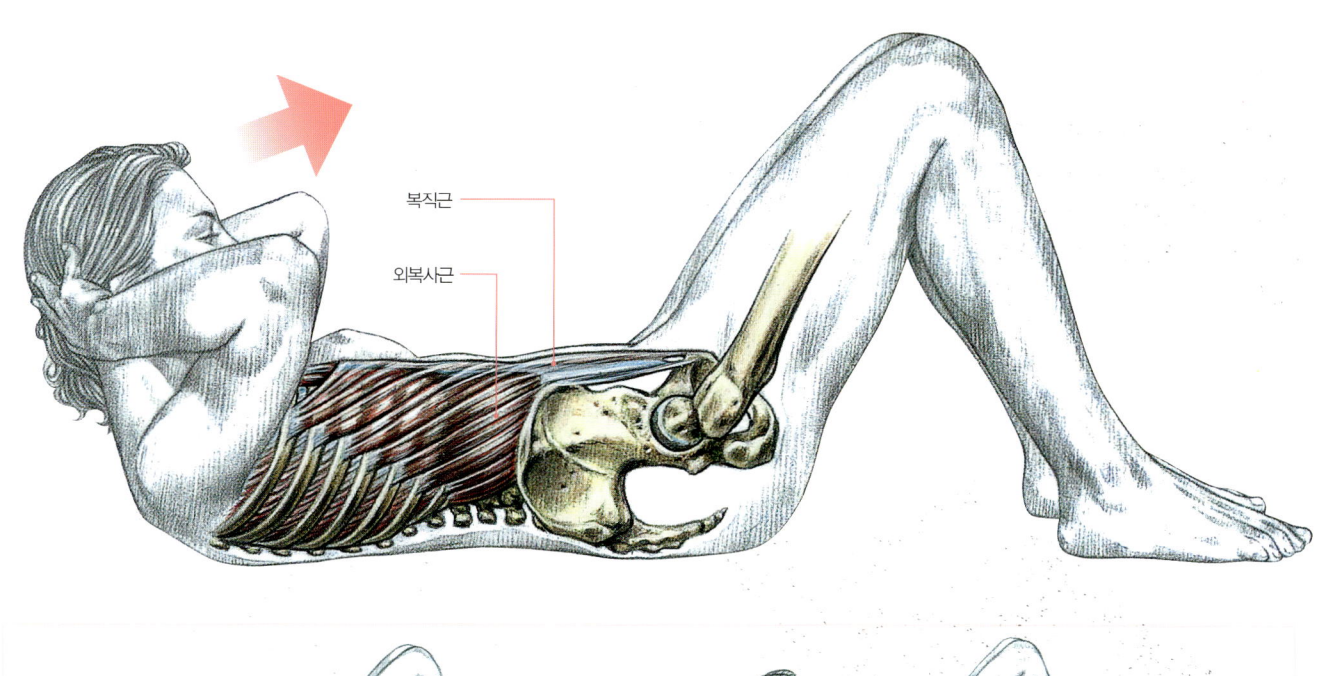

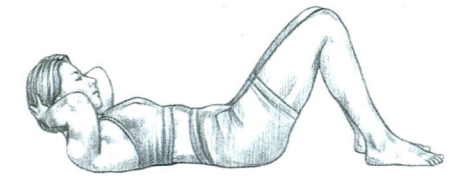

처음 자세

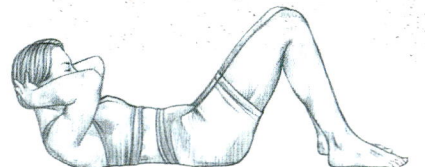

마지막 자세

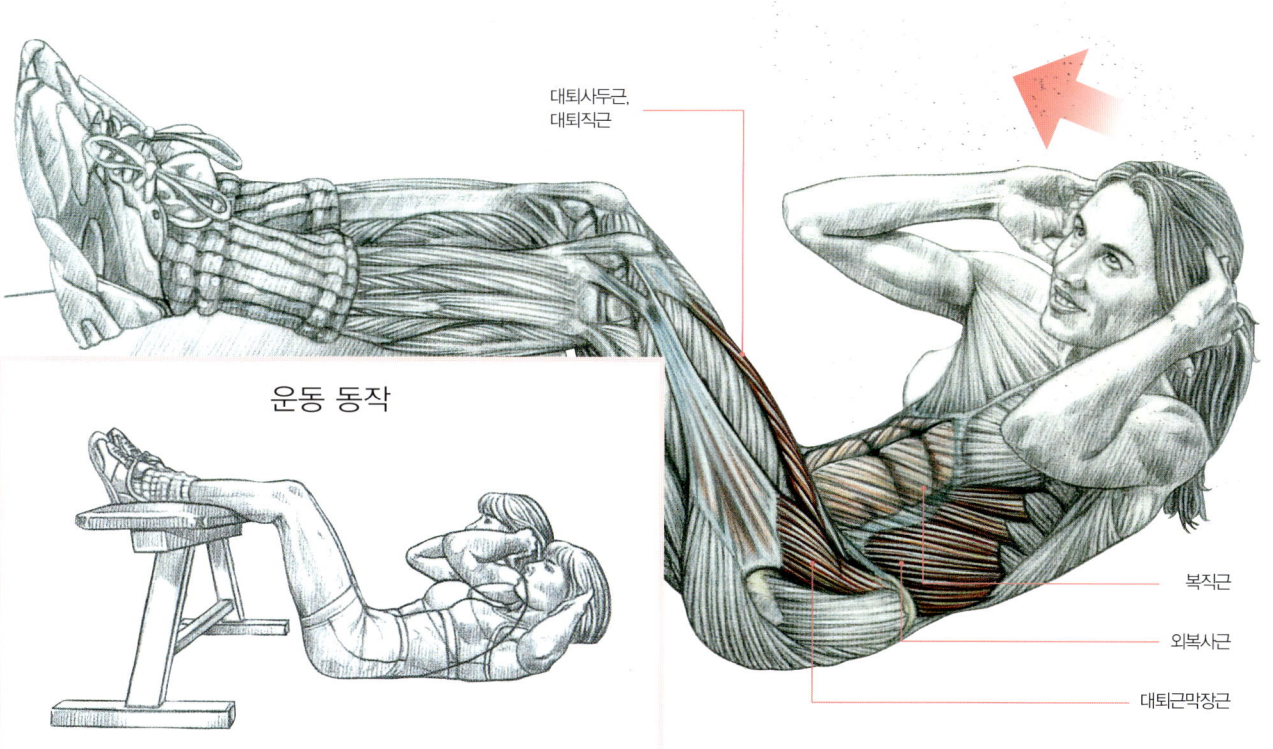

운동 동작

동작 포인트

탄력 있는 복직근을 만들기 위해서는 강도를 점점 더 높이면서 운동해야 큰 효과를 얻을 수 있다. 크런치의 문제점은 저항이 크지 않다는 점이다. 난이도를 조절하는 다음의 몇 가지 전략을 소개한다.

1. 동작을 엄격하게 수행한다

리피티션을 30회 이상 손쉽게 수행할 수 있었다면 그것은 연습을 잘못 수행했기 때문이다. 가장 흔한 실수는 동작이 정점에 있을 때 복근을 완전히 조이지 않는 것이다. 목표는 리피티션을 많이 수행하는 것이 아니라 리피티션 수행 시 복근을 강력하게 수축하는 것이다. 또한 반동의 힘으로 급격하게 움직이면서 운동하지 않도록 조심해야 한다. 오직 복직근만 사용하여 천천히, 그리고 정확하게 동작을 수행해야 한다.

2. 손 동작에 따라 난이도가 달라진다

아래는 쉬운 동작에서 어려운 동작 순으로 나열한 것이다.

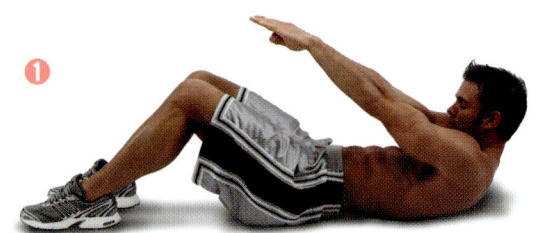 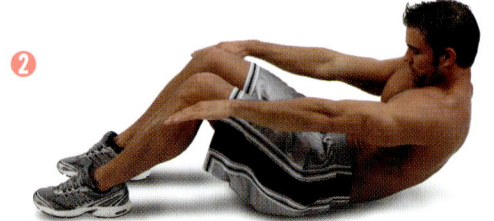

몸을 따라 팔을 길게 편다.

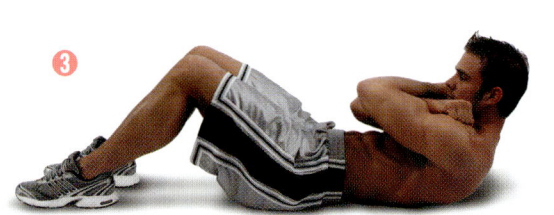 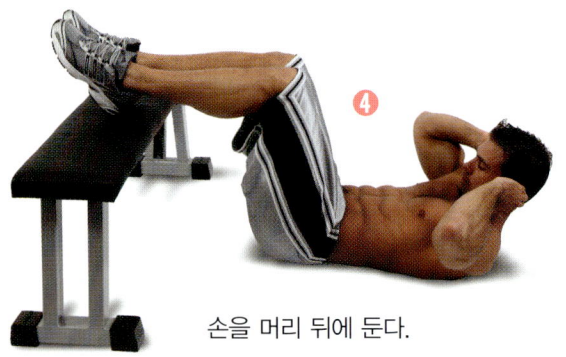

손을 어깨 위에 둔다.　　손을 머리 뒤에 둔다.

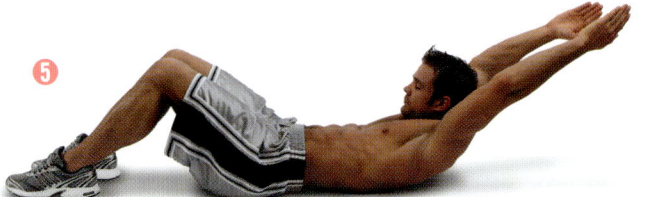

뒤로 팔을 뻗는다.

강도가 점점 줄어들도록 세트를 실시하는 방법은 처음에는 뒤로 팔을 펴고 크런치를 시작하는 것이다. 하다가 어려워지면 머리 뒤로 손을 가져가는 방식으로 진행한다. 그러면 리피티션을 추가로 몇 번 더 수행할 수 있다.

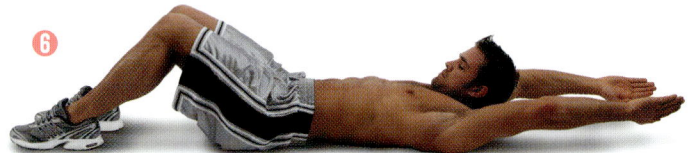

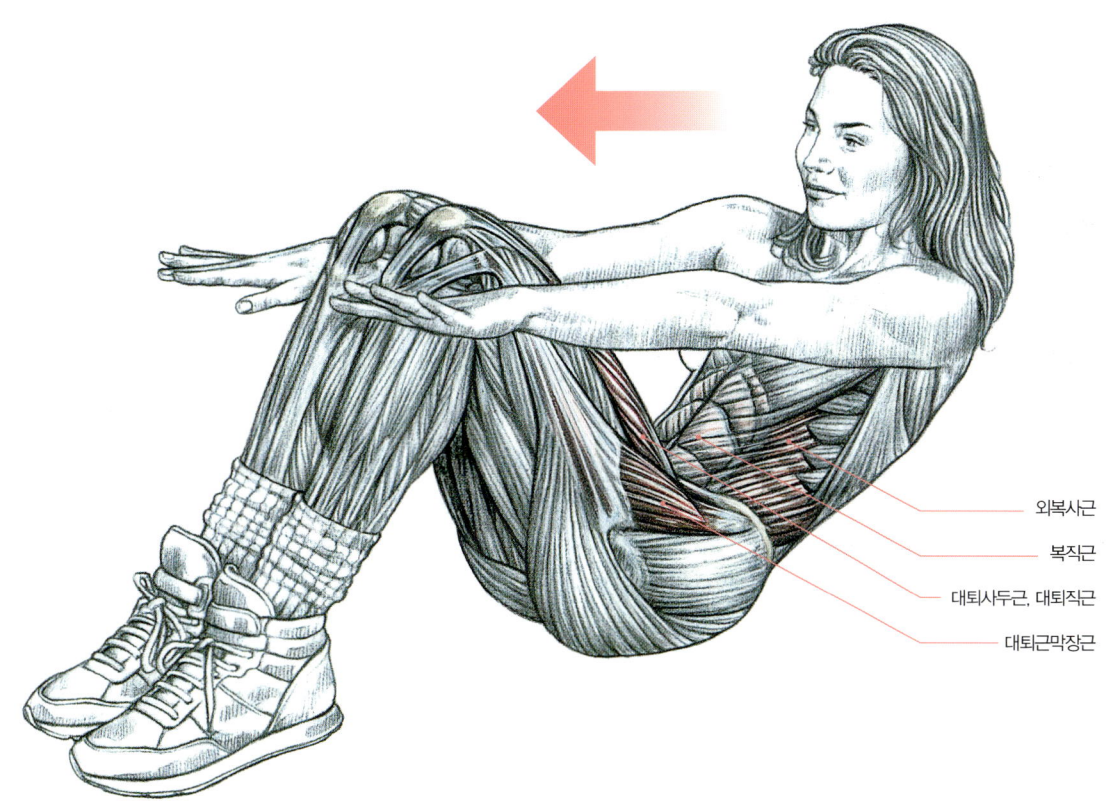

- 외복사근
- 복직근
- 대퇴사두근, 대퇴직근
- 대퇴근막장근

손과 팔꿈치의 자세는 어떻게 해야 할까?

손이 목덜미를 과도하게 당기는 것을 방지하려면 머리 뒤에서 손을 깍지 끼지 말고, 손을 귀 양쪽에 두어야 한다. 알아둘 것은 팔꿈치를 벌리면 동작이 더욱 어려워진다는 사실이다. 반대로 양 팔꿈치를 당겨 앞쪽으로 모으면 동작을 쉽게 수행할 수 있다.

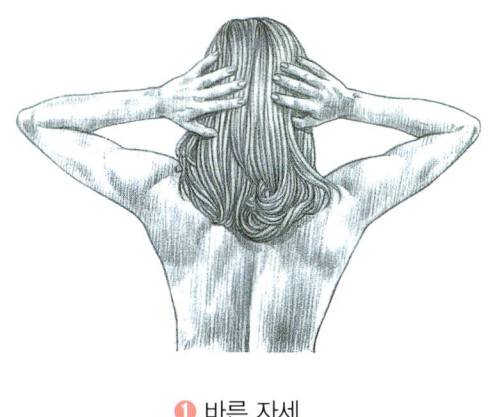

❶ 바른 자세

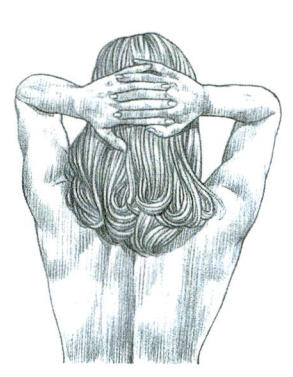

❷ 잘못된 자세

3. 머리 뒤로 바벨 원판을 잡고 하면 복근에 가해지는 저항을 높일 수 있다.

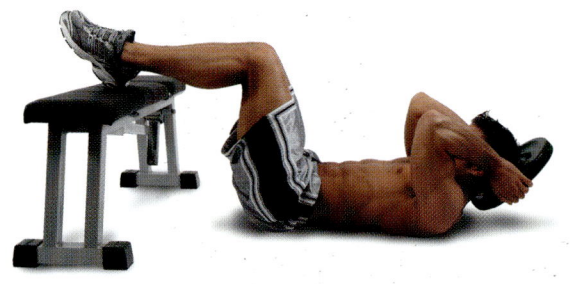

4. 가슴 위에 아령을 두고 수행해도 복근에 가해지는 저항이 커진다.

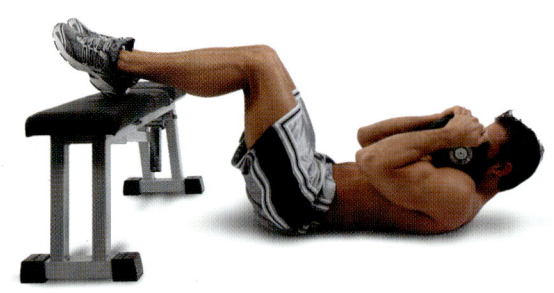

5. 파트너가 한쪽 발이나 양발을 복부 배꼽 부위에 올린다.

발을 가볍게 대는 정도로 저항을 약하게 하여 시작해 보자. 운동을 진행하면서 압력을 높일 수 있다. 반대로 피로가 점점 심해질 때에는 압박을 조금씩 낮추어 수행할 수 있다.

6. 파트너가 없다면 20kg짜리 원판 하나 또는 여러 개를 세워서 배꼽 부위에 놓아 보자.

피부에 자극이 된다면 원판 밑을 수건을 받친다. 스트레칭 자세에서 중량이 복부를 충분히 압박하도록 조정한다. 수축 시 미세하나마 원판을 최대한 높이 올려 보자. 힘이 들면 원판을 내려놓고 아무것도 없는 상태로 진행한다.

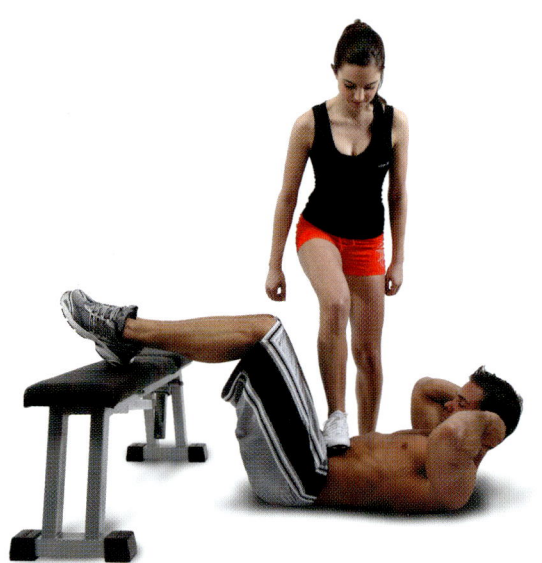

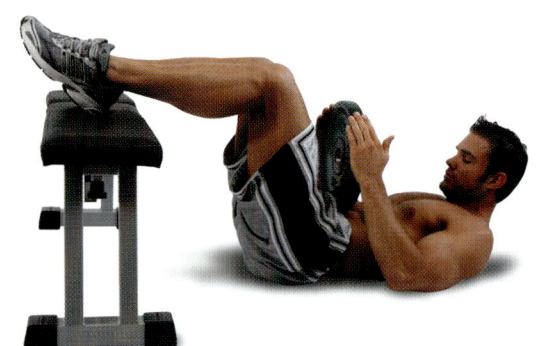

7. 크런치는 침대에서도 할 수 있다. 침대에서 하면 두 가지 장점이 있다.

바닥에서보다 더 편안하게 수행할 수 있다. 또한 상체를 들어 올릴수록 매트가 밑으로 꺼지게 되는데, 그로 인해 척추가 둥글게 잘 구부러져 복직근의 수축 강도도 커진다.

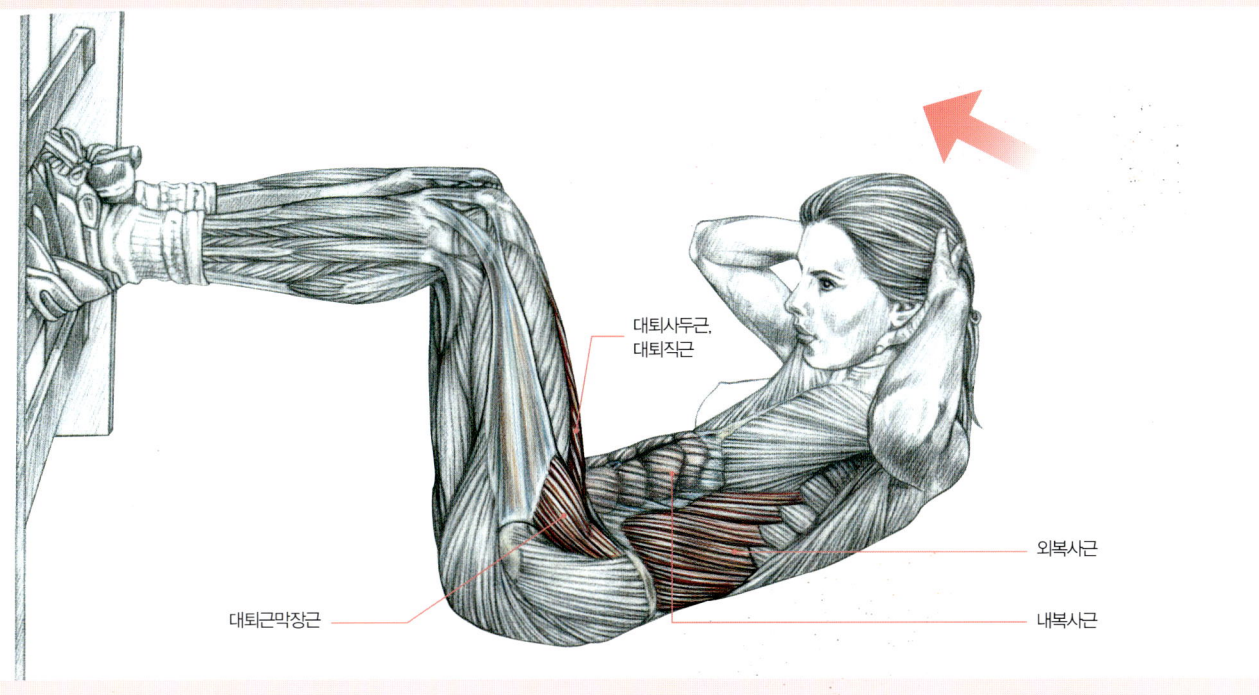

대퇴사두근, 대퇴직근

대퇴근막장근

외복사근

내복사근

발은 고정해야 할까, 고정하지 말아야 할까?

크런치와 같은 복근 운동에서는 파트너가 다리를 붙잡거나(사진 1), 기계에 고정하면 더욱 강도 높은 운동을 할 수 있다. 이러한 자세에서 더 큰 힘을 발휘할 수 있는 이유는 요근, 장골근, 대퇴직근과 같은 근육이 개입하여 복근 운동을 대신하기 때문이다.

발을 고정했을 때 허리 아랫부분에 불편함이 없고 복근을 더 잘 수축할 수 있다면 이 방법을 이용하자. 하지만 대부분의 경우 발을 고정하면 다리의 힘을 사용하기 때문에 복직근에 가해지는 자극이 줄어든다. 이것은 좋은 전략이라고 할 수 없다.

약간의 트릭을 사용하여, 발은 고정하되 양 무릎을 가능한 한 크게 벌려 발 옆면이 바닥에 닿도록 하면(사진 2), 장요근이 작용하는 정도를 최소화할 수 있다.

가장 좋은 방법은 발을 자유롭게 둔 상태로 운동을 시작하는 것이다. 그런 다음 힘이 빠져 더 이상 진행하지 못할 때 발을 고정하면 복근을 최대한 수축하면서 세트를 계속 진행할 수 있다.

※상체가 가벼운 여성들은 발을 고정하지 않을 때 상체를 더 편하게 들어 올릴 수 있다.

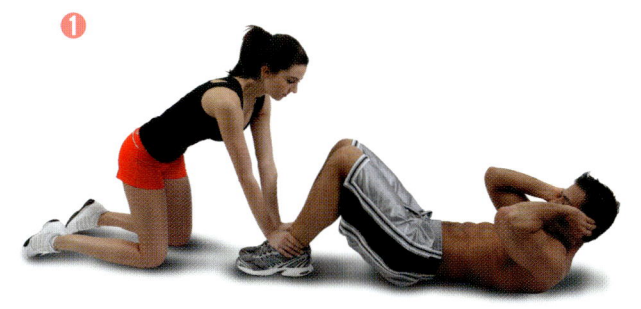

❶

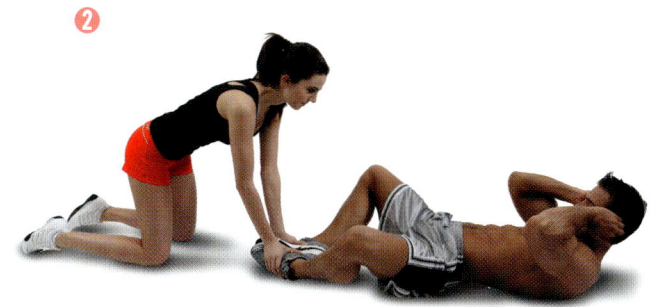

❷

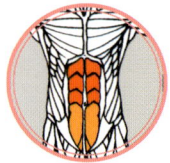

큰 복직근 만들기 동작

바닥에서 다리 들어 올리기

리버스 크런치라고 불리는 이 동작은 복부 전체, 그 중에서도 하복부를 단련하는 것이 목적이다.

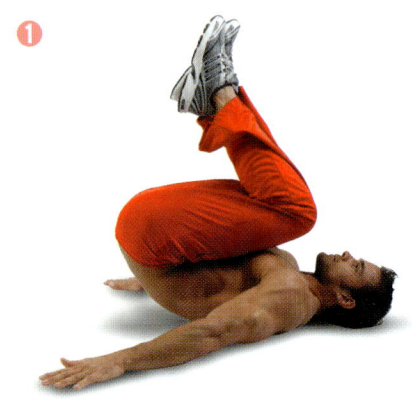

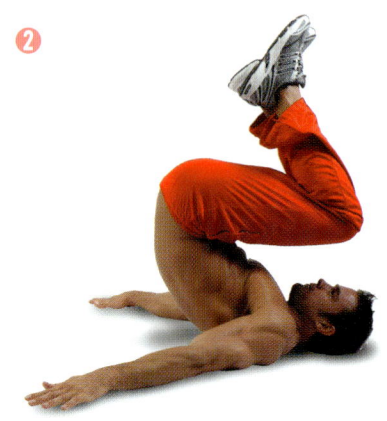

- 바닥에 등을 대고 눕는다. 이때 팔은 몸을 따라 길게 펴고 다리는 90도로 접는다. 몸을 구부리면서 엉덩이를 들어 올린 다음, 등 아랫부분을 들어 올린다. 크런치와는 순서가 반대이다(이 때문에 리버스 크런치라는 명칭이 붙었다). 천천히 등을 구부리다가 등 윗부분이 바닥으로부터 떨어지기 시작하면 동작을 멈춘다.

- 하복부가 가슴에 닿도록 노력해 보자. 실제로 가슴에 닿는 것은 아니지만 그렇게 하겠다는 가상의 목표를 정하고 집중하는 것이다. 그러면 자연스럽게 좋은 동작이 만들어진다. 최고조에 이르렀을 때 잠시 정지한 후 하복부를 강하게 수축하자.

- 천천히 처음 자세로 돌아간다. 엉덩이가 바닥에 닿기 전에 동작을 멈추고 지속적으로 긴장을 유지하자. 목은 고정시킨 채 머리는 항상 정면을 향한다.

동작 포인트

이 동작의 목표는 다리를 드는 것이 아닌 엉덩이를 들어 올리는 데 있다. 엉덩이를 들어 올리면 간접적으로 넓적다리도 들리게 된다(넓적다리는 항상 같은 자세를 유지한다).

장점

하복부는 단련하기 가장 어려운 근육 부위에 속한다. 누워서 다리를 들어 올리는 동작은 이 부위를 자극하는 요령을 익히는 데 반드시 필요한 훈련이다.
뒤에서 배우게 될 다양한 다리 들어 올리기 응용 동작들은 근육에 가해지는 저항이 약하기 때문에 어려움 없이 수행할 수 있을 것이다.

단점

이 동작은 잘못 수행하기 쉽다. 척추 아랫부분에서 경련이 일어나는 느낌이 든다면 동작을 잘못 수행했다는 의미이다.
어느 정도의 연습 시간이 지나야 하복부를 제대로 수축하는 방법을 익힐 수 있다.

주의

등 아랫부분이 뒤로 휘어지면 잘못된 근육이 사용되어 허리 디스크를 유발할 우려가 있다.

응용 동작

Ⓐ 장딴지가 넓적다리 뒷부분에도 닿도록 다리를 접고 하는 동작은 운동 강도가 높아서 수행하기 어렵다. 반면 사진 Ⓐ처럼 하늘을 향해 다리를 쭉 펴면 운동을 수행하기 쉬워진다. 처음에는 다리를 접고 수행하다가 힘이 빠지면 다리를 펴서 리피티션을 더 많이 수행하자.

Ⓑ 유니래터럴 방식의 운동도 가능하다. 사진 Ⓑ처럼 진행하면 동작을 더욱 쉽게 할 수 있다. 한 번에 한쪽 다리만 움직이면 복근에 가해지는 저항이 가벼워진다.

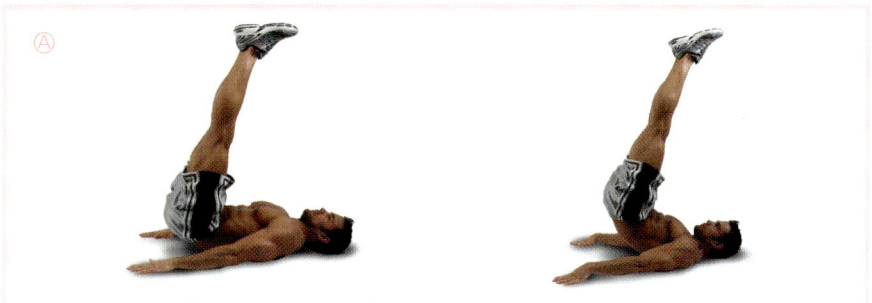

이 응용 동작을 측면 크런치와 병행하면 동시에 복근을 수축할 수 있다(65쪽 그림 참조). 그러나 이 유니래터럴 응용 동작은 다른 동작에 비해 척추 손상의 위험이 크므로 주의해야 한다.

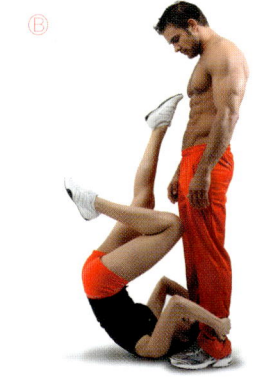

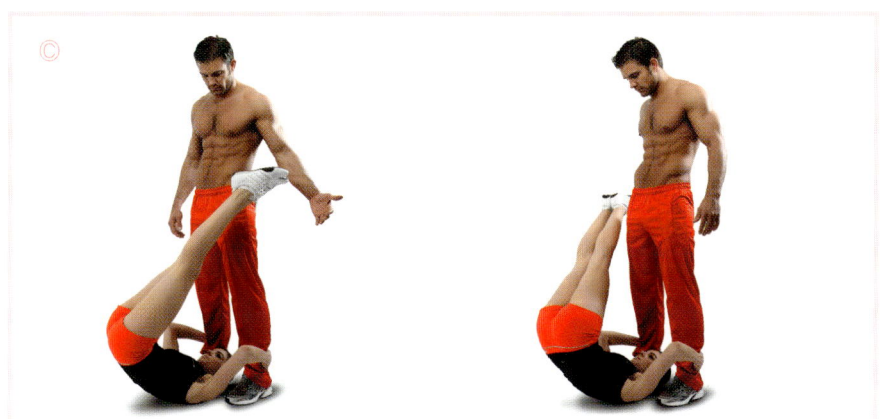

Ⓒ 다리를 측면으로 회전하는 동작은 복사근을 단련시켜 준다.

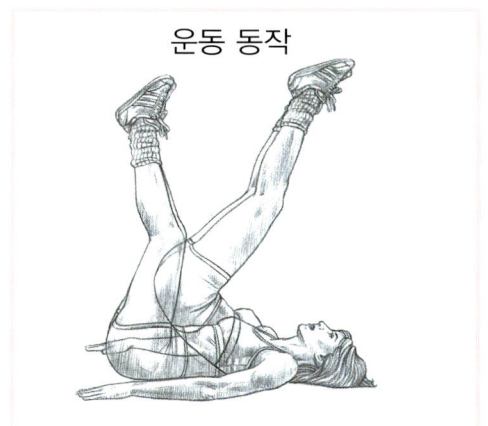

운동 동작

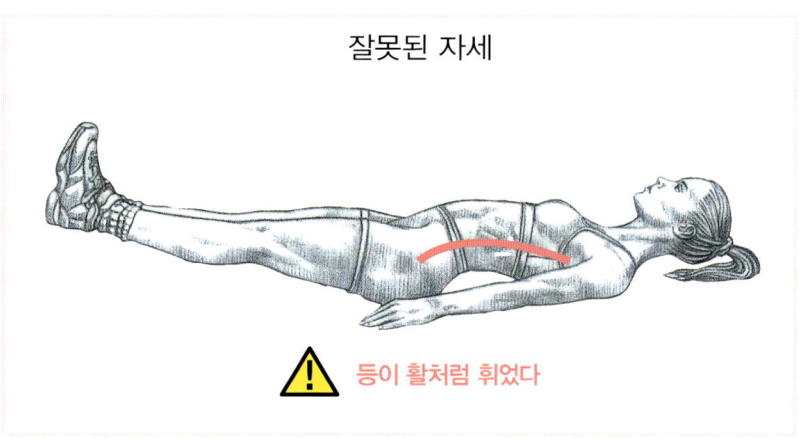

잘못된 자세

⚠️ 등이 활처럼 휘었다

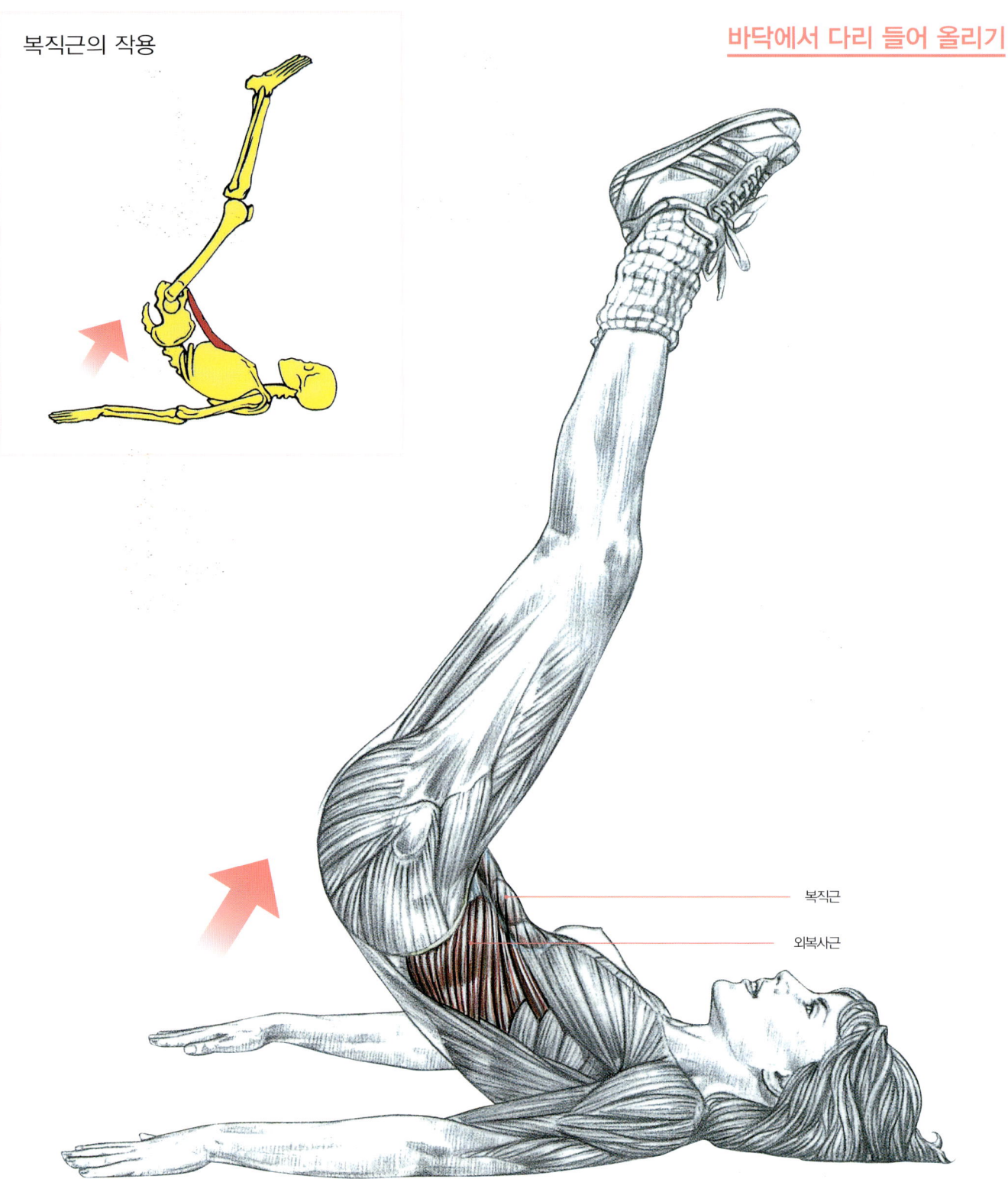

측면 크런치

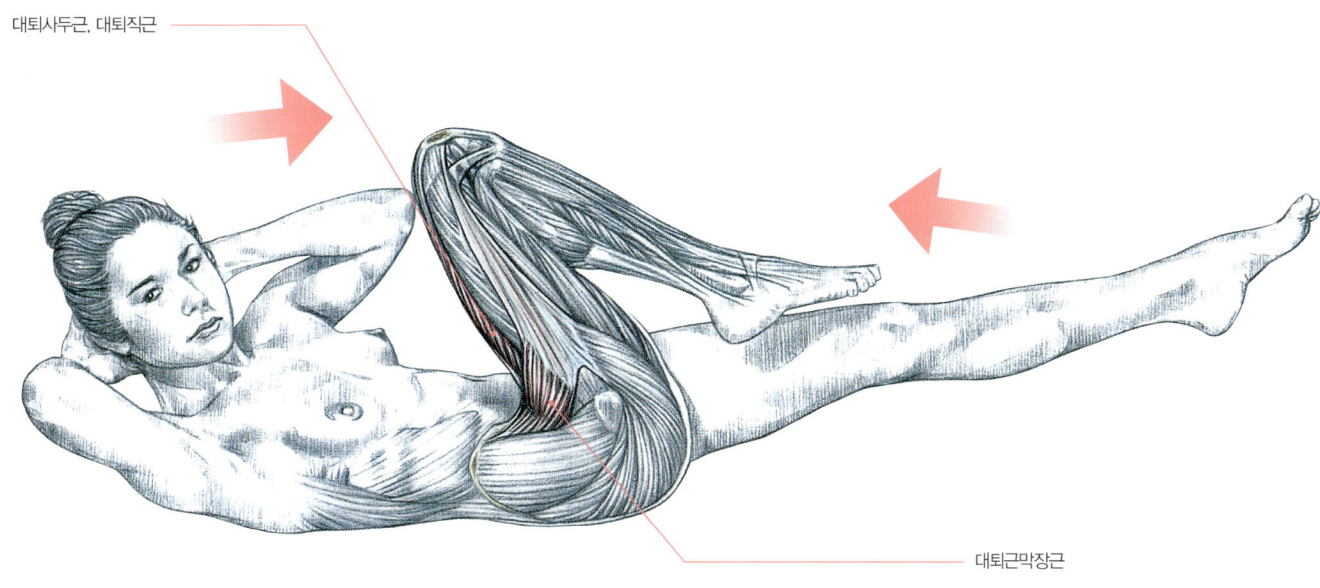

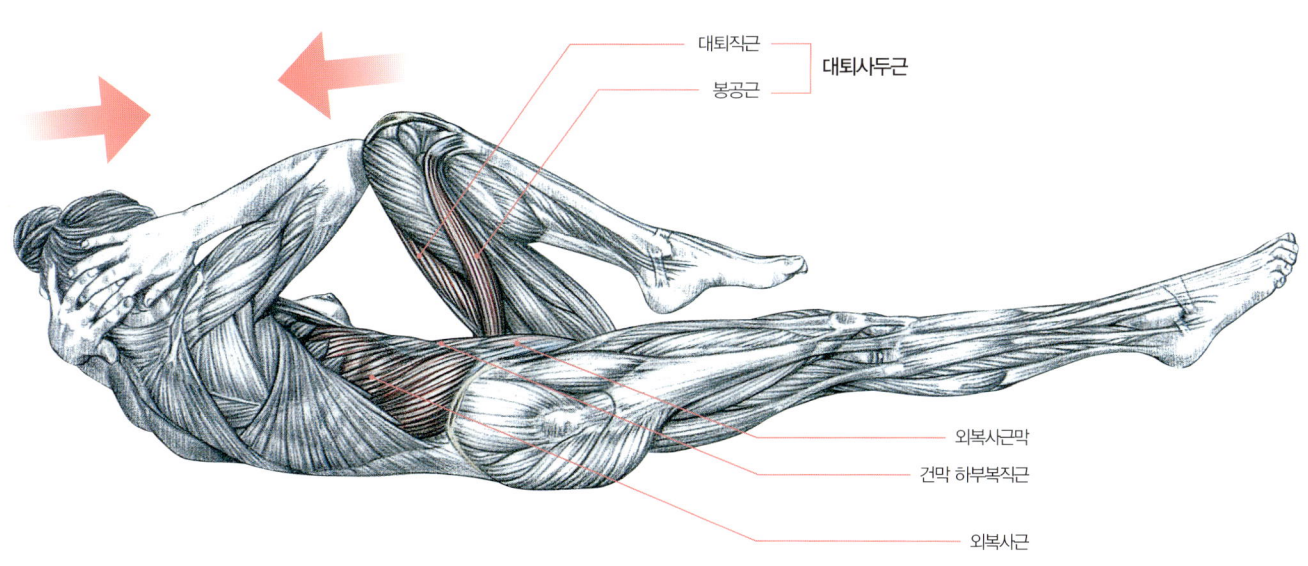

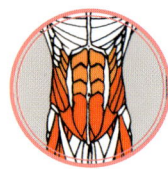

큰 복직근 만들기 동작

앉아서 다리 들어 올리기

이 동작은 '바닥에서 다리 들어 올리기'의 응용 동작이다.
'바닥에서 다리 들어 올리기'보다 복근에 가해지는 저항이 크기 때문에 제어가 더욱 어렵다.

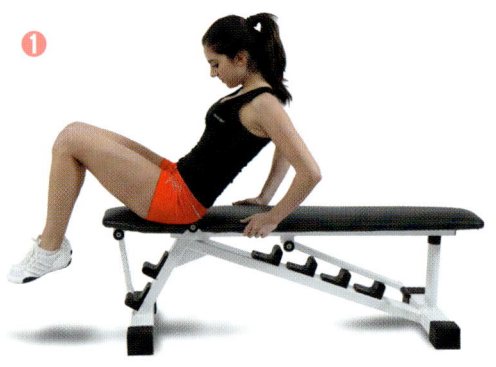

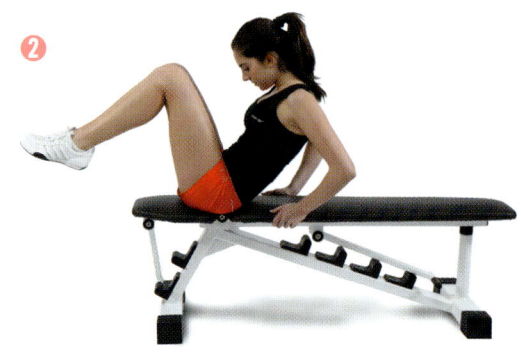

- 벤치나 의자에 앉는다. 손으로 의자를 잡으면 안정적으로 동작을 수행할 수 있다.

- 다리를 90도로 접고 무릎을 가슴 쪽으로 가져간다. 무릎을 가슴에 닿게 하는 것이 목표는 아니지만, 가슴에 닿게 하겠다는 가상의 목표에 집중하면 자연스럽게 좋은 동작이 이루어진다. 최고조에 이르렀을 때 잠시 정지한 후 하복부를 강하게 수축한다.

- 천천히 다리를 내려놓는다. 넓적다리가 바닥과 수평이 되기 전에 동작을 멈추면 긴장을 지속적으로 유지할 수 있다.

응용 동작

다음과 같은 방법으로 이 동작의 저항을 조절할 수 있다.
Ⓐ 다리를 펴거나 접는다. 다리를 펼수록 동작은 어려워진다.
Ⓑ 상체의 기울기를 조절해 본다. 바닥과 수평이 될수록 동작은 쉬워진다.

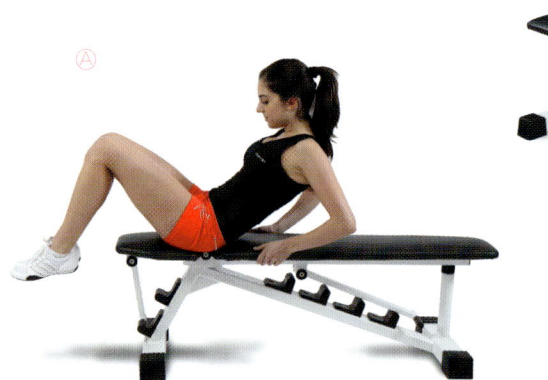

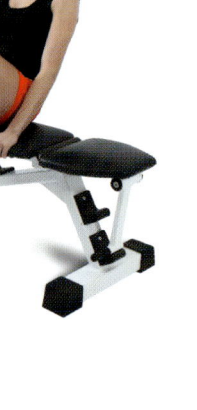

장점
이 동작은 '바닥에서 들어 올리기'보다 저항이 크다. 바닥에서의 훈련이 너무 쉽거나 '철봉에서 들어 올리기 동작'이 아직 많이 어렵다면 이 동작을 수행하는 것이 능력 향상에 도움이 될 것이다.

단점
벤치에 앉으면 골반에 가해지는 무게 때문에 척추가 움직이지 않게 된다. 그리고 그 때문에 복부를 둥글게 수축하기 위해 등을 구부리는 동작이 어려워진다. 자세를 둥글게 하지 않으면 복근이 아닌 엉덩이 굴근이 동작을 수행하게 된다.

주의
등 아랫부분이 뒤로 휘지 않아야 한다. 척추를 아주 약간 구부리면 허리 디스크에 가해지는 압력을 줄일 수 있다.

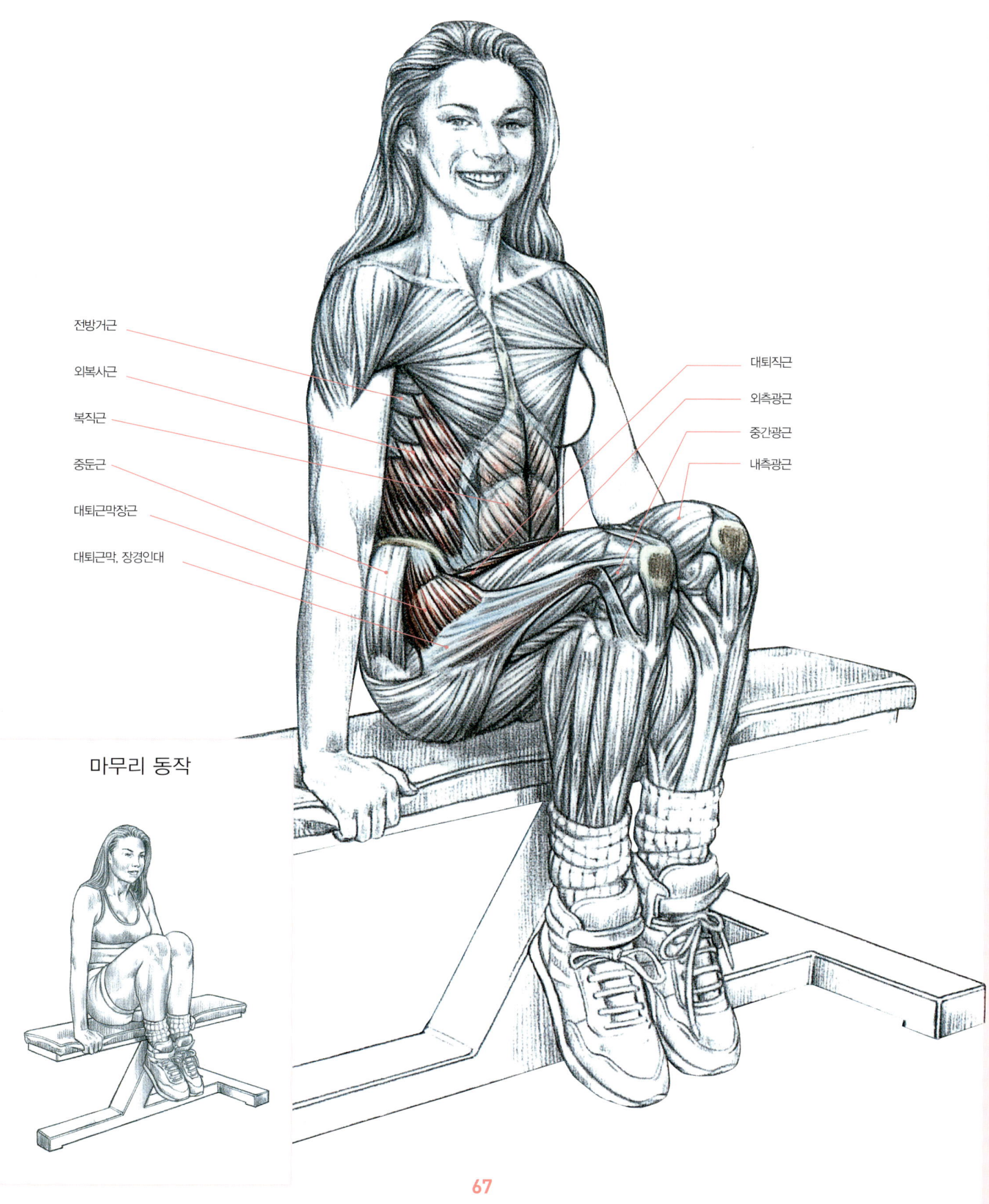

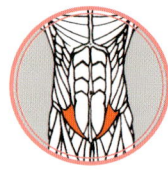# 복사근 만들기 동작
아폴로의 리라

복사근은 어떻게 단련해야 할까?
복근 운동 시 복직근은 단단하고 강한 근육을 만드는 것을 목표로 한다. 이에 반해 복사근은 근육의 양을 키우기보다는 근육의 선명도를 높이도록 단련해야 멋진 복근을 만들 수 있다.

그리스 예술가들은 조각상의 복부를 잘 표현하기 위해 '아폴로의 리라'를 드러내 보이는 데 특히 많은 심혈을 기울였다. '아폴로의 리라'란 그리스 신화의 아폴로가 연주한 리라를 닮았다고 하여 명명된 부위를 의미한다.

아폴로의 리라는 허리와 넓적다리를 연결하는 작은 복사근의 아랫부분을 발달시키는 것이 중요하다. 이 접합부의 각도는 골반의 크기와 높이에 따라 아래쪽으로 더 기울거나 덜 기울어져 있다.

큰 복직근이 복부의 근육을 두드러져 보이게 한다면, 작은 복사근은 남성적 아름다움을 돋보이게 하는 데 중요한 역할을 한다.

복사근이 크면 허리가 두꺼워지기 때문에 외양적으로 그리 보기 좋지는 않은 반면, 골반으로 이어지는 작은 복사근은 매끈한 모습을 뽐내게 된다.

그리스의 미적 기준을 따르는 추종자라면 이러한 점들을 염두에 두고 복사근을 발달시켜야 할 것이다.

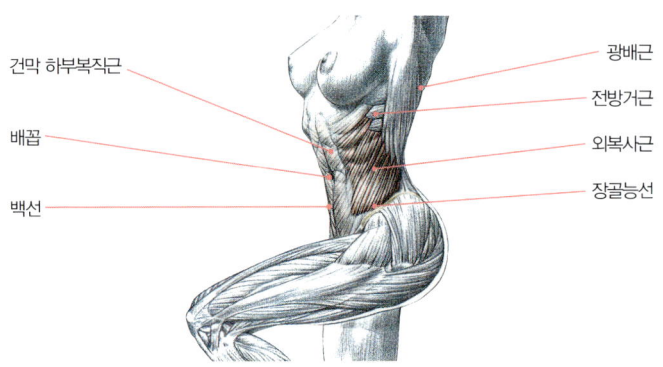
복부 근육 조직 표면도

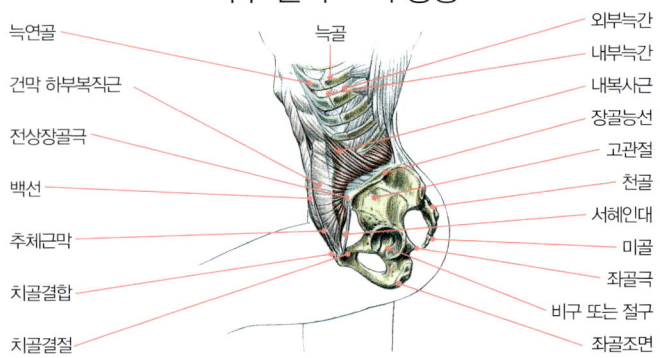
복부 근육 조직 중층도

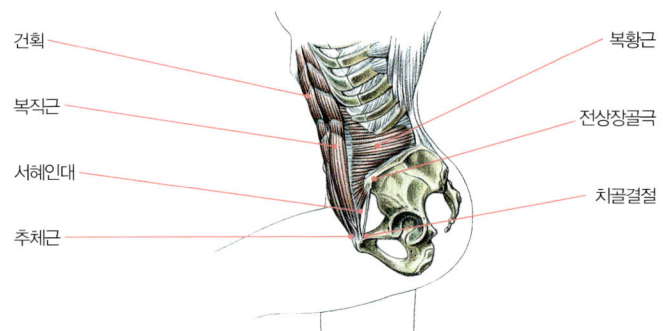
복부 근육 조직 심층도

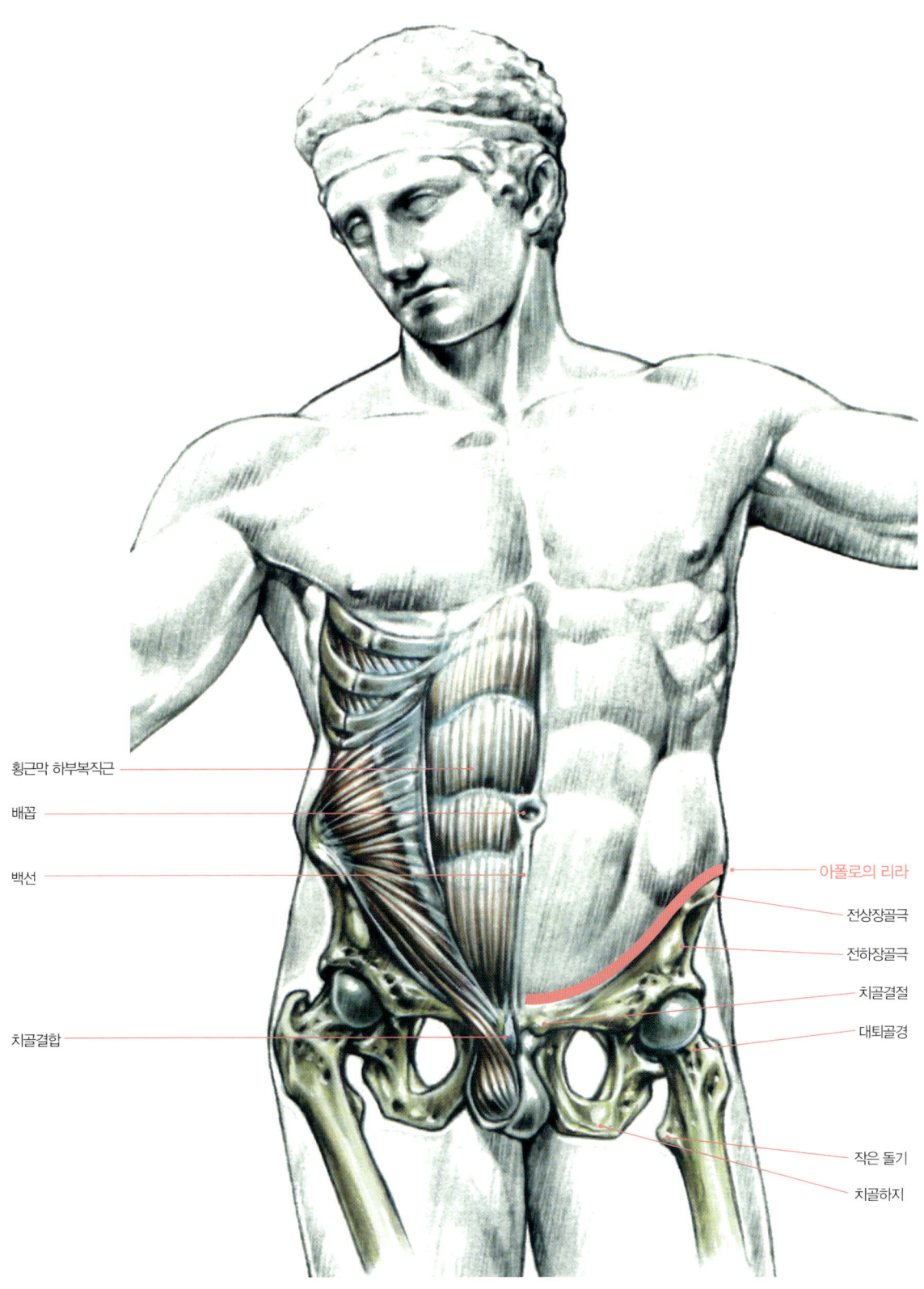

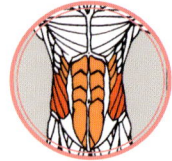

복사근 만들기 동작
측면 크런치

이 동작은 복사근과 복직근을 모두 단련하는 효과가 있다.

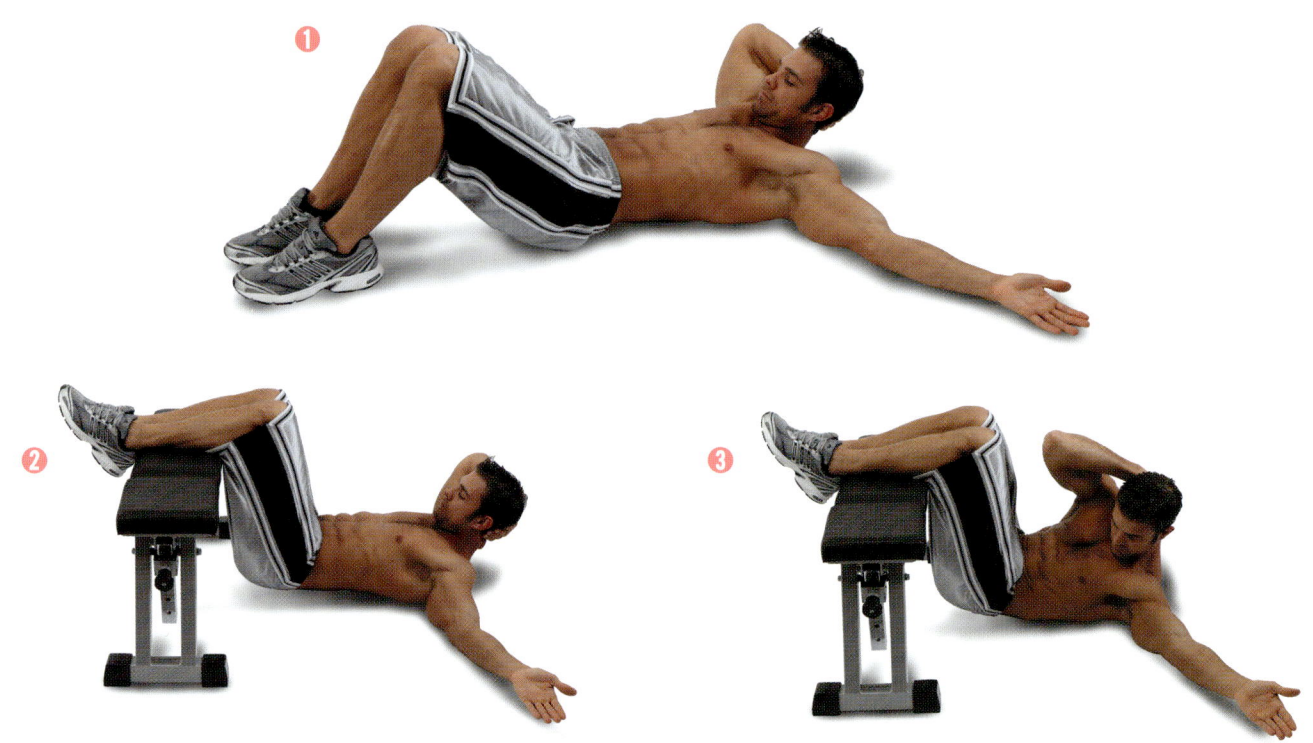

- 바닥에 등을 대고 다리를 접은 채 눕는다(사진 1). 또는 벤치 위에 다리를 올려 놓는다(사진 2). 이때 오른손은 머리 뒤에 둔다. 왼쪽 팔을 바닥에 십자형으로 뻗으면 축 역할을 해주게 되어 측면 회전을 강화시켜준다.

- 복근의 힘으로 오른쪽 팔꿈치를 천천히 왼쪽 넓적다리로 가져온다(사진 3). 팔꿈치가 넓적다리에 닿는 것이 목표는 아니다. 일반적으로 동작은 중간에서 멈추게 된다. 팔꿈치를 넓적다리에 닿게 하겠다는 가상의 목표에 집중하면 자연스럽게 좋은 동작이 이루어진다.

- 천수축 자세를 취한 후 상체를 내려 놓는다. 천천히 처음 자세로 돌아온다. 지속적인 긴장을 유지하기 위해 머리를 바닥에 내려놓지 않는다. 동작은 항상 천천히 반복한다. 왼쪽이 다 끝나면 오른쪽 동작을 수행한다.
- 수축할 때 숨을 내쉰다.
- 상체를 바닥에 내려놓으며 숨을 들이쉰다.

동작 포인트

1. 왼쪽 방향으로 회전 운동을 한 번 수행한 후 다음 리피티션에서 오른쪽 방향으로 수행한다.
2. 왼쪽 방향으로 회전 운동을 한 세트 완수한 뒤에 오른쪽 방향으로 다음 세트를 진행한다.

이러한 좌우 운동은 두 세트가 아니라 한 세트로 간주해야 한다.

손의 위치는 동작의 난이도에 영향을 미친다. 측면 크런치는 팔을 앞으로 뻗으면 더 수월해진다. 양손을 머리 뒤에 두고 하면 동작의 난이도가 높아진다.

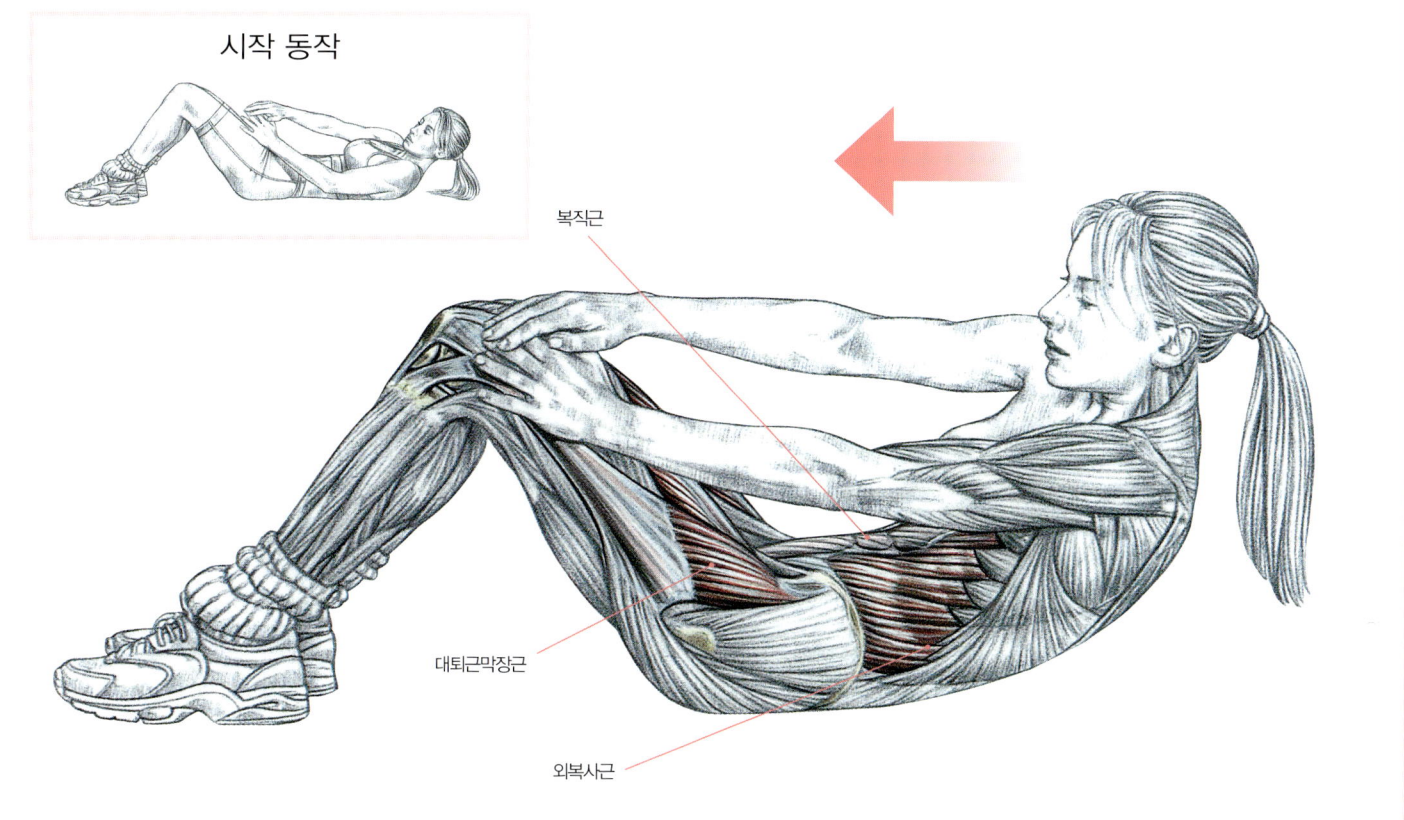

시작 동작

복직근
대퇴근막장근
외복사근

응용 동작

Ⓐ 앞으로 팔을 뻗어 손이 무릎 쪽을 향하게 한다. 천천히 상체를 들어 올리며 어깨를 바닥에서 뗀다.

Ⓑ 일반 크런치와는 달리 양손을 가져다 왼쪽 무릎에 둔다(위의 그림 참조). 옆면으로 둥글게 구부리면서 허리 윗부분이 바닥에서 떨어지자마자 동작을 멈춘다. 이 자세로 잠시 정지한 후 복근을 강하게 수축한다.

장점

서킷 방식에 적합하며 심장 단련에 도움이 된다. 오른쪽을 운동하는 동안 왼쪽은 회복할 시간을 가지기 때문에 더 많은 리피티션의 수행이 가능하다.

단점

오른쪽과 왼쪽을 따로 운동해야 하기 때문에 세트 시간과 전체 운동 시간이 늘어난다.

주의

척추가 비틀리는 동작이 포함되므로 등이 아픈 사람은 고통스러울 수 있다. 상체를 천천히 들어 올리면서 무리해서는 안 된다.

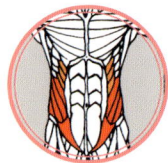

복사근 만들기 동작

상체 측면 들어 올리기

이 동작은 복사근을 단련한다. 복사근은 척추를 지지하는 근육으로 골반 회전에 핵심적인 역할을 수행한다. 골반의 회전은 많은 스포츠에서 중요하게 여기는 동작이다.

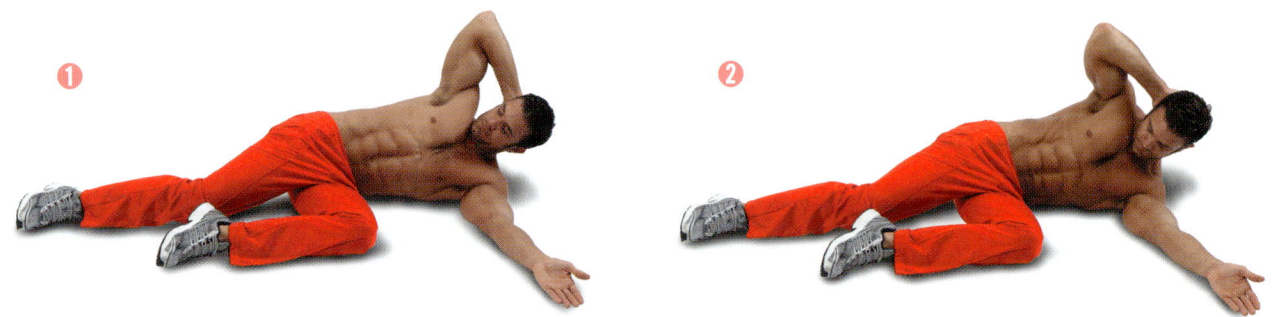

- 왼쪽 옆구리를 바닥에 대고 옆으로 눕는다. 오른손은 머리 뒤에 두고 머리를 받친다. 왼쪽 다리는 90도로 접고 오른쪽 다리는 반쯤 편 상태로 뻗는다. 왼발을 오른쪽 무릎에 가볍게 대면 동작을 안정적으로 수행할 수 있다(사진 1).

- 복사근의 힘으로 오른쪽 팔꿈치를 오른쪽 넓적다리 쪽으로 가져온다. 왼쪽 어깨를 바닥에서 몇 센티미터 정도 뗀다(사진 2). 동작이 최고조에 이르렀을 때 잠시 정지한 후 복사근을 강하게 수축해 보자. 그 다음 상체를 내려놓는다.

- 왼쪽 어깨를 바닥에 다시 내려놓는다. 머리를 바닥에 내려놓지 않으면 복사근에 지속적인 긴장을 줄 수 있다. 오른쪽 세트가 다 끝나면 왼쪽 세트를 수행한다.

동작 포인트

동작의 궤적이 직선으로 이루어지지 않는다. 상체가 뒤쪽에서 앞쪽으로 가볍게 회전하면서 복사근을 수축하게 된다.

응용 동작

Ⓐ 바닥에 내려놓지 않는 팔이 어디에 있느냐에 따라 동작의 저항 정도가 달라진다. 손을 머리 뒤에 두는 자세는 중간 정도의 저항이 생긴다. 팔을 몸의 연장선이 되도록 머리 방향으로 뻗으면 복사근에 가해지는 저항이 증가하게 된다.

Ⓑ 몸을 따라서 넓적다리 방향으로 팔을 뻗으면 저항이 줄어든다. 이상적인 연습 방식은 다음과 같다.

- 팔을 머리 방향으로 뻗고 동작을 시작한다.
- 피로감이 들면 손을 머리 뒤에 두고 리피티션을 추가로 수행한다.
- 다시 힘이 빠져 못하게 되었을 때 팔을 다리 쪽으로 뻗으면 동작을 계속 진행할 수 있다.
- 완전히 지쳤을 때는 넓적다리 뒷부분을 손으로 잡고 강제적으로 리피티션을 수행한다. 팔을 이용해 상체를 당기면 복사근의 운동을 덜어줄 수 있다. 이와 같이 강도를 점점 줄이는 전략을 사용하면 세트당 더 많은 리피티션을 수행할 수 있다.

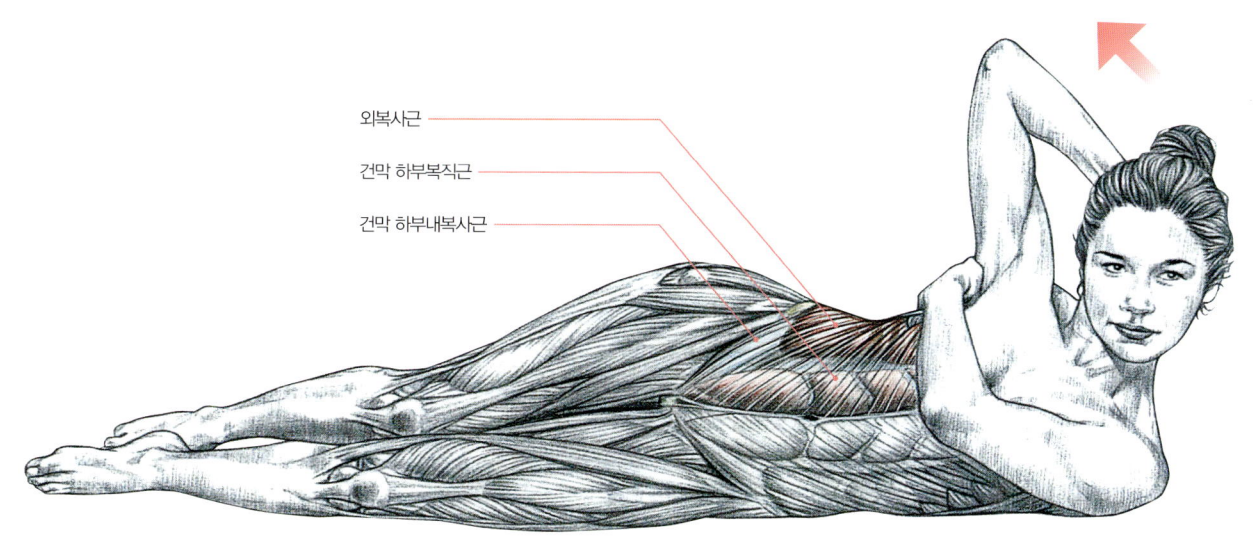

외복사근
건막 하부복직근
건막 하부내복사근

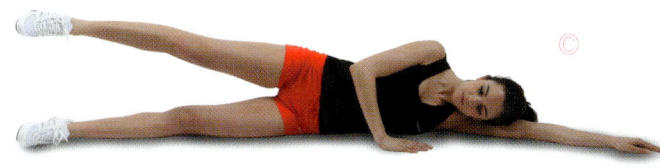

ⓒ 상체를 움직이는 대신 다리를 가슴의 연장선이 되도록 뻗어 넓적다리를 들어 올리는 방법도 있다. 엉덩이가 아닌 복사근에 운동이 집중되도록 하려면 다리를 45도 이상 들어 올리지 않도록 주의해야 한다.

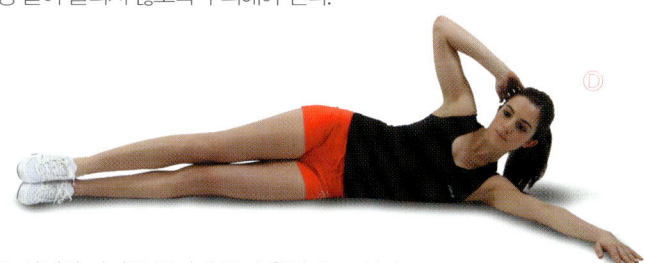

ⓓ 상체와 다리를 동시에 들어 올릴 수도 있다.

조언

'상체 측면 들어 올리기' 같은 복사근 운동은 운동을 시작할 때 수행하는 것보다는 마무리할 때 수행하는 것이 더 적합하다. 복사근보다 '복근' 단련을 우선해야 하기 때문이다. 복사근에 손을 얹고 동작을 수행하면 복사근의 수축을 더 잘 느낄 수 있다.

장점

이 동작은 전적으로 복사근의 발달에 초점을 맞추고 있다. 자세를 잘 잡는다면 근육의 자극을 바로 느낄 수 있을 것이다.

단점

많은 힘이 요구되는 스포츠를 수행하기 위해 운동하는 경우를 제외하고, 강도를 높여 복사근을 무리하게 단련하는 것은 좋지 않다. 복사근의 크기가 커지면 복근이 보기 좋게 잡히지 않는다. 강도를 낮춰 세트를 길게 수행하면 근육의 선명도가 증가하고 지방도 없앨 수 있다.

주의

리피티션을 더 수행하고 싶은 나머지 반동의 힘으로 머리를 갑자기 움직이면 목을 다칠 수 있다.

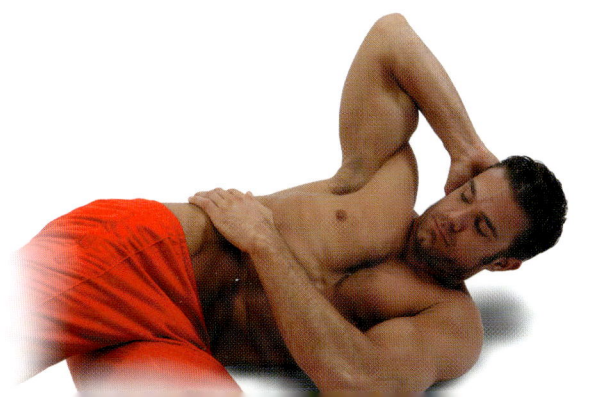

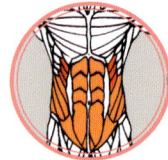

복부 강화 동작

등척성 수축 동작

이 동작은 등척성 운동(정지 자세)으로 복횡근과 복사근을 비롯해 척추를 지탱하고 있는 여러 심부 근육을 단련한다.

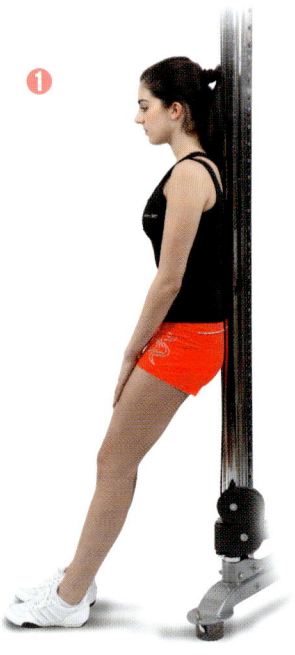
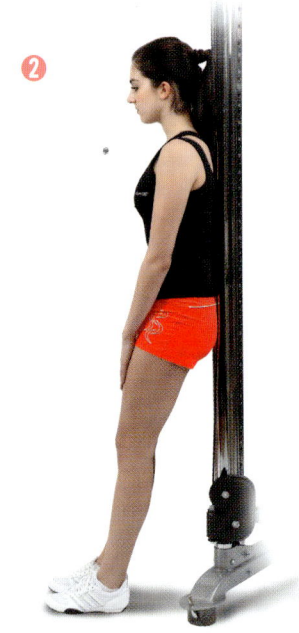
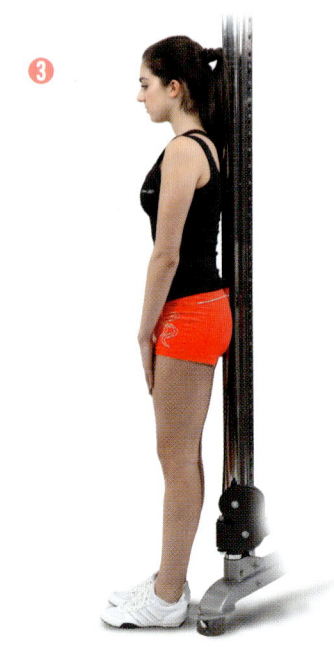

- 벽에 등을 붙이고 선다. 척추 전체를 벽에 직접 닿게 한다. 그를 위해서는 다리를 곧게 뻗은 자세로 양발을 50cm 정도 앞으로 내밀어야 한다.

- 발을 1cm씩 벽 쪽으로 붙인다. 이때 허리가 휘지 않도록 주의해야 한다. 등의 아랫부분을 가능한 한 강하게 벽에 밀착시킨다.

- 허리가 벽에서 떨어지는 것이 느껴지면 뒷걸음질을 멈춘다.

• 등척성 수축을 가능한 한 오랫동안 유지하라(최소 15초).

동작 포인트

쉬워보이는 동작이지만 복부의 많은 근육이 수축하는 것을 느끼게 될 것이다. 운동에 익숙하지 않은 근육들은 비교적 빨리 지칠 것이다.

응용 동작

Ⓐ 선 자세로 15초를 유지할 수 없다면 다리를 90도로 접은 채 바닥에 등을 대고 누워 같은 동작을 연습해 보자. 등이 휘어지지 않도록 주의하면서 다리를 천천히 쭉 편다.

이 동작은 허리를 가능한 한 강하게 바닥에 밀착시키는 것이 목표이다. 마치 바닥을 움푹 들어가게 하겠다는 생각으로 바닥에 등을 밀착시키자.

발 뒤꿈치를 너무 밀지 않도록 주의한다. 허리가 바닥에서 떨어지는 것을 느꼈을 때 다리를 펴는 것을 멈춘다.

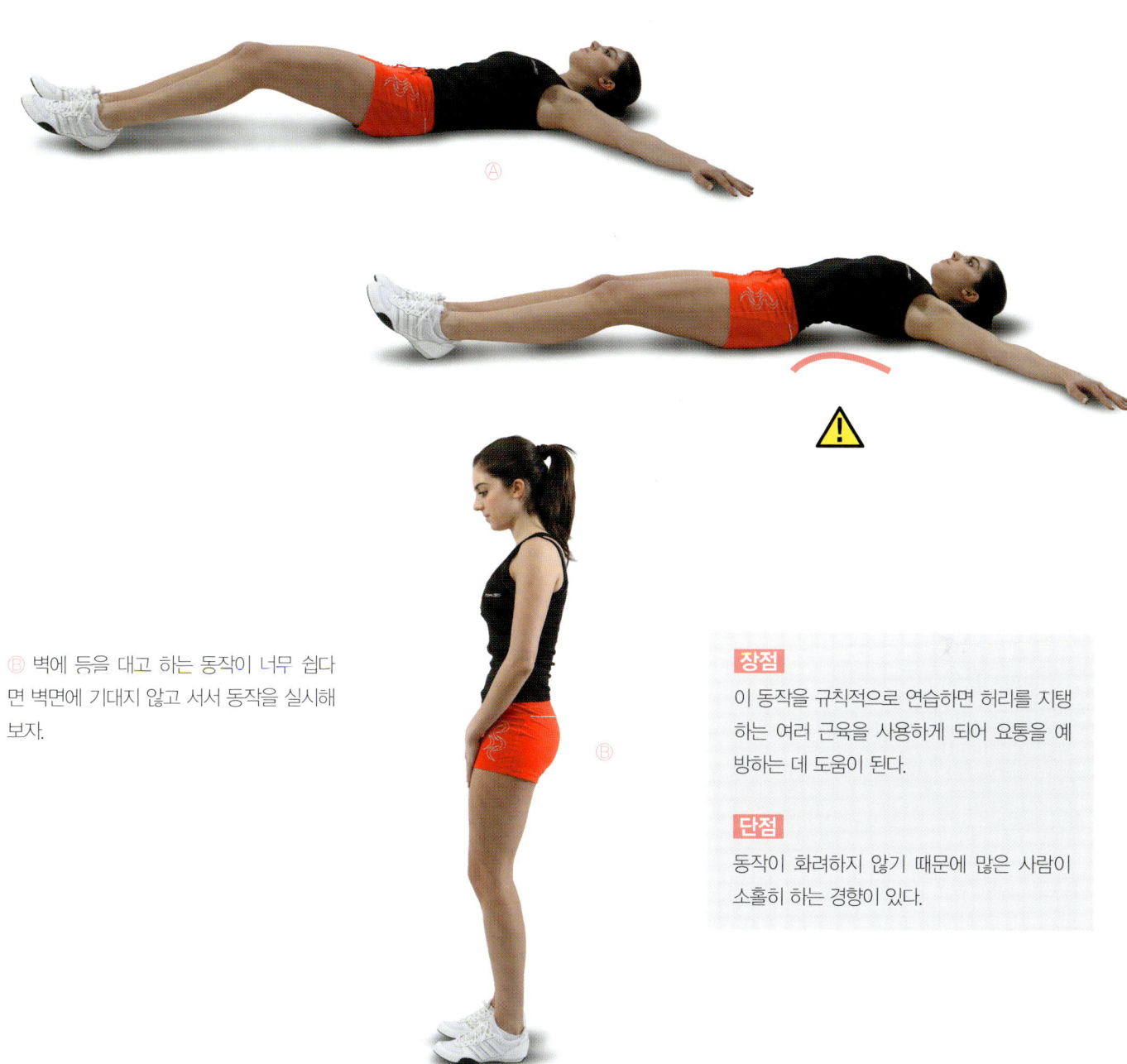

Ⓑ 벽에 등을 대고 하는 동작이 너무 쉽다면 벽면에 기대지 않고 서서 동작을 실시해 보자.

장점
이 동작을 규칙적으로 연습하면 허리를 지탱하는 여러 근육을 사용하게 되어 요통을 예방하는 데 도움이 된다.

단점
동작이 화려하지 않기 때문에 많은 사람이 소홀히 하는 경향이 있다.

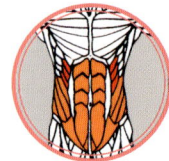

복부 강화 동작

등척성 지탱 동작

이 동작은 등척성 운동(정지 자세)으로 복부를 단련한다.

- 팔꿈치와 발끝으로 몸을 지탱한 채 땅을 바라보고 바닥에 엎드린다(사진 1). 몸은 가능한 한 일직선이 되도록 하고 최소 15초간 정지 자세를 유지한다.

- 머리 무게 때문에 동작이 너무 불편하게 느껴지면 목을 아래로 기울여 보자(사진 2). 팔뚝이 아프다면 매트(또는 수건)를 깔고 동작을 수행하자.

동작 포인트
손바닥을 바닥에 대는 것이 어렵다면 주먹을 쥐고 새끼손가락만 바닥에 닿도록 팔을 놓는다.

❶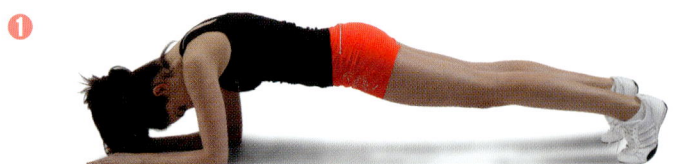

❷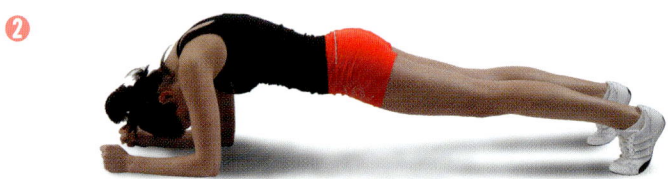

❸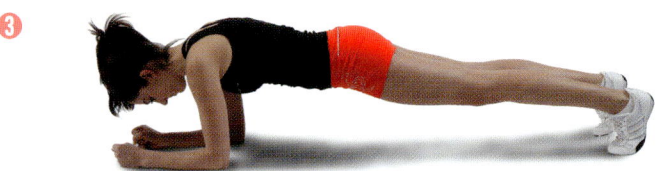

응용 동작
Ⓐ 바벨 원판을 엉덩이 위에 올리거나 파트너가 위에 올라앉으면 동작의 난이도를 높일 수 있다.

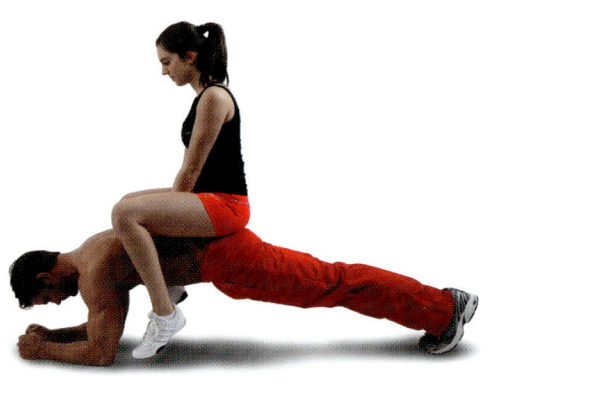

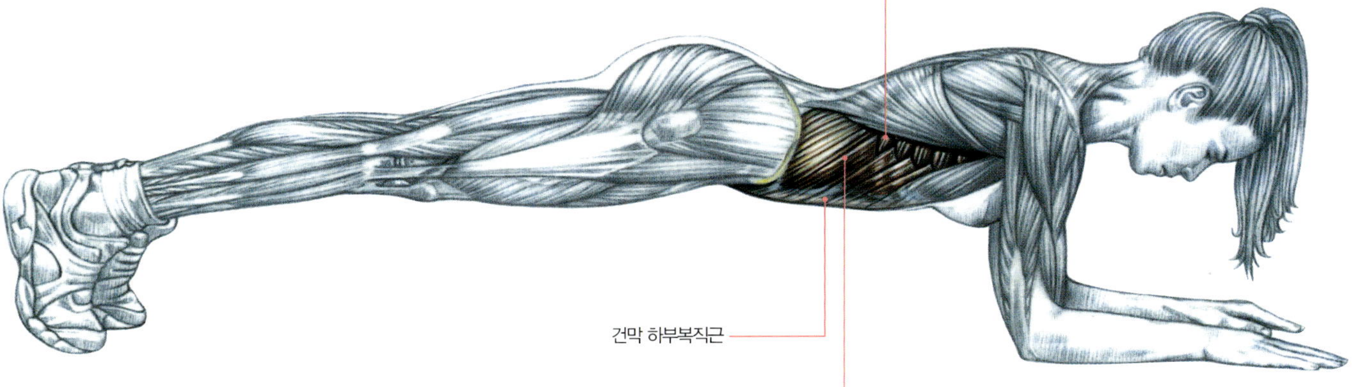

전방거근

건막 하부복직근

외복사근

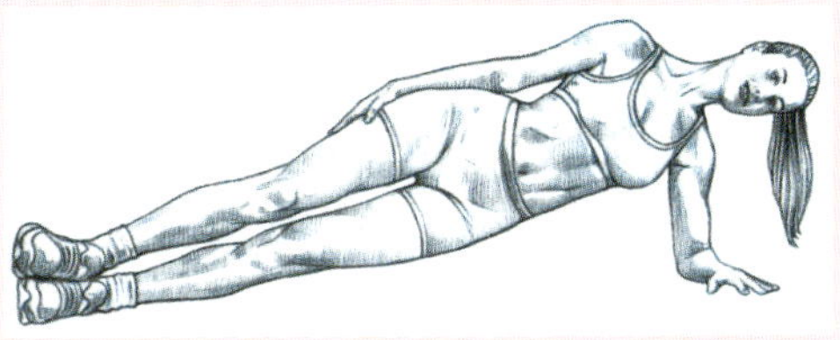

Ⓑ 측면 자세로 같은 동작을 하면 복사근을 집중적으로 단련할 수 있다. 초반에 이 응용 동작이 너무 어렵다면 골반에 올려놓았던 손으로 앞의 바닥을 짚고 몸을 지탱해 보자.

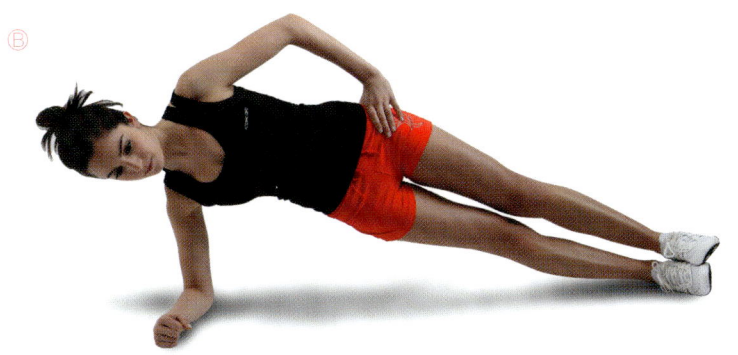

Ⓑ

장점
이 지탱 동작은 아무런 도구도 필요하지 않기 때문에 아주 짧은 시간 동안 수행할 수 있다. 친구끼리 누가 더 오래 버티는지 시합을 하며 재미있게 연습할 수 있을 것이다.

단점
정지 운동의 목적은 복근을 멋지게 만드는 데 있다고는 할 수 없다. 이러한 강화 동작은 근육의 지탱력을 요하는 스포츠(격투기 등 접촉이 많은 종합 스포츠)에 적합하다.

주의
등이 휘면 허리 디스크를 유발할 우려가 있다. 호흡을 참으면 연습이 쉬워질지는 모르지만 억지로 숨을 참고 버티지는 말자. 호흡이 연습에 방해가 된다면 숨을 조금씩 나누어 내쉬어 보자.

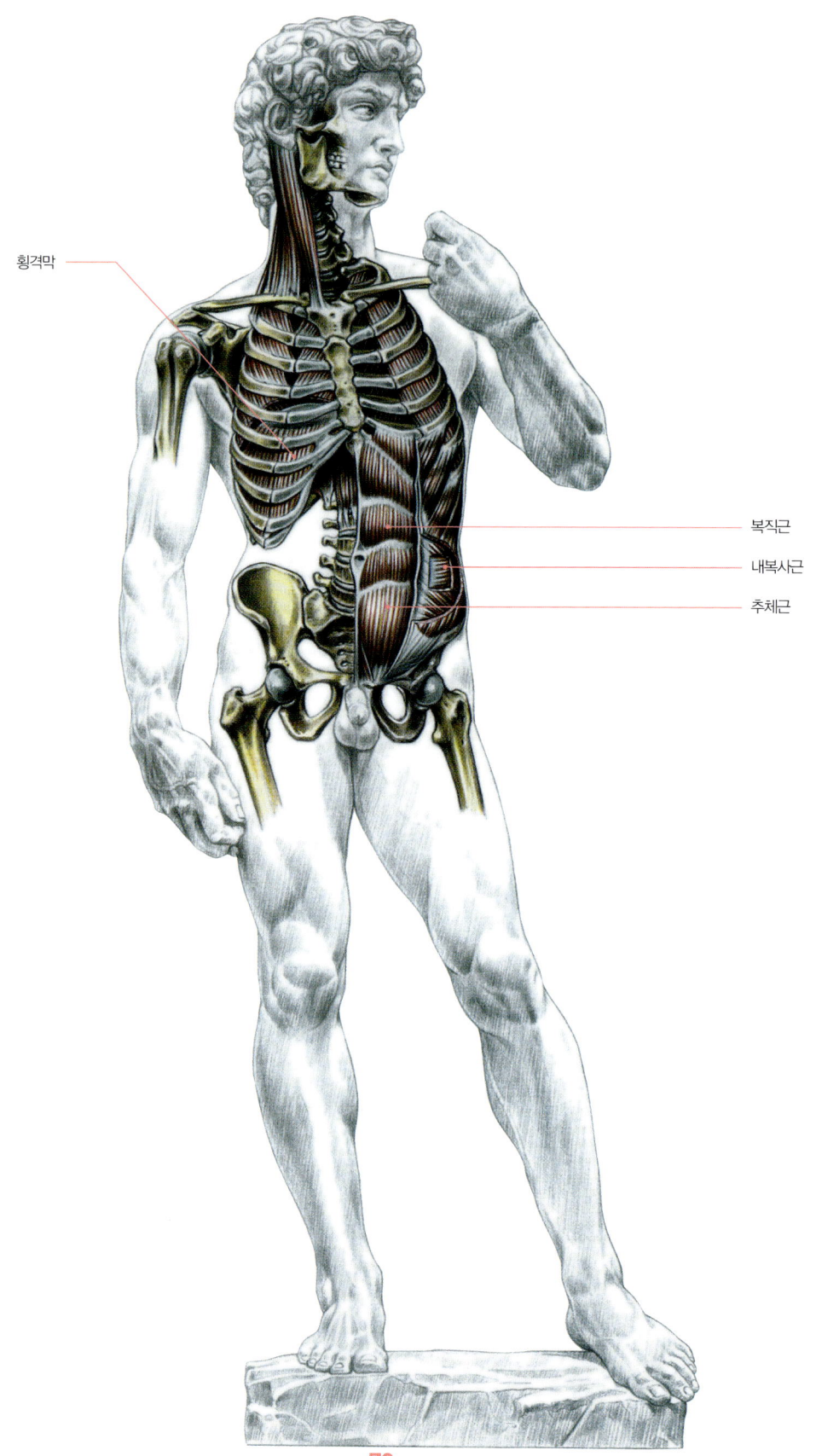

복부 강화 동작
무게를 더해 흉곽 팽창하기

이 동작은 흉곽의 확장에 저항을 가해 호흡기 근육을 강화한다.

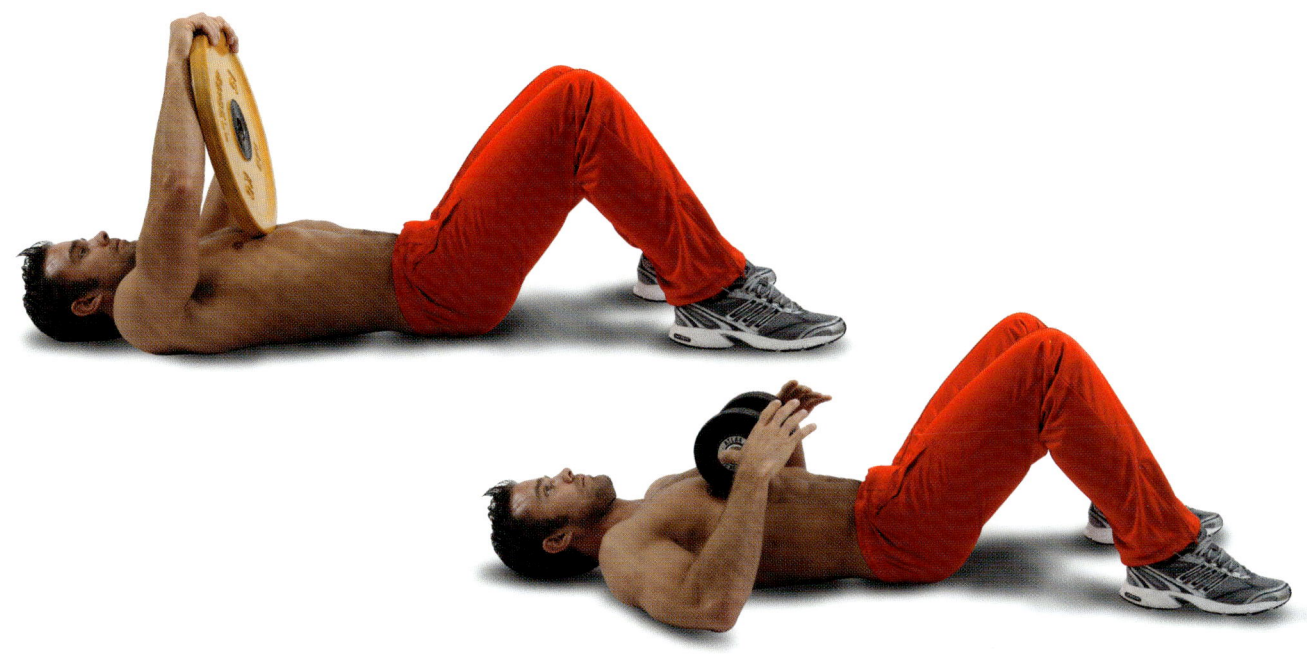

- 바닥에 등을 대고 눕는다. 원판 하나를 가슴 위에 올려놓는다. 숨을 강하게 들이쉬며 흉곽을 최대한 팽창한다. 숨을 내쉬며 흉곽을 수축한다.

동작 포인트
이 동작이 지구력 향상에 도움이 되려면 긴 세트(최소 리피티션 50회)로 수행해야 한다.

주의
처음부터 무거운 중량으로 수행하면 늑골이 함몰될 수도 있다. 흉곽이 서서히 적응할 수 있도록 가벼운 무게부터 시작하자.

응용 동작
흉곽 팽창의 저항을 높이기 위해 가슴을 가볍게 조여 주는 고무 코르셋을 사용하면 지구력 운동을 하는 동안 호흡기 근육을 강화시킬 수 있다.

동작 포인트
연구에 따르면 지구력 훈련은 호흡기 근육, 특히 횡격막이 지치게 만든다고 한다. 다른 근육들과 마찬가지로, 이러한 피로감은 운동 수행 능력의 감소로 이어진다. 반면 횡격막을 단련하는 운동을 하면 지구력이 눈에 띄게 향상된다. 훈련된 스포츠맨들은 운동을 하지 않는 일반인들에 비해 횡격막이 크다. 호흡기를 단련해 놓으면 연속되는 운동 과정에서 일어날 수 있는 호흡 장애를 감소시키는 데에도 도움이 된다.

스포츠 수행 능력 향상을 위한 호흡 동작

횡격막 수축하기

이 동작은 횡경막과 호흡을 관장하는 근육들을 단련한다.

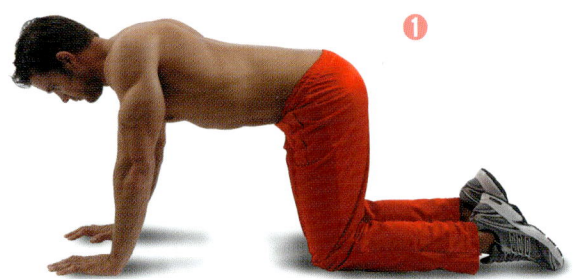
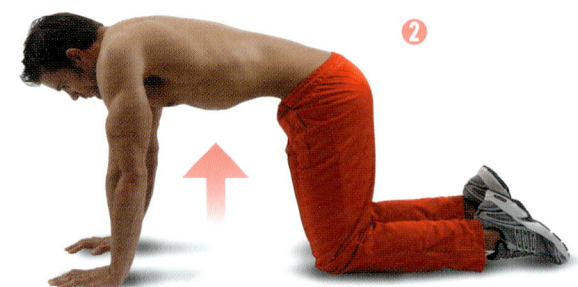

- 바닥에 엎드린다(사진 1). 숨을 들이쉬면서 배를 최대한 안으로 집어넣는다(사진 2). 근육을 이완시키며 숨을 내쉰다.

동작 포인트

처음에는 동작 수행이 매우 쉬울 것이다. 그러나 리피티션을 20회 정도 반복하고 나면 이상할 정도로 피로감을 느끼게 될 것이다. 이때가 호흡기가 강화되는 순간이다. 될 수 있는 한 많은 리피티션을 수행해 보자!

장점

이 동작은 배를 평평하게 만들어 주는 근육인 복횡근도 단련시켜 준다.

주의

과도한 호흡은 일시적으로 가벼운 현기증을 유발할 수 있다.

응용 동작

Ⓐ 위의 동작을 수행하기 어렵다면 앉아서 할 수도 있다(동작이 좀 더 쉬워진다). 팔을 이용하면 도움이 된다.
Ⓑ 등을 대고 누워서 실시할 수도 있다(난이도가 매우 쉬워진다).
Ⓒ 지구력을 최대한으로 높이기 위해서는 다음과 같이 동작을 연결해 수행할 수 있다.

- 기본 자세(엎드린 자세)로 호흡기 근육이 완전히 지칠 때까지 동작을 수행하자.
- 피로감이 들면 바닥에 등을 대고 누워 수행한다.

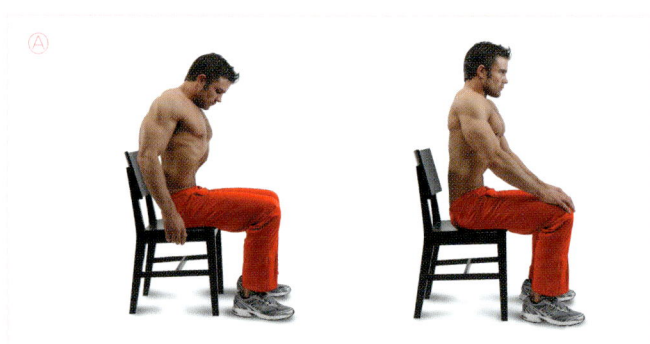

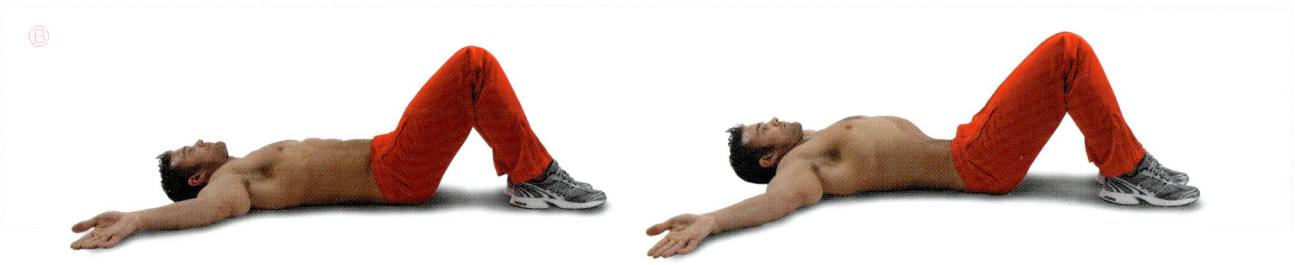

운동 동작

응용 동작에서의 시작 동작

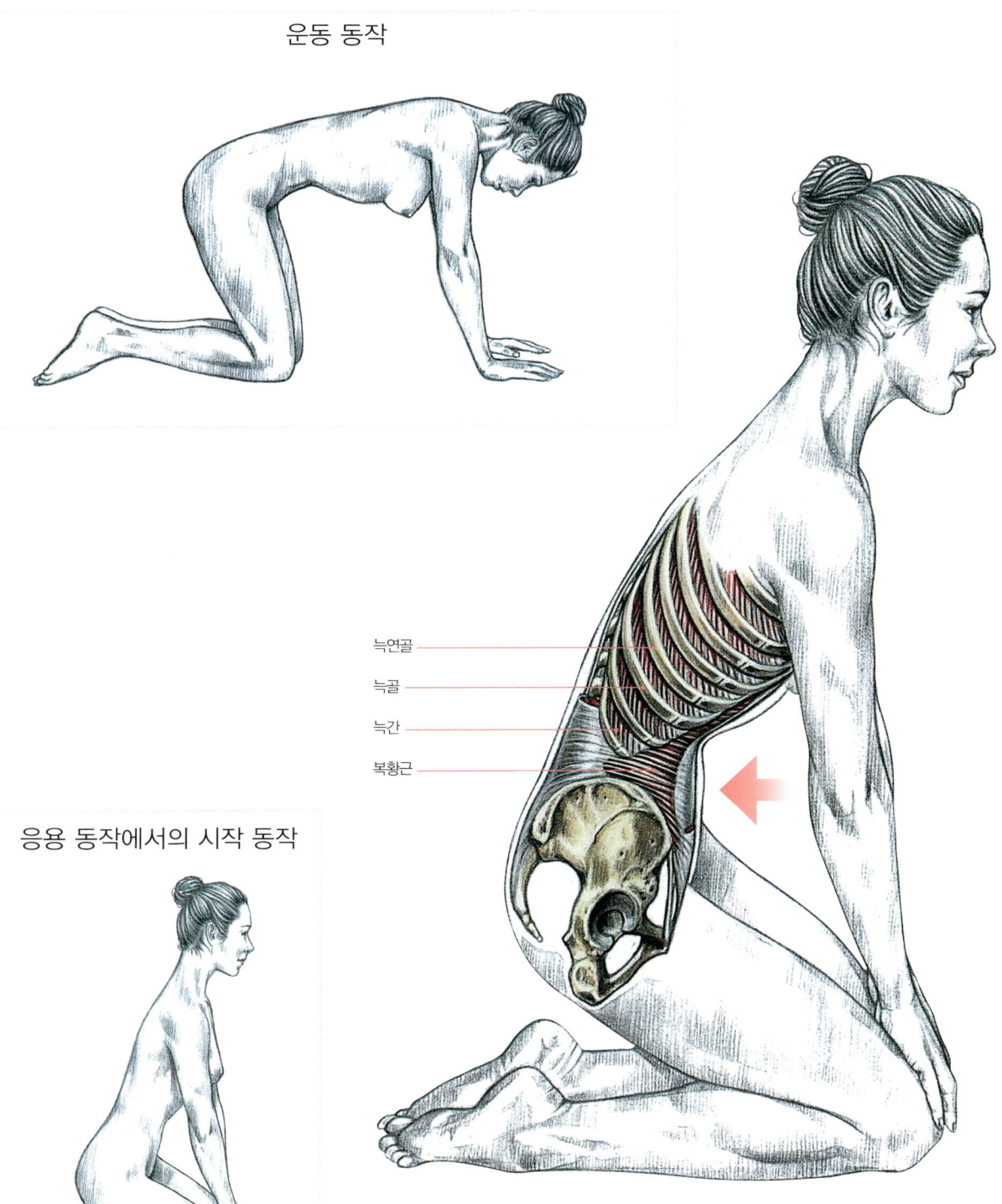

- 늑연골
- 늑골
- 늑간
- 복황근

바닥에 앉아서 하는 응용 동작

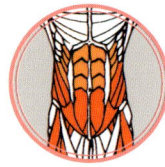

복근 스트레칭
짐볼 위에서

이 동작은 복근을 스트레칭하고 등을 이완시킨다.

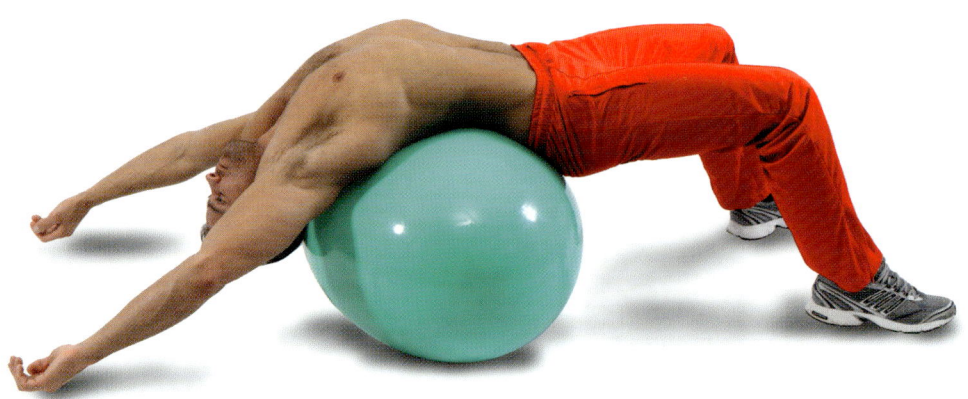

- 짐볼 위에 등을 대고 눕는다. 다리는 90도로 구부린다. 발바닥으로 땅을 단단히 지탱해야 더욱 안정적으로 동작을 수행할 수 있다. 이때 팔은 머리 위로 쭉 편다. 팔을 가능한 한 멀리 늘어뜨리면서 엉덩이를 바닥으로 향해 내린다. 30초에서 1분 정도 복근을 스트레칭한다.

응용 동작
팔을 접어본다.

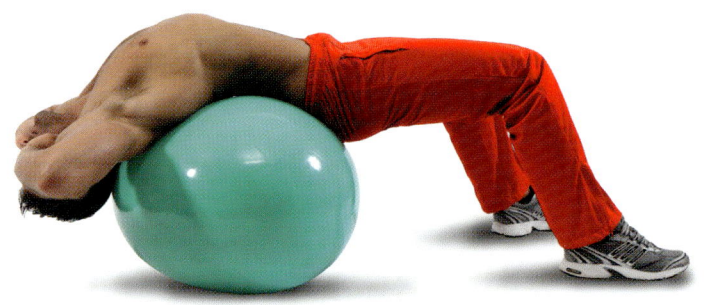

장점
척추가 완벽하게 받쳐질 때 복근이 스트레칭 된다.

단점
평평한 배를 유지하기 위해서는 복근을 과도하게 스트레칭해서는 안 된다. 같은 동작을 너무 많이 연습하는 것도 좋지 않으며 동작의 폭이 너무 커서도 안 된다.

주의
요통이 있다면 복근 스트레칭을 해도 괜찮은지 의사와 상담한 후 수행한다.

장요근 스트레칭

척추가 휠수록 배도 앞으로 나오게 된다. 요근과 장골 근육이 과도하게 강화되어도 복부가 튀어나오게 된다. 등의 휘어짐을 최소화하기 위해서는 장요근을 부드럽게 해주는 것이 중요하다.

결과적으로 장요근 스트레칭은 결과적으로 허리둘레를 빠르게 줄여주고 허리 디스크의 위험을 최소화한다.

골반의 기울기

일반적으로 남성에 비해 여성의 골반이 앞으로 좀 더 기울어져 있다. 이러한 골반의 전경은 엉덩이를 더 나오게 하고 치골을 넓적다리 사이로 더 들어가게 만든다. 이것은 결과적으로 아랫배가 살짝 나온 인상을 준다.

반면 대부분의 남성은 골반의 기울기가 여성보다 작기 때문에 여성의 전형적인 아랫배와는 대조적으로 수직의 복벽을 갖게 된다.

여성 골반이 이 같은 위치에 있는 이유는 임신기간 동안 태아의 체중이 복부벽을 밀어낼 때 태아가 내장을 과도하게 압박하는 것을 방지하기 위함이다.

복부와 허리의 균형

복부의 근육과 등의 근육(척주기립근)을 균형있게 발달시키는 것은 매우 중요하다. 이 두 근육 중 어느 하나라도 탄력이 부족하거나 과하면 잘못된 자세를 초래하여 결국 병원 신세를 져야 할 수도 있다.

예를 들어 척주기립근 아랫부분의 과도한 탄력이 복근의 저탄력과 연결되면, 과도한 척추 전굴(요추의 굴곡이 심해짐)과 복부 하수(복부의 처짐)가 유발된다. 복부 강화 운동을 하게 되면 이러한 자세의 오류를 제때에 바로잡을 수 있다.

반대로 복근의 과도한 탄력성이 척주기립근(특히 상부 근육인 흉극근, 흉최장근, 흉장늑근)의 이완과 연결되면 척추후만증(척추가 거북의 등처럼 굽어서 펴지지 않는 병)과 요추만곡의 소실을 야기한다. 이는 척주기립근을 강화하는 운동을 통해 자세를 바로잡을 수 있다.

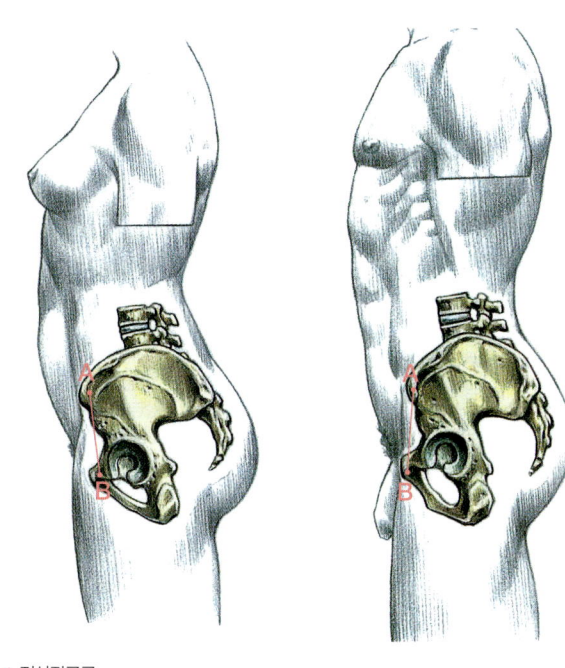

남성과 여성의 골반 기울기 비교

A 전상장골극
B 치골결절

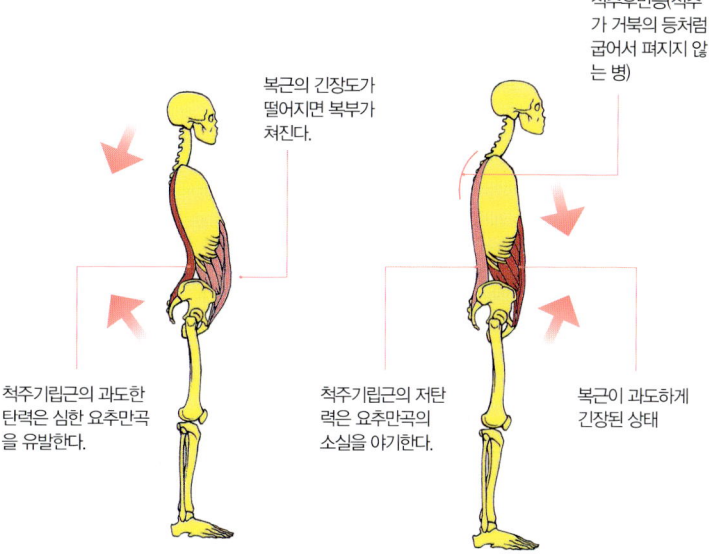

복부와 허리의 균형

복근의 긴장도가 떨어지면 복부가 처진다.

척주기립근의 과도한 탄력은 심한 요추만곡을 유발한다.

척추후만증(척추가 거북의 등처럼 굽어서 펴지지 않는 병)

척주기립근의 저탄력은 요추만곡의 소실을 야기한다.

복근이 과도하게 긴장된 상태

장요근 스트레칭

한쪽 다리 앞으로 내밀기

이 동작은 장요근을 스트레칭하기 위한 것이다. 상체를 똑바로 편 채로 수행한다.

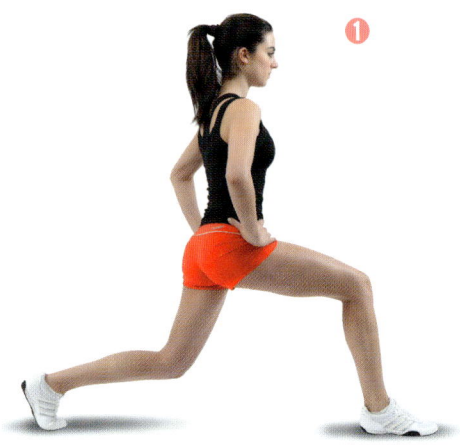

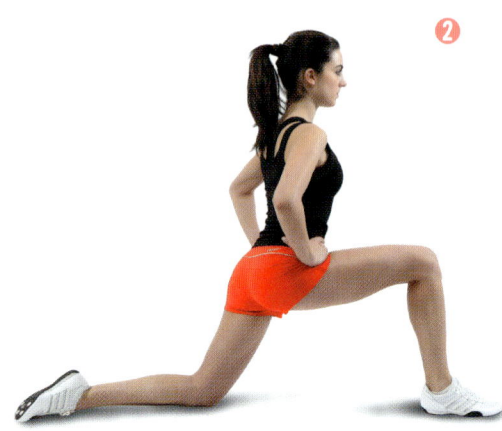

- 발을 바짝 붙이고 다리는 편 상태로 선다. 양손은 골반이나 넓적다리 위에 올린다. 균형을 잡기 어렵다면 벽이나 의자를 잡는다. 오른쪽 다리를 한 걸음 앞으로 내밀면서 동작을 시작해 보자(사진 1). 초보자들은 왼쪽 다리를 약간 접어도 된다. 이 동작에 적응이 되면 왼쪽 다리를 곧게 펴고 동작을 수행하는 것도 좋다. 왼쪽 다리를 곧게 펴면 동작이 어려워진다.

- 앞으로 내민 다리의 무릎을 약간 더 구부린다. 적응이 되면 폭을 넓혀 한쪽 무릎을 바닥에 닿게 한 후 스트레칭을 할 수도 있다(사진 2). 30초에서 1분간 이 자세를 유지하여 엉덩이 굴근을 스트레칭한다. 왼쪽 다리로 같은 동작을 수행해 보자.

장점
'한쪽 다리 앞으로 내밀기' 동작은 하지의 모든 근육을 신장시키는 데 탁월한 효과가 있다.

단점
동작을 편하게 하기 위해 상체를 앞으로 기울일 수도 있다. 하지만 상체를 기울여 보폭을 넓히는 것보다는 발을 앞으로 내미는 폭을 줄이고 상체를 곧게 세우는 것이 더 효과적이다.

주의
몸이 유연하지 않으면 요근을 신장시키면서 동작을 수행할 때 등의 아랫부분이 휘는 경향이 있다.

응용 동작
아래와 같은 동작으로 실시하면 엉덩이 굴근을 더욱 신장시킬 수 있다.

- 뒤에 있는 다리를 곧게 펼수록
- 발을 앞으로 내미는 폭이 클수록
- 상체를 곧게 세울수록

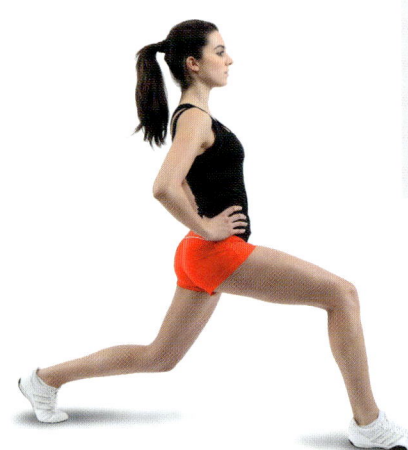

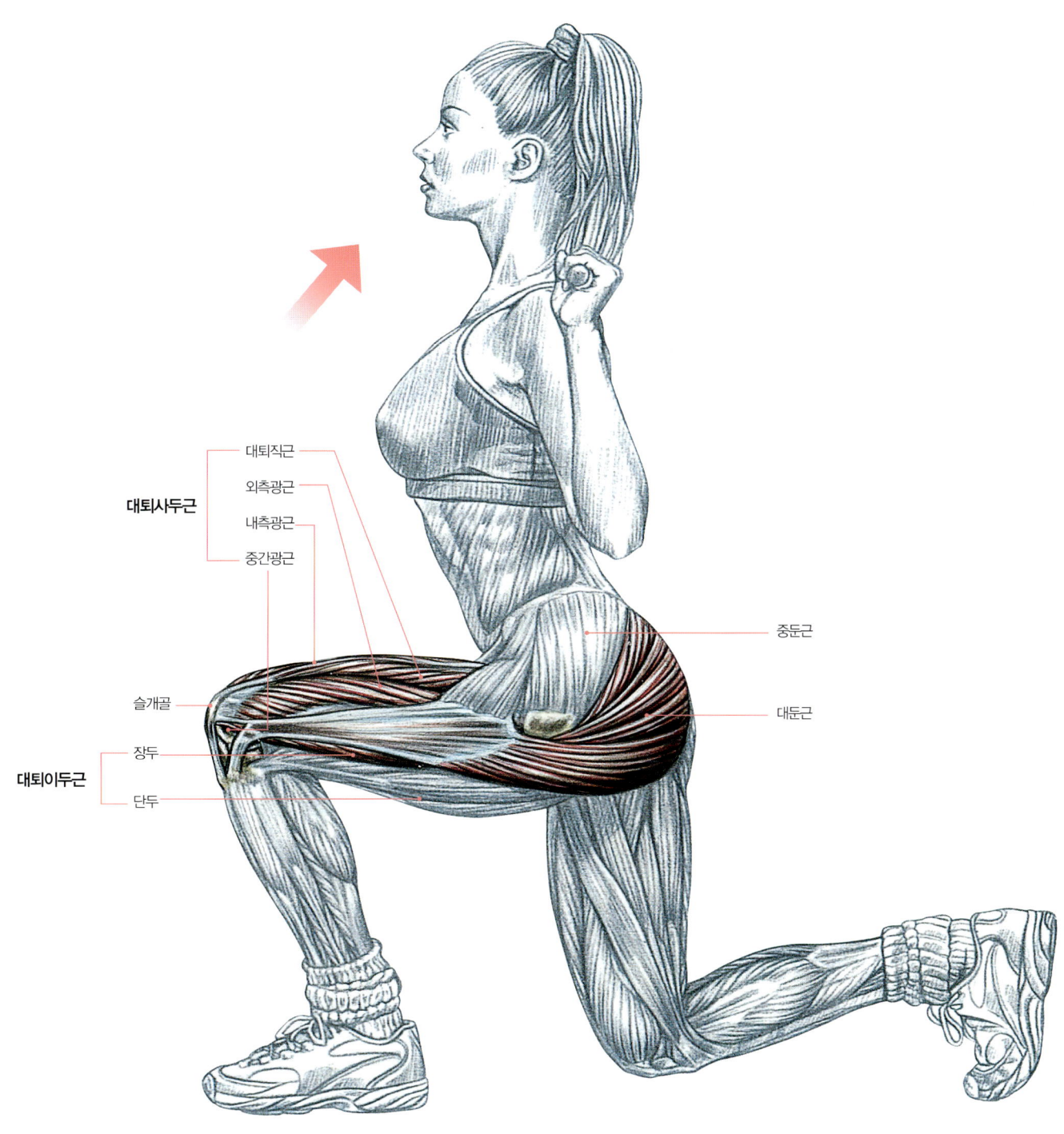

허리 스트레칭

척추는 일상적인 모든 활동으로부터 압박을 받는다. 그리고 척추 가운데에서도 가장 강하게 영향을 받는 부분이 등의 아랫부분(요부)이다.

추간판을 압박하는 중력이 심해지면 추간판에 함유되어 있는 액체가 밀려 나오게 된다. 이 추간액은 뼈와 뼈 사이의 완충장치 역할을 하기 때문에 척추의 건강을 위해 필수적이다.

우리의 키가 아침보다 저녁에 1~2cm정도 작아지는 현상 역시 이 같은 원리로 이해할 수 있다. 원판에서 수분이 빠져나가게 되면 척추는 더욱 불안정하고 약해져 부상과 통증의 위험이 커진다. 취침 시에는 몸을 쭉 펴고 눕는 자세를 취하는 덕분에 척추의 압력이 감소되어 원판은 다시 채워지게 된다.

하지만 몇몇 사람들은 자는 동안에도 긴장 상태를 유지하기도 한다. 이 사람들은 숙면을 취하지 못할 뿐만 아니라, 근육의 과잉 활동으로 척추가 강하게 압박 받기 때문에 아침에 잠을 자고 일어났어도 피곤함을 느끼며 허리의 통증에 계속 시달린다.

요통의 예방

복근 운동을 하면 허리가 이완되면서 등의 아랫부분이 신장되고 압력이 완화된다. 척추가 이완되면 밤에 숙면을 취할 수 있고 허리의 피로 회복에도 도움이 된다.

다음 쪽에서는 요통 예방을 위한 두 가지 허리 스트레칭을 소개한다.

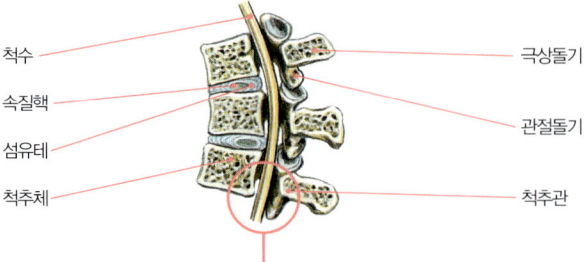

척추가 구부러질 때 원판의 앞부분은 조여지고 뒷부분은 벌어진다. 속질핵의 액이 뒤쪽으로 이동하면서 신경 요소들을 압박할 수도 있다(이때 좌골신경통이 발생한다).

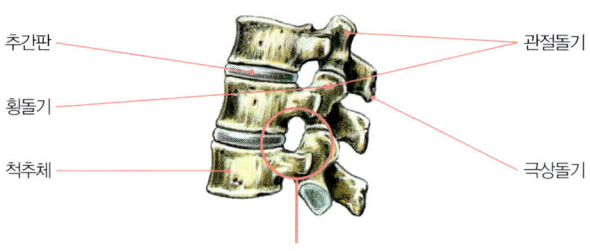

추간공(이곳을 통해 척수에서 나온 신경이 지나간다)

척추 묘사도

압박 시   이완 시

등의 심부 근육

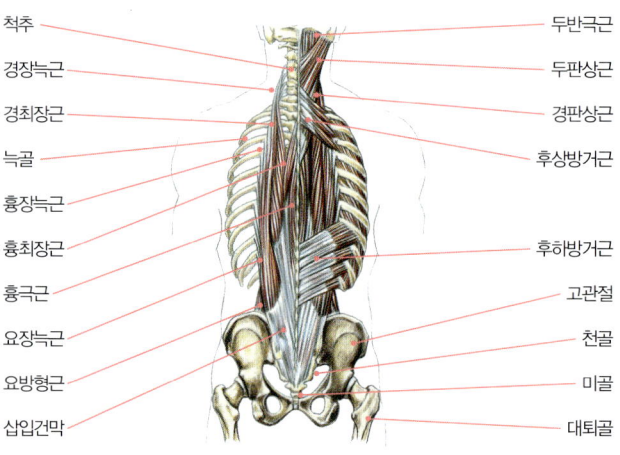

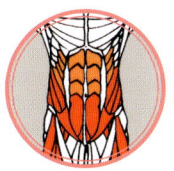

허리 스트레칭
짐볼 위에서 이완하기

이 동작은 등 근육을 이완시키고 척추 사이의 압력을 감소시킨다.

첫 번째 방법

첫 번째 방법: 짐볼 위에 배를 대고 엎드린다. 다리는 자연스럽게 구부려 발끝이 땅에 닿게 한다. 이때 팔은 자연스럽게 늘어뜨린다. 30초에서 1분 동안 정지 상태로 온몸을 이완하면서 등의 긴장을 풀어 보자(사진 1~3).

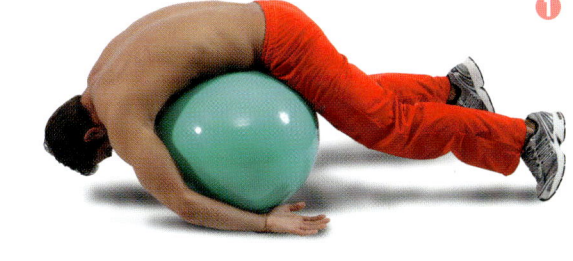

> **장점**
> 등의 긴장을 이완하는 방법을 배워 활용할 수 있다.
>
> **단점**
> 짐볼이 있어야 한다.
>
> **주의**
> 요통이 있는 사람은 척추 스트레칭 동작을 해도 괜찮은지 의사의 상담 후 실시해야 한다.

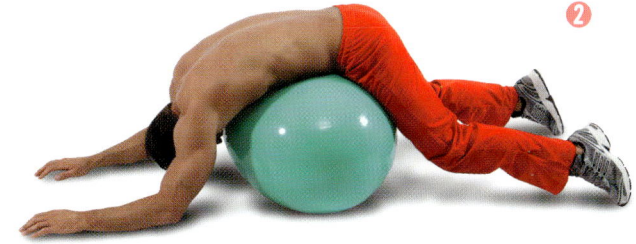

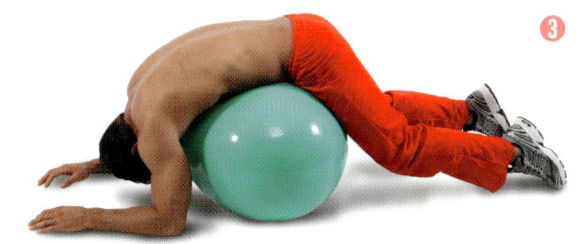

두 번째 방법

짐볼 위에 등을 대고 눕는다. 다리를 구부리고 발바닥으로 땅을 디뎌야 동작을 더 안정적으로 수행할 수 있다. 이때 팔은 머리 위로 쭉 편다. 팔을 가능한 한 멀리 늘어뜨리면서 엉덩이를 바닥을 향해 내린다. 이 자세를 유지하며 척추와 복근을 이완해 보자.

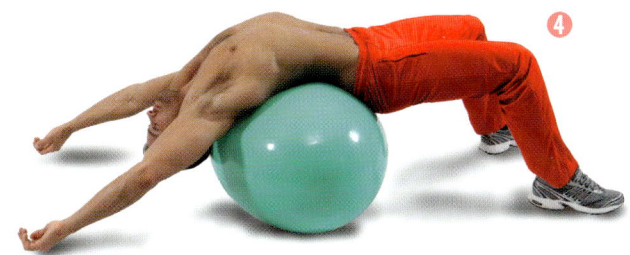

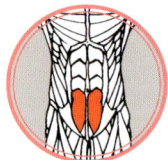

허리 스트레칭
철봉에 매달리기

이 동작은 정지 이완 동작으로 등을 신장시켜 허리의 긴장을 완화하는 데 도움을 준다.

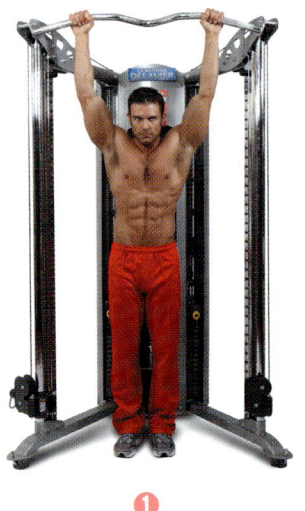

❶

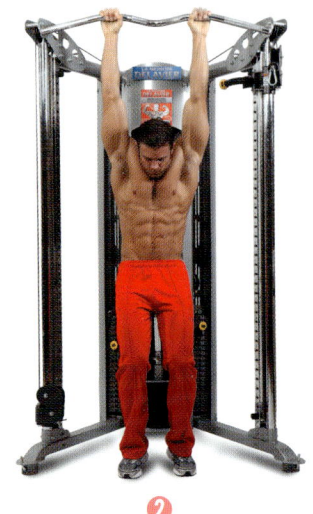

❷

- 철봉에 매달린다. 엄지손가락이 서로 마주 보도록 잡는다. 팔은 어깨너비로 벌린다(사진 1).
- 모든 체중이 다리에 쏠려 있을 때 등을 이완시키면서 무게를 팔 쪽으로 점차 이동시킨다(사진 2). 30초간 허리의 긴장을 푼다. 다 끝나면 몸의 무게를 다시 다리로 이동시키고 천천히 철봉을 놓는다.

동작 포인트

척추를 길게 쭉 펴야 한다. 척추가 눌려 있다는 것은 허리의 근육이 수축 되어 있음을 의미한다. 이 자세는 허리의 근육을 이완시키는 것이 요점이다. 이완을 쉽게 하려면 복근 운동 한 세트를 수행한 후 바로 철봉에 매달려 보자. 운동에 따른 일시적인 피로감은 척추를 지탱하는 근육들을 이완시키는 데 도움을 준다.

장점

철봉에 매달리면 잠을 잘 때 허리가 이완되는 상태를 미리 느껴 볼 수 있다. 척추가 잘 재생되고 잠도 잘 오게 될 것이다.

단점

철봉이 있어야 한다.

주의

요통이 있는 사람은 허리 스트레칭 동작을 해도 되는지 의사와 상담 후 실시해야 한다.

응용 동작

척추가 이완되지 않는 이유 중 하나는 손에 과도한 중량이 실리게 되면서 반사적으로 등이 수축되기 때문이다. 초반에는 몸의 무게 일부만 팔에 이전되도록 하는 것이 좋다. 그 요령은 다음과 같다.

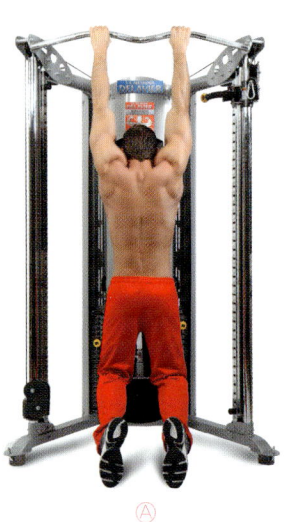

Ⓐ

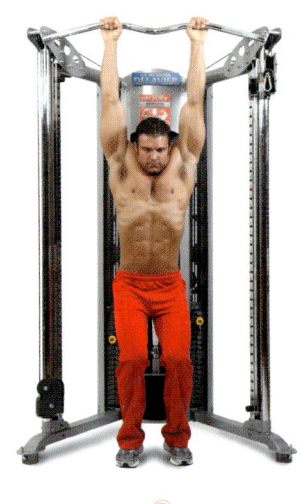

Ⓑ

Ⓐ 장딴지가 뒤를 향하도록 하고 발 끝을 바닥에 가볍게 댄다.

Ⓑ 다리가 앞을 향하도록 뻗고 발뒤꿈치를 바닥에 가볍게 댄다.

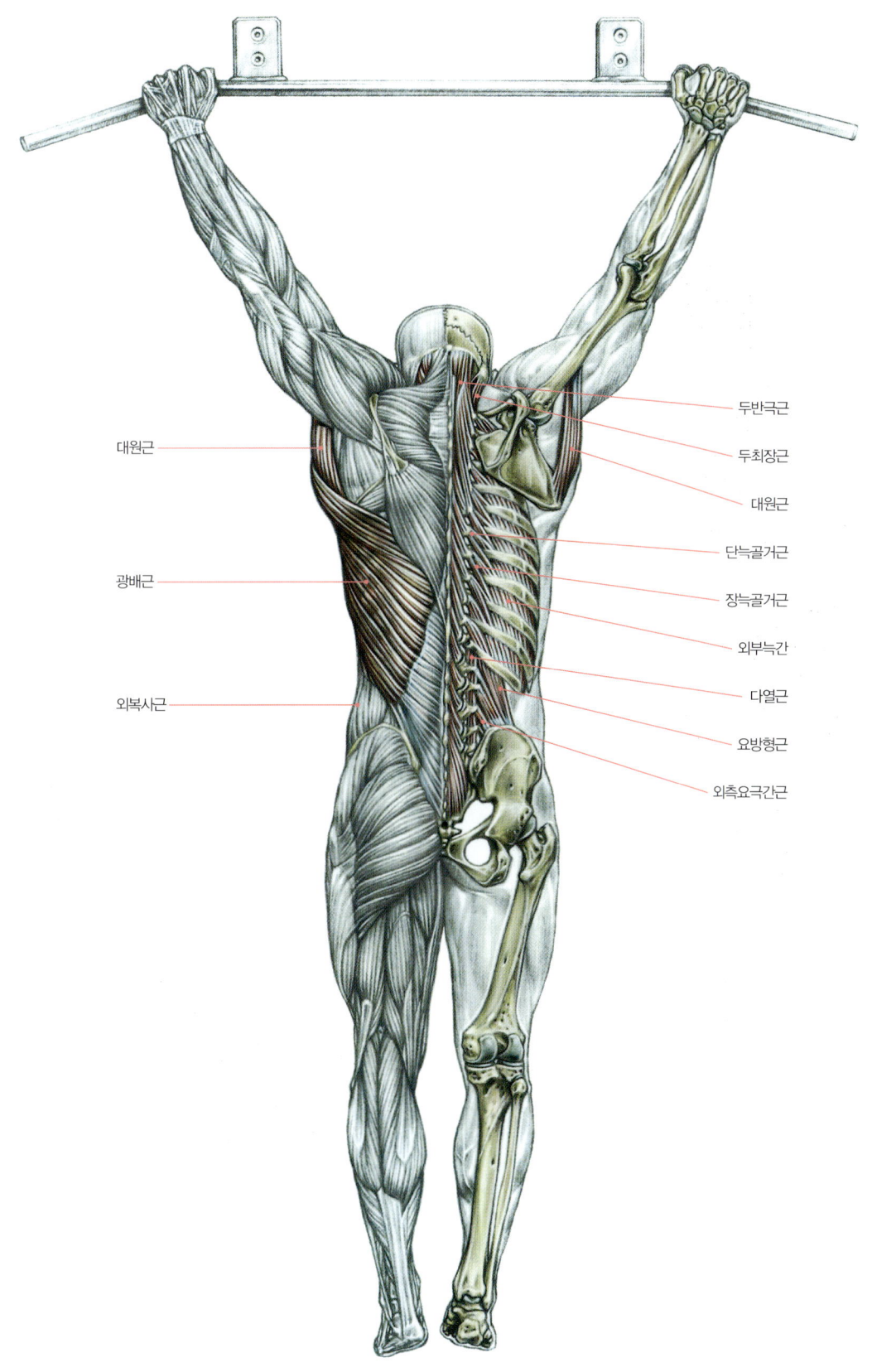

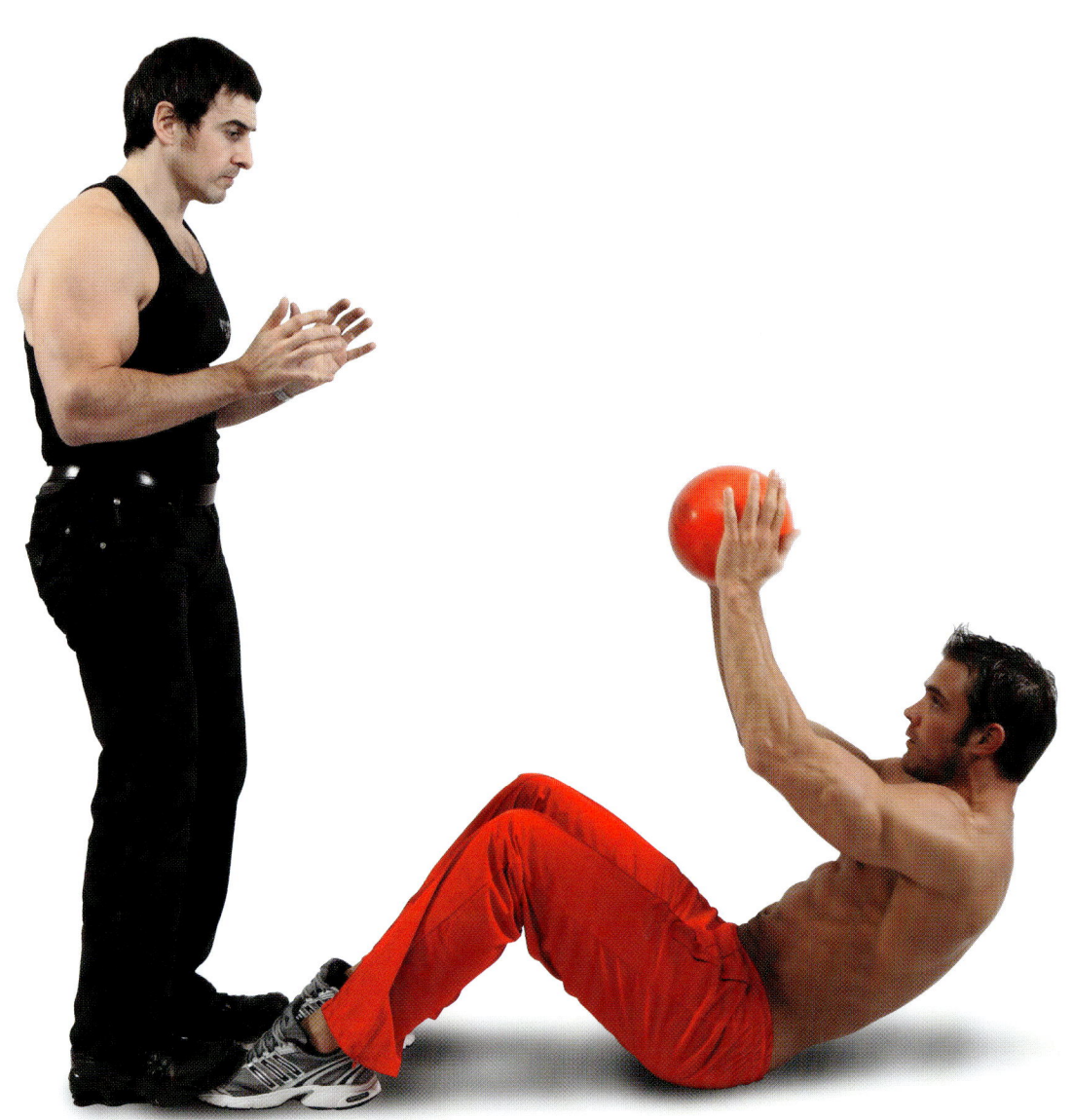

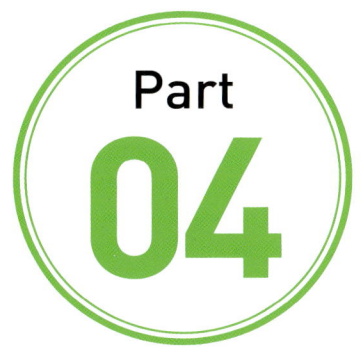

상급 동작과 테크닉

같은 난이도의 동작만 계속 반복하다보면 더욱 강하고 멋진 복근을 만드는 데 한계가 있을 것이다. 여기서는 여러분이 보다 선명하고 탄탄한 복근을 가지도록 도와주는 운동들을 소개한다. 복근을 만드는 것은 쉬운 일이 아니다. 반드시 상급 동작까지 꾸준히 수행하여야 효과를 볼 수 있다.

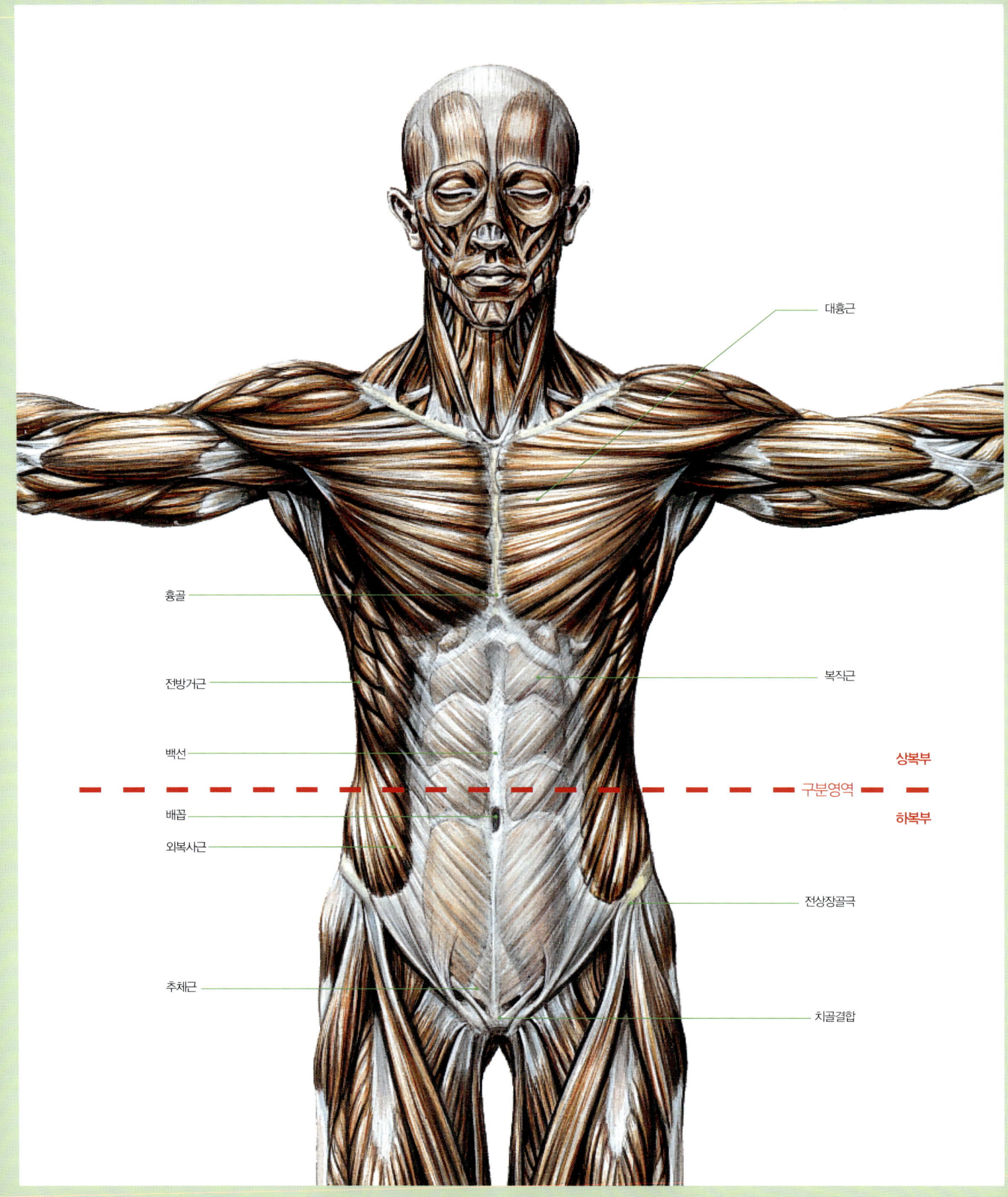

복근 운동을 어렵게 만드는 주된 원인은 무엇일까?

복근 운동 프로그램을 성실하게 진행하다 보면 초반에는 그 효과가 비교적 쉽게 나타난다. 하지만 몇 달이 지나고 처음과 다르게 진전 속도가 더딘 복근을 보면 '초콜릿 복근' 만들기는 점점 멀어지는 것처럼 느낄 것이다. 이때 운동 전략을 더욱 세밀하게 재정비해야 복근을 지속적으로 향상시킬 수 있다.

복근 운동을 어렵게 만드는 주요 원인은 다음 세 가지를 꼽을 수 있다.

- 하복부가 상복부보다 발달이 늦기 때문이다.
- 복근이 아직 충분히 발달되어 있지 않기 때문이다.
- 배가 많이 나와 복부의 근 긴장이 부족하기 때문이다.

상복부와 하복부의 운동을 어떻게 나눌 수 있을까?

상복부와 하복부의 운동을 나눠서 실행하는 것이 가능할까? 상하를 나누지 않고 복직근 전체를 전부 수축할 수는 없을까? 상복부와 함께 하복부를 단련하는 것은 시간 낭비 아닐까?

복부는 윗부분이 아랫부분보다 더 발달되어 있다는 사실은 많은 사람이 알고 있다. 상복부에서는 '초콜릿 팩'이 또렷하게 보이는 반면 하복부의 윤곽은 달걀 크기 정도 밖에 되지 않는다. 복직근이 양쪽에서 균형 있게 단련된다면 이러한 부조화가 생기지는 않을 것이다. 복직근의 수축이 분할되어 있다는 사실은 의학 연구를 통해 드러났다. 이렇게 복직근이 분할되어 있는 까닭은 상복부의 신경 분포가 하복부와는 독립적으로 이루어져 있기 때문이다. 상체 들어 올리기 동작은 상복부를 특히 자극한다(그렇다고 반드시 상복부만을 자극하는 것은 아니다). 골반 들어 올리기 동작의 목표는 하복부를 단련하는 것이다. 하복부 강화는 상복부보다 비교적 까다로우므로 하복부 단련에는 특별한 주의가 필요하다!

결론

복근은 상복부뿐만이 아니라 하복부도 고루 발달시켜야 한다. 특히 상급 단계의 복근 운동은 하복부를 우선적으로 단련하는 것을 목표로 해야 하는데, 그 이유는 다음과 같다.

- 하복부는 발달시키기가 너무 어렵다.
- 하복부는 척추를 지탱한다.
- 하복부는 복부 팽만을 예방한다.
- 하복부는 지방과 뱃살의 집합소로 이용된다.

하복부는 왜 발달시키기가 어려울까?

위 아래가 전체적으로 완벽하게 발달한 복근을 찾기는 어렵다. 하복부의 발달이 더딘 이유는 다음과 같다.

1. 근육을 동원하기가 매우 힘들다.

하복부는 활동이 미약하기 때문에 복근 운동에 강하게 개입하지 못한다. 동원된 신경은 상복부에 더 많이 작용하기 때문에 상복부의 힘으로 다리 들어 올리기를 수행하게 되고, 하복부는 동작의 처음 시작에만 관여할 뿐이다.

2. 힘이 부족하다.

하복부는 근육량이 많지 않기 때문에 넓적다리를 들어 올리는 힘이 부족하다. 그 때문에 뇌는 중량과 근력 사이의 불일치를 일시적으로 완화하기 위해 강력한 장요근(요근과 장골)을 동원한다. 엉덩이 굴근이 하복부의 역할을 대체하게 된다.

3. 구분이 어렵다.

하복부의 운동을 완벽하게 구분하는 것은 어렵다. 특히 중량을 들어 올릴 때는 더욱 그렇다. 기술적인 측면에서 볼 때, 다리 들어 올리기는 크런치보다 동작을 제어하는 것이 훨씬 복잡하다.

4. 튼튼하지 않다.

하복부는 평상시 자극이 가해지는 경우가 거의 없으므로 피로에 대한 저항이 크지 않고 많은 운동량도 견디지 못한다.

5. 부적절한 동작이 많다.

하복부를 단련하기 위해 우리가 수행하는 동작 중에는 적합하지 않은 동작이 대부분이다. 이를테면 누워서 다리 들어 올리기 동작에서 복직근 하부의 역할은 바닥에서 엉덩이를 떼게 하는 것이다. 넓적다리를 들거나 발을 올리는 데 관여하는 것은 더더욱 아니다.

균형 잡힌 복근 발달을 위해서는 세 가지 부위를 공략하라

운동해야 할 복부 부위는 다음의 세 가지다.

- 하복부
- 상복부
- 상체 회전에 사용되는 근육

우리가 흔히 저지르기 쉬운 잘못은 크런치로 상복부만 단련하고 다른 두 부위는 빼먹는 것이다. 한 번의 운동으로 세 부위를 전부 공략할 필요는 없다. 대신 어느 하나라도 소홀히 해서는 안 된다.

복부의 각 부위는 어떤 비중으로 단련해야 좋을까?

이 세 가지 부위의 중요도를 동일하게 부여해서는 안 된다. 가장 중요한 부위는 하복부이다. 왜냐하면 복부 근육 중 발달이 가장 어려운 부위이기 때문이다. 미적으로 아름다운 복근을 원한다면 다음과 같이 중요도를 정하는 것이 합리적이다.

- 하복부 운동 50%
- 상복부 30%
- 회전 동작 20%

예컨대, 한 주에 세트 10회씩 2주간 복근 운동을 수행한다면 다음과 같이 구성할 수 있다.

- 하복부 운동에 세트 10회
- 상복부 운동에 세트 6회
- 회전 동작에 세트 4회

이와 같은 분배가 복근 운동의 가장 기본적인 구성이다. 하지만 각 부위의 상대적인 중요도는 개인의 필요에 따라 조절될 수 있다. 예를 들면 허리의 군살을 빼야 하거나 스포츠 훈련에서 회전 동작이 필요한 경우라면 회전 동작 연습에 우선순위를 두어야 할 것이다.

- 회전 동작에 세트 10회
- 하복부 운동에 세트 6회
- 상복부에 세트 4회

회복 앞당기기 전략을 활용하자

회복 앞당기기 전략을 사용하면, 복근이 이전의 연습으로 인한 피로에서 완전히 회복되지 않은 상태라 하더라도 복근 운동을 효과적으로 다시 시작할 수 있다.

이와 같은 부분 회복 전략은 과도한 연습을 피하면서 복근 운동 세트의 빈도를 증가시킬 수 있다. 단, 이러한 접근법은 빠른 결과를 얻길 원하는 노련한 운동선수들에게만 해당한다. 이 방법은 한 차례 훈련 시에 한 가지 동작만을 선택해서, 그날 선택된 동작을 집중적으로 수행하는 것이다. 단일 동작을 선택하면 많은 이점이 있는데, 무엇보다 회복에 도움이 된다는 점을 꼽을 수 있다. 한 동작만으로 첫 날의 훈련을 끝내고, 다른 동작으로 그 다음 훈련을 수행하는 방식으로 번갈아 운동하면 서로 다른 '신경 네트워크'에 더 많은 회복 시간을 줄 수 있다.

실제로 프로 운동선수의 경우에는 매번 똑같은 동작으로 신경-근육적 회로가 소실될 수 있으므로 주의해야 한다. 예컨데, 운동 초반에는 하복부 단련을 위해 리버스 크런치만 수행한다. 다음 훈련 프로그램에서는 상복부 단련을 위해 크런치만 수행한다. 그리고 이 사이클을 반복한다. 그러면 리버스 크런치 동작에 사용되는 신경-육체적 회로가 100% 회복되지 않아도 크런치를 수행할 수 있다는 이점이 있다.

대신 중요한 것은 리버스 크런치를 다시 시작하기 전에는 해당 부위가 완전히 회복되어야 한다는 점이다. 동작을 계속 순환시키면 복근 운동과 부분 신경의 회복이 매우 빠르게 연결될 수 있다.

하지만 하나의 프로글매 안에서 리버스 크런치와 크런치를 병행하면 두 개의 신경-육체적 회로가 완벽하게 회복될 때까지 기다려야 한다. 하복부를 우선 단련하는 운동을 예로 들어 보면,

- 첫째 주에는 하복부 단련 동작 세트 10회로 훈련
- 둘째 주에는 상복부 단련 동작 세트 6회 + 회전 동작 세트 4회 훈련
- 이 주기를 반복한다.

상복부 단련 동작

이중 수축 크런치

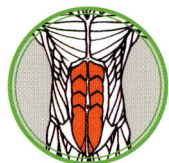

이 동작은 복직근 전체를 단련한다. 일반적인 크런치가 상복부에 주로 영향을 미치는 것과는 달리 이중 수축 크런치는 상복부와 하복부를 함께 단련하는 효과가 있다.

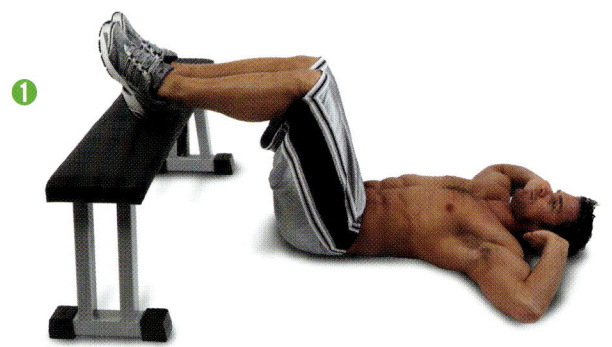

❶

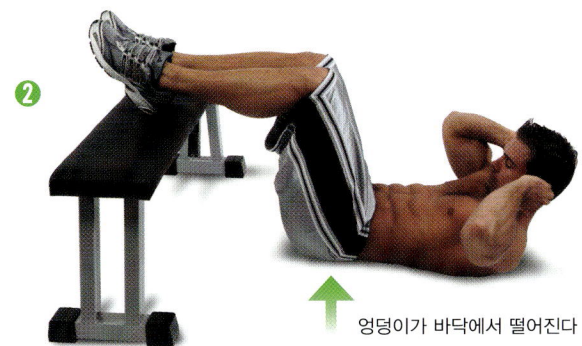

❷

엉덩이가 바닥에서 떨어진다

- 바닥에 등을 대고 눕는다. 다리는 90도로 접고 발뒤꿈치를 벤치 위에 올린다.

- 어깨와 엉덩이를 동시에 바닥에서 뗀다. 엉덩이와 어깨를 서로 근접시키면서 몸을 구부린다. 어깨와 허리가 바닥에서 떨어짐과 동시에 동작을 멈춘다. 이 자세로 잠시 정지한 후 복근을 강하게 수축한다.

- 처음 자세로 천천히 돌아온 후, 다시 동작을 천천히 시작한다.
- 수축할 때 숨을 내쉰다.
- 상체를 바닥에 내려 놓으며 숨을 들이쉰다

동작 포인트

이중 수축 크런치에서는 엉덩이가 들리기 때문에 일반 크런치를 할 때만큼 상체를 높이 들어 올리는 것이 불가능하다. 등 윗부분 전체가 아닌 어깨만 바닥에서 떨어진다. 엉덩이를 최대한 높이 올리려고 노력해 보자. 넓적다리 뒷부분과 엉덩이 근육을 사용하여 엉덩이를 바닥에서 떼면 동작이 더 쉬워지지만 이런 유혹에 빠지지 않도록 주의하자! 하복부의 힘으로 엉덩이를 들어야 운동효과가 있다.
상복부의 힘으로 어깨를 바닥에서 일으켜야 한다.

응용 동작

초반에 하복부를 이용해 엉덩이를 들어 올리는 방법을 배우려 한다면 어깨를 바닥에 붙인 채로 연습하면서 동작을 단순화시켜 보자. 골반 동작을 잘 제어할 수 있게 되면 이중 수축 동작으로 넘어간다.

조언

복부에 손을 얹고 손가락으로 하복부 위를 만지면 운동을 더 명확하게 느낄 수 있다.

장점

이중 수축 크런치는 머리와 골반을 동시에 들어 올리기 때문에 일반 크런치보다 종합적인 효과를 내는 운동이다. 머리와 골반 양쪽을 이용해 근육을 수축시킨다.

단점

보기에는 쉬워 보일지 모르지만, 이 동작을 완벽하게 수행하는 것은 어렵다. 잘못된 동작으로 어려움 없이 이중 수축 크런치를 수행하게 되면 복부 단련효과를 기대할 수 없다.

주의

잘못하면 허리와 목의 디스크를 유발할 수 있으므로 조심할 것! 천천히 움직여야 한다.

상복부 단련 동작

상체 들어 올리기(싯업)

이 동작은 정지 이완 동작으로 등을 신장시켜 허리의 긴장을 완화하는 데 도움을 준다.

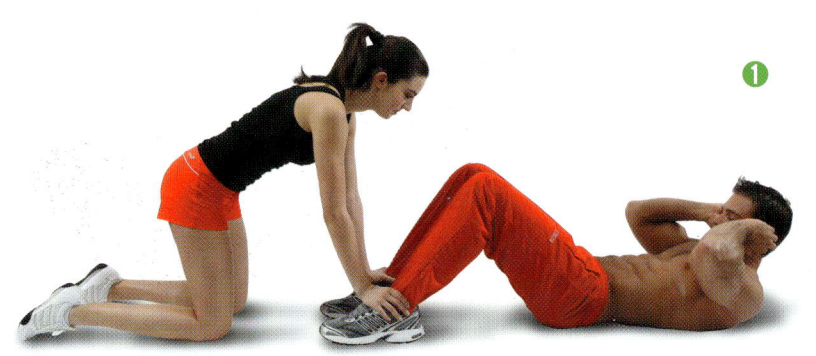

동작 포인트

손의 위치는 동작의 난이도에 영향을 준다. 가장 쉬운 위치에서 어려운 위치로 순서를 나열하면 다음과 같다.

- 몸을 따라서 팔을 쭉 폈을 때
- 손이 가슴 위에 있을 때
- 손이 어깨 위에 있을 때
- 손이 머리 뒤에 있을 때
- 팔을 뒤로 뻗었을 때

강도를 조금씩 줄이면서(디그레시브 방식) 세트를 수행하려면 처음에는 팔을 뒤로 쭉 펴고 싯업을 시작하고, 체력이 소진되면 손을 머리 뒤로 두고 수행하는 방식으로 연습한다. 이 방식을 적용하면 리피티션을 늘릴 수 있다.

- 바닥에 등을 대고 눕는다. 양손은 귀 옆에 댄다. 다리는 접고 발은 고정 바 같은 기구 밑에 고정하거나 파트너에게 붙잡아 달라고 한다(사진 1).
- 천천히 어깨를 들어 올리면서 상반신 전체를 바닥에서 뗀다. 상체와 넓적다리가 만날 때까지 몸을 둥글게 구부려야 한다(사진 2). 이 자세에서 잠시 정지한 후 복근을 강하게 수축한다. 처음 자세로 천천히 돌아온 후, 다시 동작을 천천히 시작한다.

- 네거티브(하강) 단계에서 파트너가 뒤에서 당겨주는 것도 좋다(사진 3).
- 수축할 때 숨을 내쉰다
- 상체를 바닥에 내려놓으며 숨을 들이쉰다.

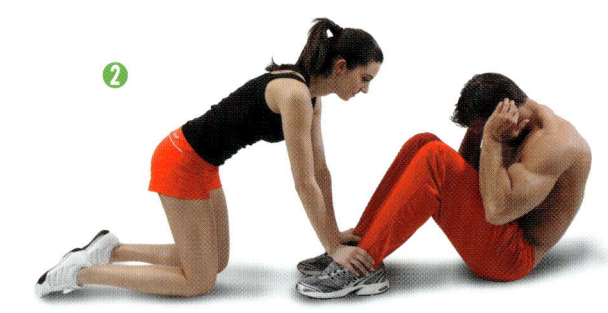

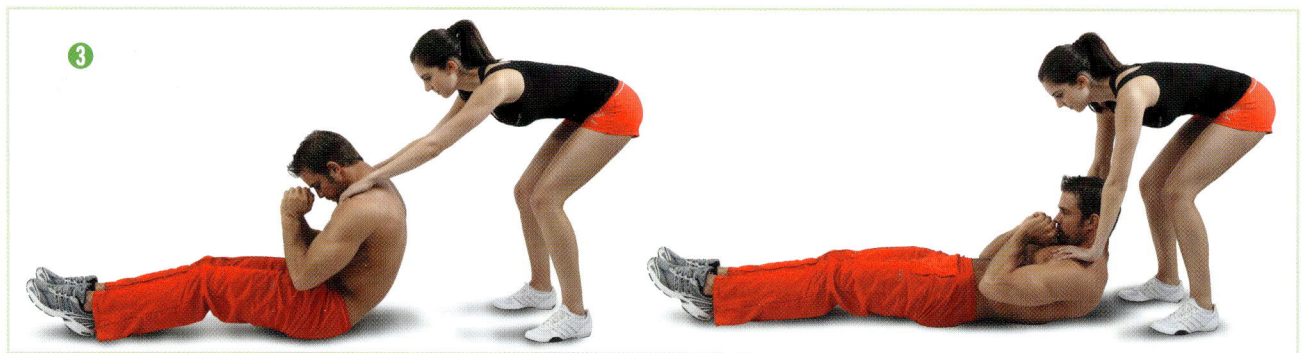

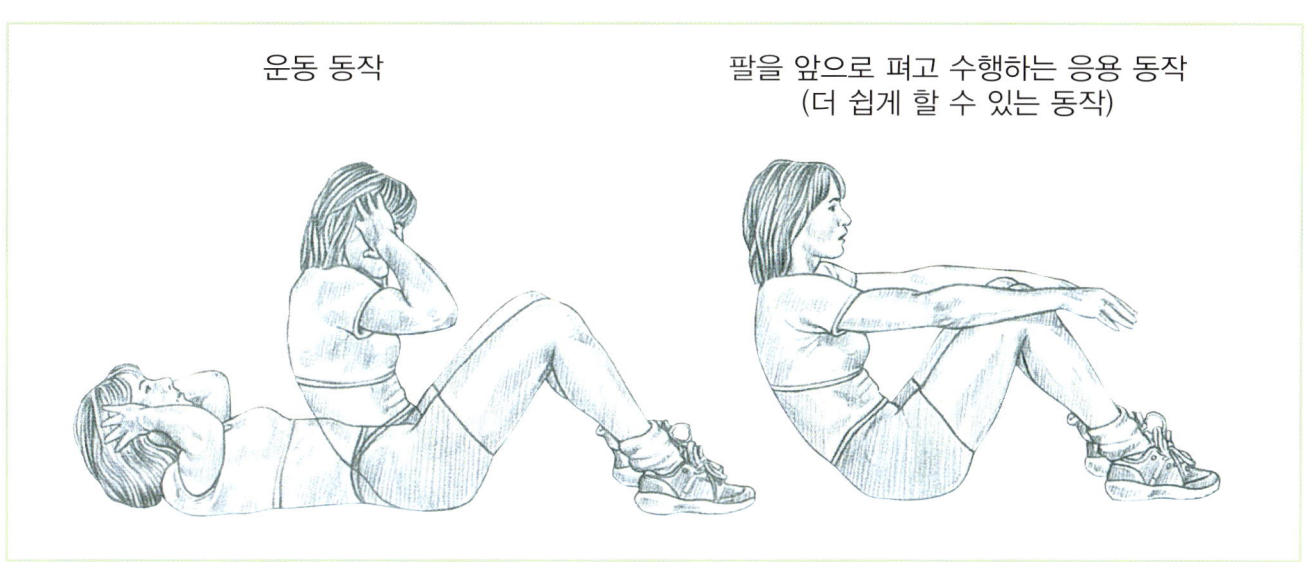

운동 동작   팔을 앞으로 펴고 수행하는 응용 동작
(더 쉽게 할 수 있는 동작)

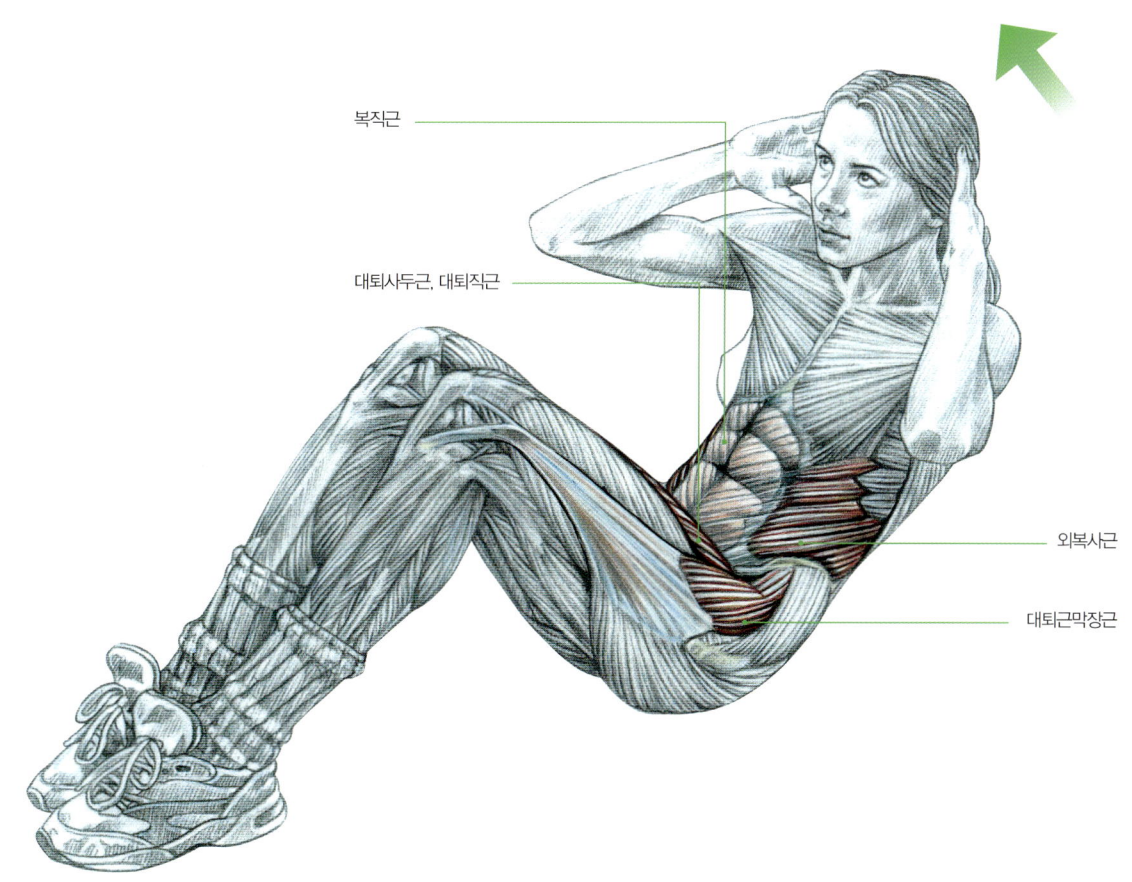

- 복직근
- 대퇴사두근, 대퇴직근
- 외복사근
- 대퇴근막장근

97

응용 동작

Ⓐ 시중에는 경사가 있는 보드에서 발을 고정하여 싯업을 할 수 있게 하는 보드 등 여러 가지 형태의 복근 운동 보드가 나와 있다. 일반적으로 발이 높은 위치에 있을수록 동작은 어려워진다.

Ⓑ 머리 뒤에서 바벨 원판을 들거나 가슴 위에 덤벨을 놓고 싯업을 하면 근육에 가해지는 저항이 증가한다.

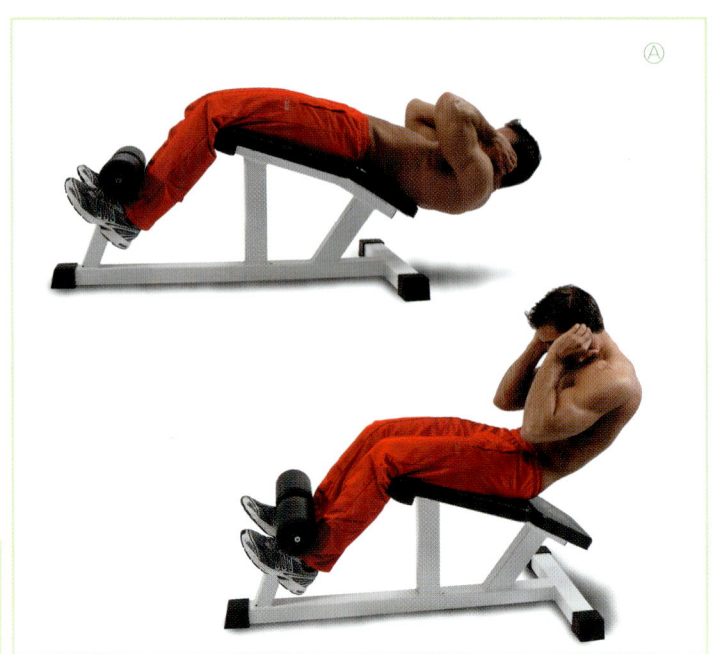

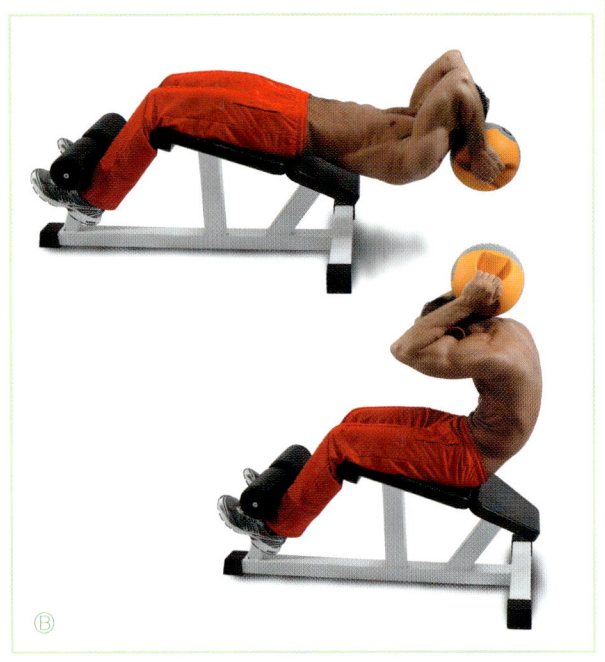

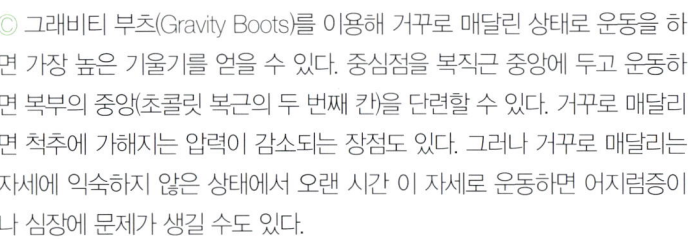

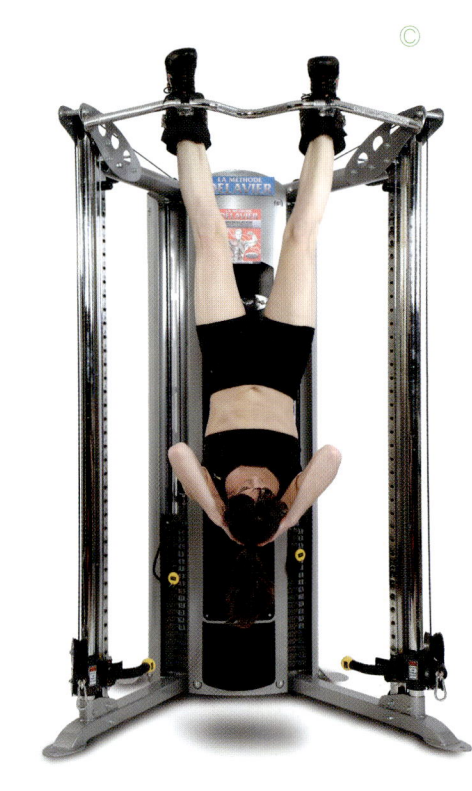

Ⓒ 그래비티 부츠(Gravity Boots)를 이용해 거꾸로 매달린 상태로 운동을 하면 가장 높은 기울기를 얻을 수 있다. 중심점을 복직근 중앙에 두고 운동하면 복부의 중앙(초콜릿 복근의 두 번째 칸)을 단련할 수 있다. 거꾸로 매달리면 척추에 가해지는 압력이 감소되는 장점도 있다. 그러나 거꾸로 매달리는 자세에 익숙하지 않은 상태에서 오랜 시간 이 자세로 운동하면 어지럼증이나 심장에 문제가 생길 수도 있다.

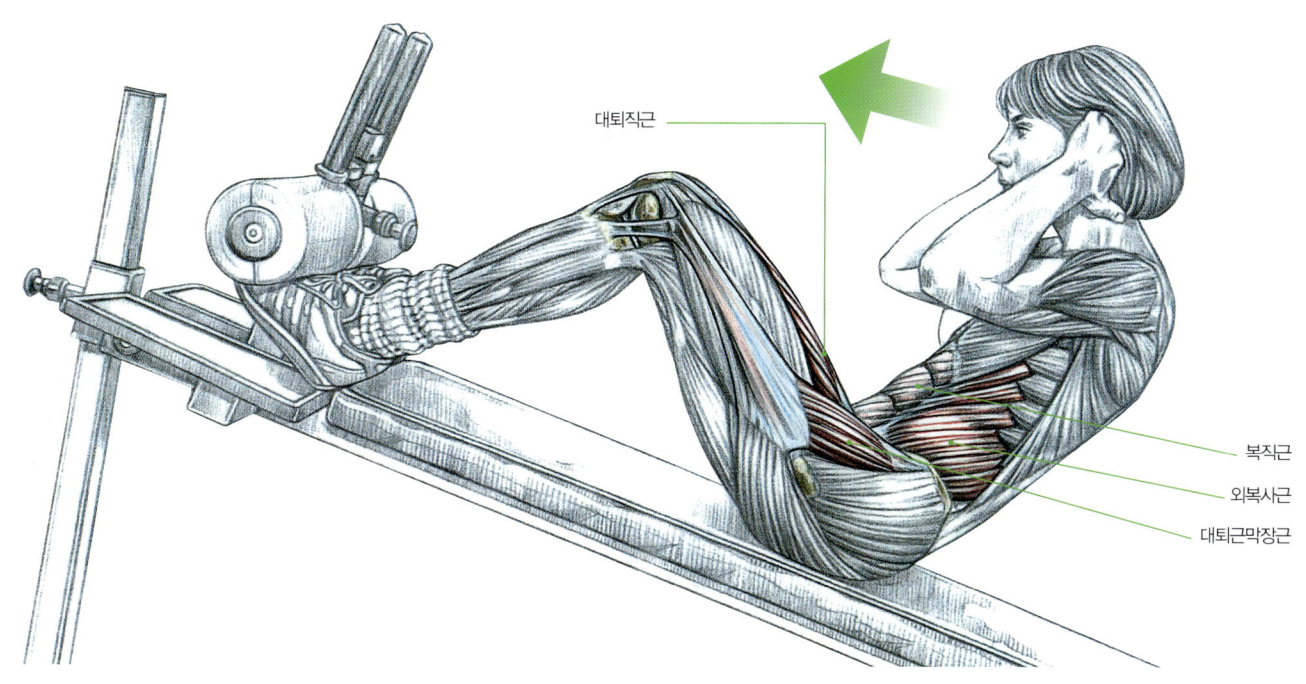

대퇴직근
복직근
외복사근
대퇴근막장근

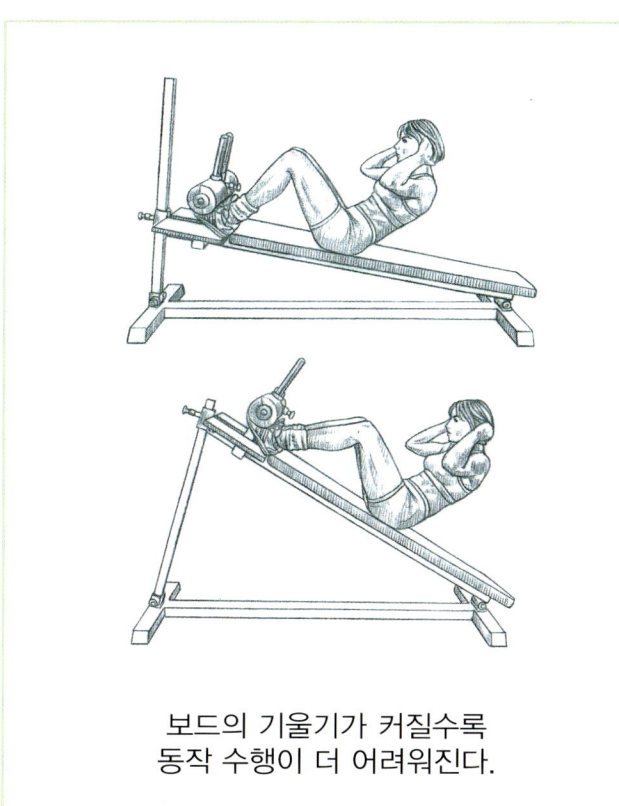

보드의 기울기가 커질수록 동작 수행이 더 어려워진다.

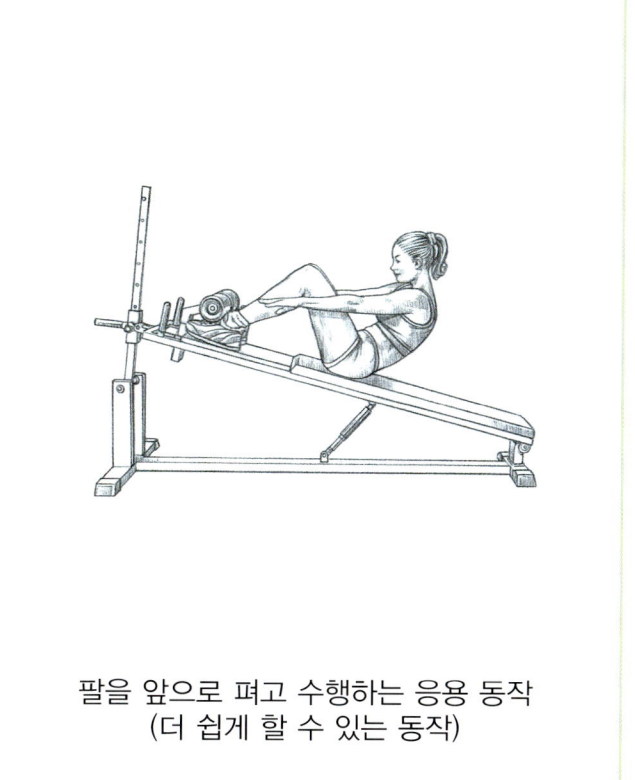

팔을 앞으로 펴고 수행하는 응용 동작
(더 쉽게 할 수 있는 동작)

① 파트너와 함께 짝을 이뤄 메디신볼을 던지면서 싯업을 하면 운동에 재미를 더할 수 있다. 이 동작은 상체를 들어 올릴 때 근육에 가해지는 저항을 더 많이 부과함으로써 근력을 기른다. 공 던지기 동작은 농구나 배구와 같은 스포츠를 준비하는 사람에게 특히 유용하다. 스트레칭 자세에서 공을 잡는 중요한 두 가지 버전을 살펴보자.

①-1 초보자 버전
가슴 윗부분에서 공을 잡는다. 상체를 들어 올리면서 팔에 힘을 주어 메디신 볼을 가능한 한 멀리 던진다. 수축 자세에 이르기 전에 공을 던져야 한다. 파트너는 발 끝에 서서 공을 잡고, 상체가 내려오기 시작할 때 공을 다시 던져 준다.

①-2 상급자 버전
팔 끝에서 공을 잡는다. 팔은 머리 위에서 반 정도만 편다.

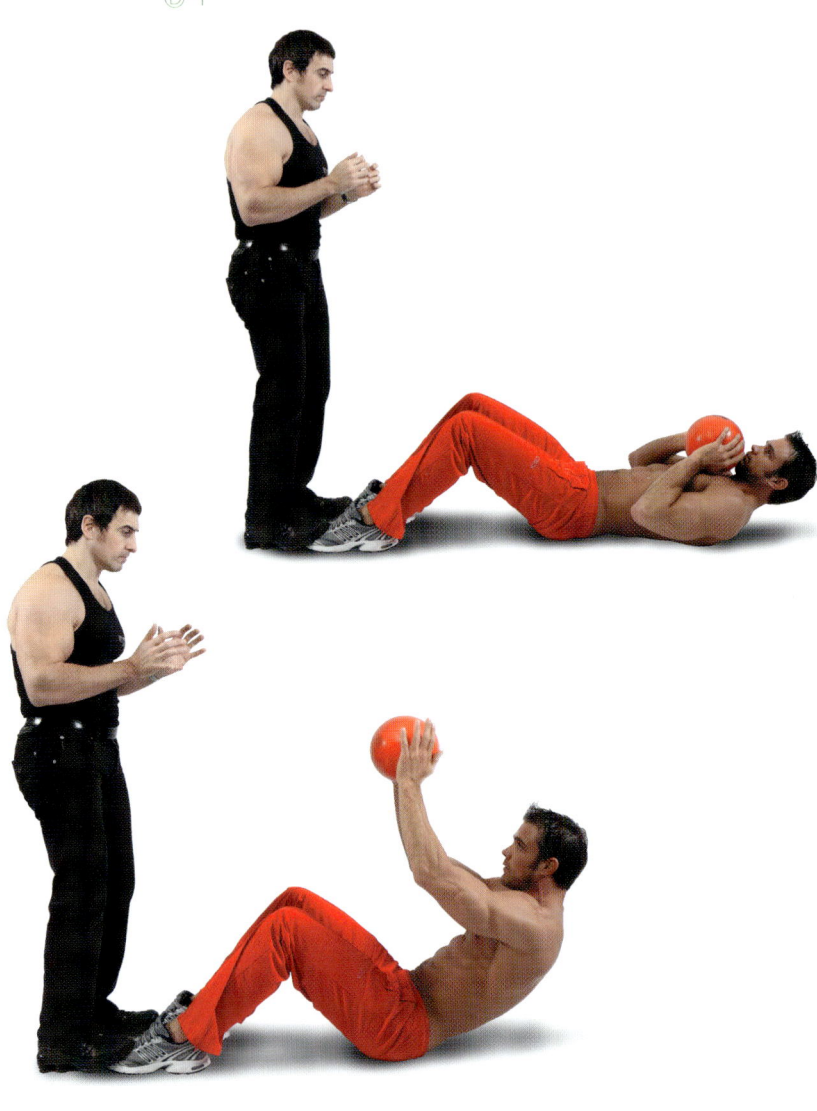

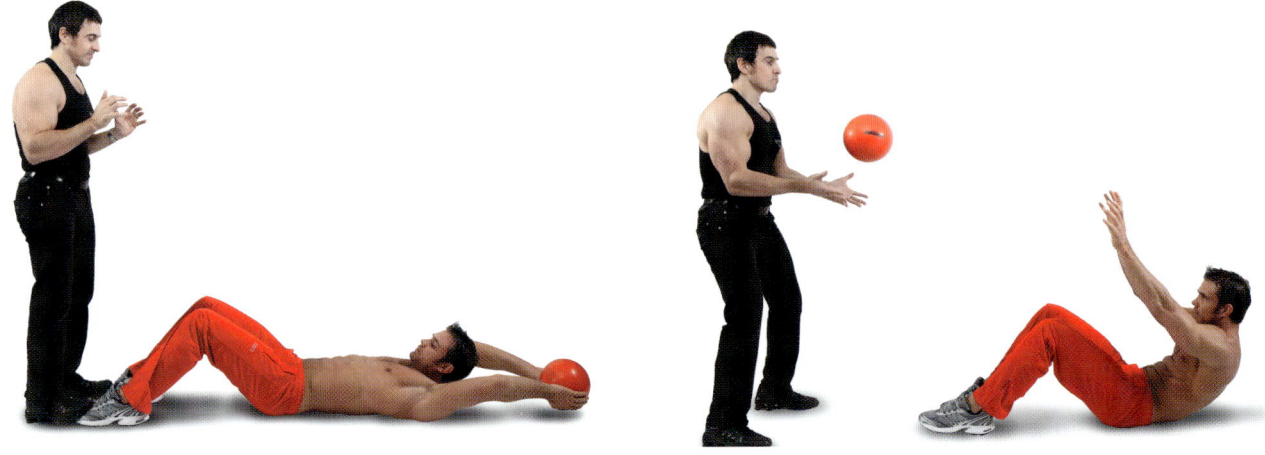

Ⓔ 다리를 90도로 접는 대신 거의 편 상태를 유지하면 엉덩이 굴근의 역할을 강화할 수 있다.

Ⓕ 상체를 정면으로 들어 올리는 대신, 오른쪽 팔꿈치를 왼쪽 무릎 쪽으로 가져가면서 동작을 수행하면 복사근을 강화할 수 있다. 수행 방법은 다음과 같다.

- 왼쪽으로 회전한 다음 리피티션에서 오른쪽으로 회전한다.
- 왼쪽 회전으로 한 세트를 완수한 다음 오른쪽 회전으로 다음 세트를 진행한다.

조언

모든 좌우 운동은 그 종류와 무관하게 두 세트가 아닌 한 세트를 수행한 것으로 계산하라.

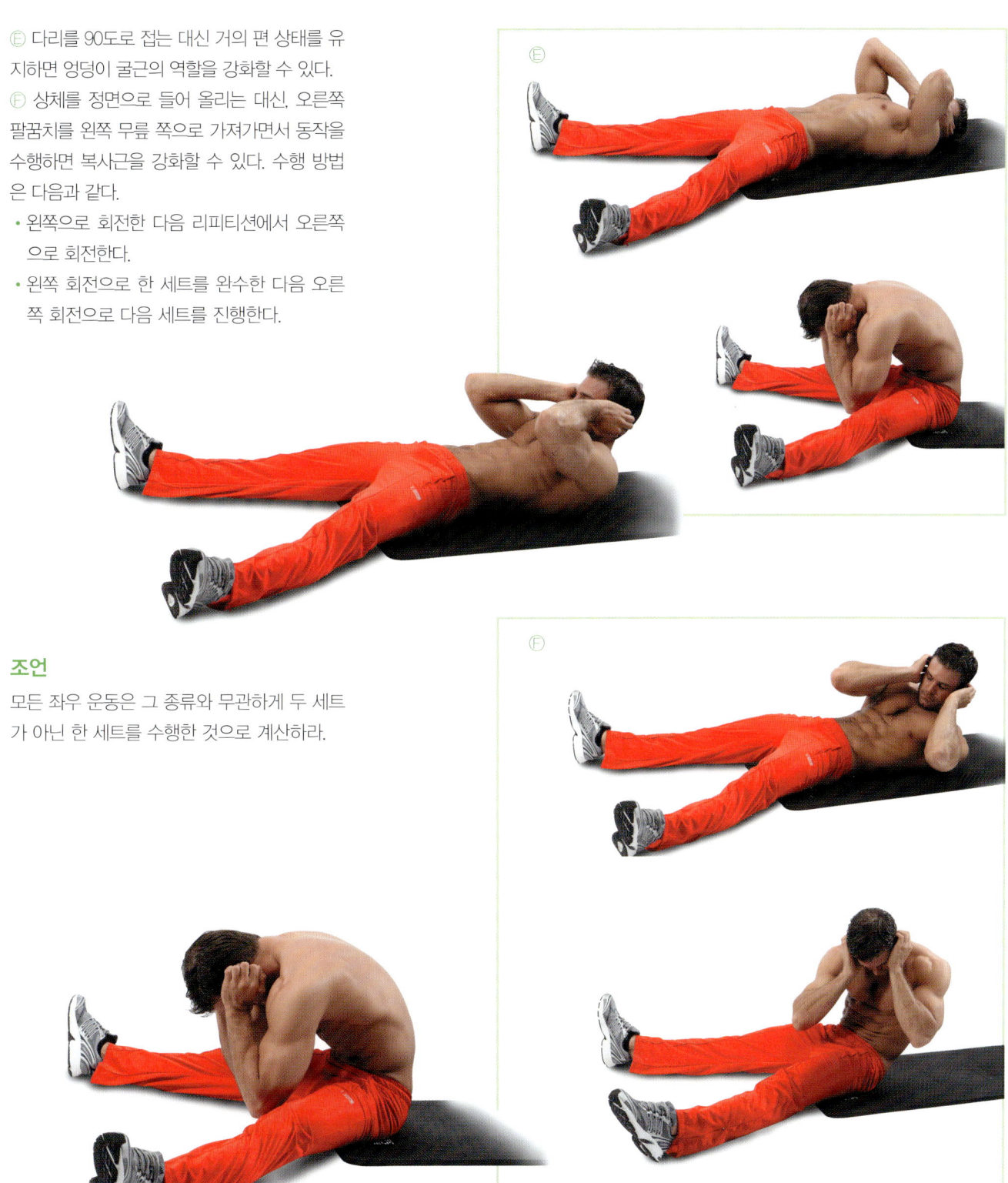

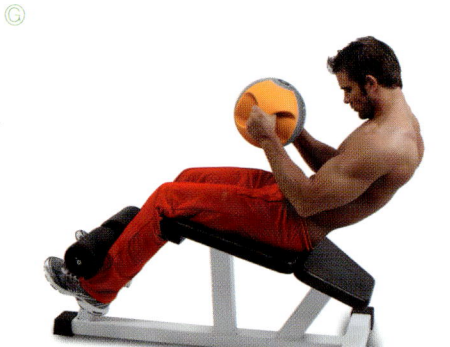

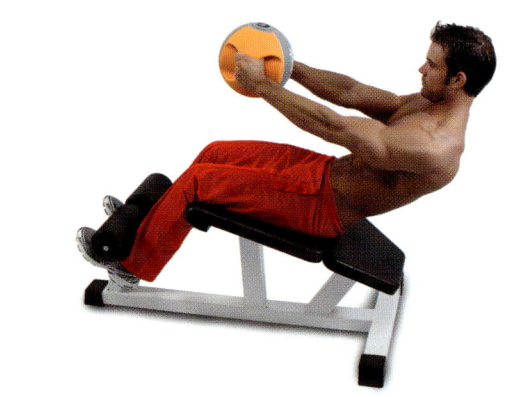

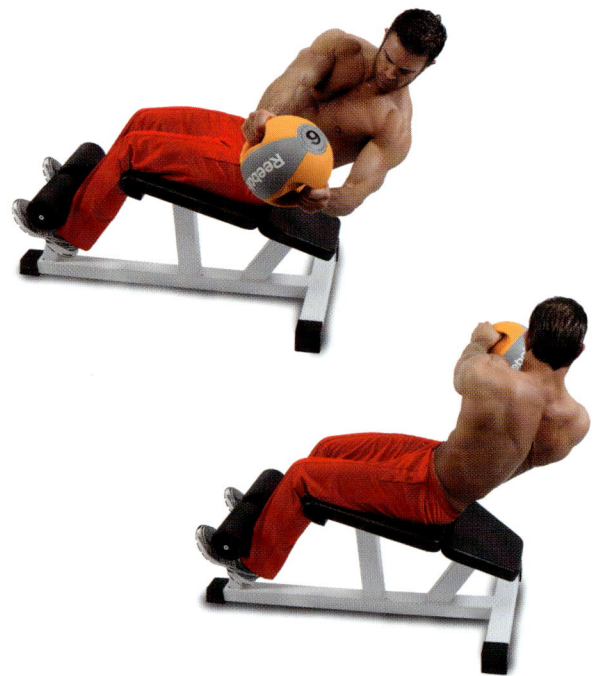

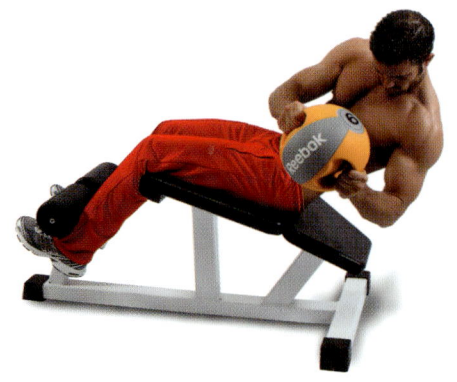

Ⓖ 복근 운동 보드 위에서 도구를 쥐고 회전 동작을 할 수도 있다.

장점
빠른 속도로 움직이기 위해 강한 장요근이 필요한 육상 선수들에게 싯업은 특히 유용한 동작이다. 달리기와 상체 회전을 동시에 요구하는 스포츠 훈련에서는 옆의 사진과 같은 회전 싯업을 시도하여 보자.

단점
복직근만 동작에 관여하는 것은 아니다. 이 동작에서는 장요근이 개입한다. 상체 들어 올리기에 다리가 개입될수록 복근의 참여도는 줄어들게 된다.

주의
장요근 때문에 생기는 긴장이 클수록 허리의 고통도 참기 어려워진다. 척추에 약간이라도 통증이 있으면 이 동작은 피하는 것이 좋다.

상체를 들어 올릴 때 자극되는 근육들

장요근 관련 근육

흉골과 치골을 근접하게 하는 복근

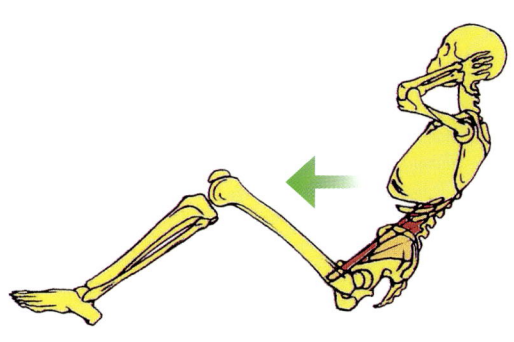

장요근의 작용

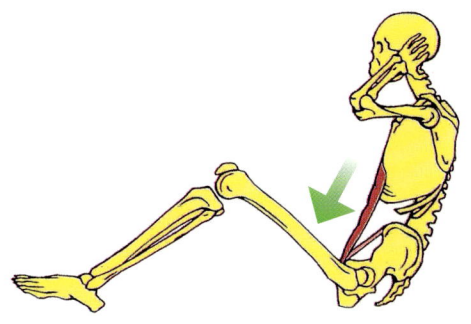

복직근의 작용

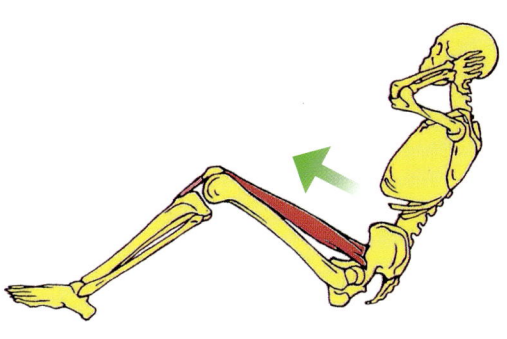

대퇴직근의 작용

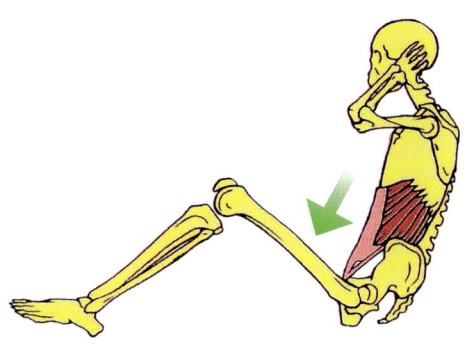

외복사근의 작용

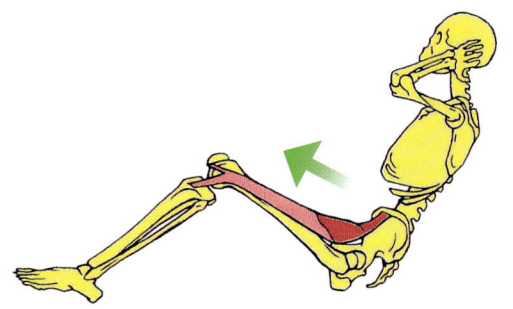

대퇴근막장근의 작용

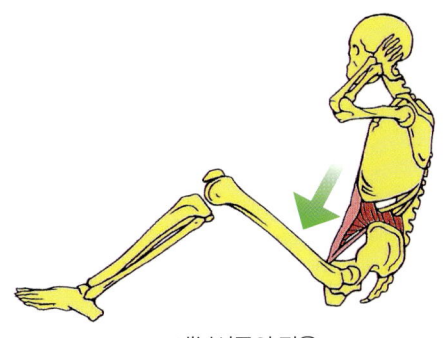

내복사근의 작용

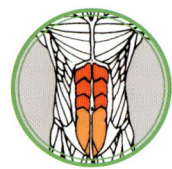

하복부 단련 동작

철봉에서 골반 기울이기

이 동작은 연습하면 하복부를 수축하는 방법을 빠르게 익힐 수 있다.

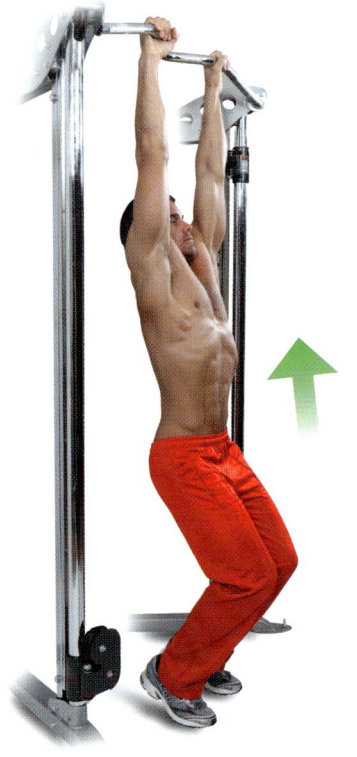

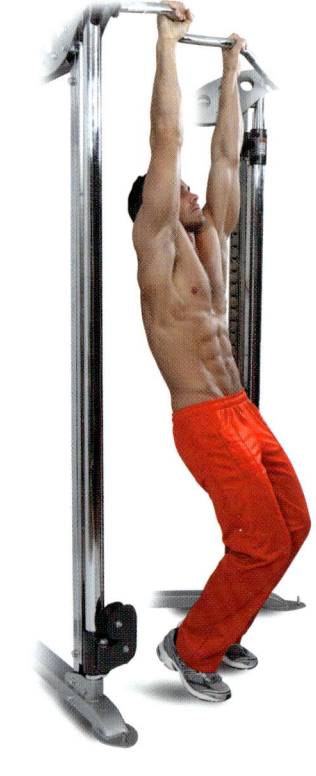

동작 포인트

초보자는 팔에 힘을 아주 조금만 싣도록 하자. 그래야 하복부의 운동을 잘 의식할 수 있다. 엉덩이를 뒤로 빼면서 등의 아랫부분이 가볍게 휘어지도록 한다. 그런 다음 엉덩이를 앞으로 내밀면서 하복부를 수축한다. 이때 허리를 세우기 위해 다리를 미는 것은 잘못된 동작이다. 하복부의 힘만으로 동작을 수행해야 한다.

세트마다 팔에, 즉 복부에 중량을 조금씩 더 실리도록 해보자. 연습의 난이도가 증가할 것이다. 하지만 팔에 너무 많은 저항이 가해지지 않도록 주의해야 한다. 팔에 너무 많은 저항이 가해지면 하복부가 단련되지 않고 오히려 이완시켜야 하는 근육들이 개입된다.

- 양손 엄지손가락이 마주 보도록 철봉을 잡고 매달린다. 손은 어깨너비만큼 벌린다. 발은 몸의 앞쪽에 두고 발바닥은 땅에 닿게 한다. 넓적다리는 바닥과의 각도가 약 120도를 이루도록 한다(사진 1과 2). 철봉이 너무 높으면 벤치나 의자, 발받침 위에 발을 올려놓자.

- 몸의 무게가 전부 발에 실리지 않도록 팔이 어느 정도 긴장을 유지해야 한다. 다리를 미는 것으로 긴장을 조절할 수 있다.

측면에서 본 골반의 움직임

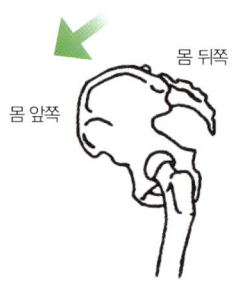
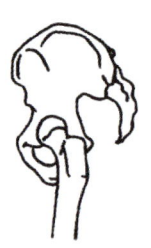
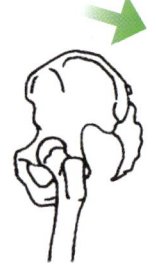

앞으로 기울어졌을 때   똑바로 섰을 때   뒤로 기울어졌을 때

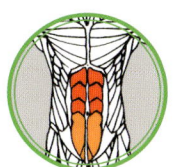

하복부 단련 동작
다리 들어 올리기

이 동작을 연습하면 하복부를 수축하는 방법을 빠르게 익힐 수 있다.

❶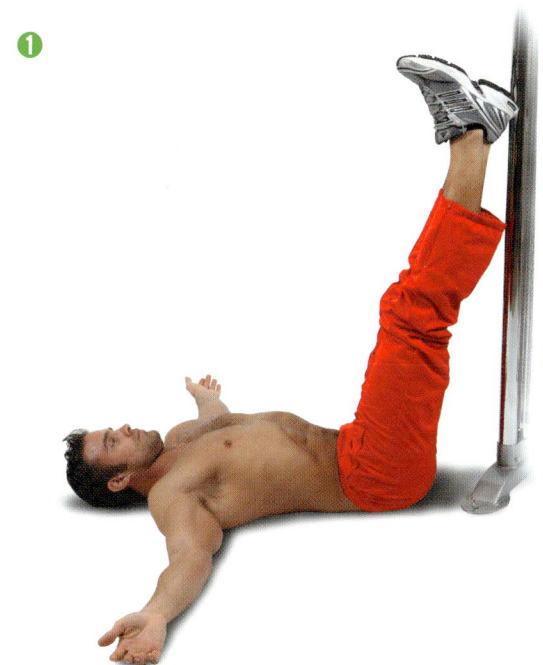

❷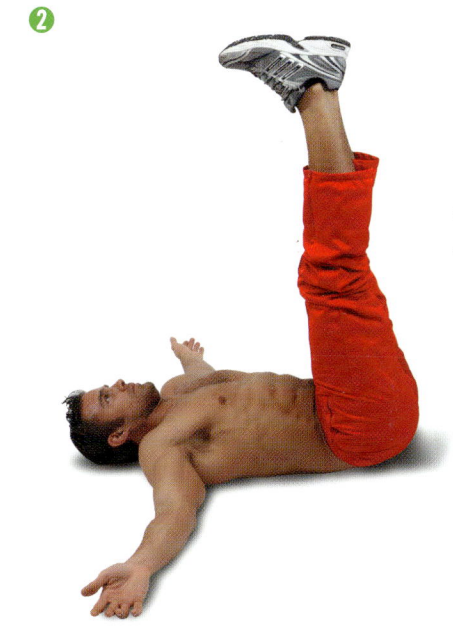

- 바닥에 등을 대고 눕는다. 엉덩이는 벽에서 30cm 정도 떨어뜨린다. 다리는 곧게 펴고 발뒤꿈치를 벽에 댄다(사진 1).

- 하복부의 힘으로 넓적다리를 머리 방향으로 당겨 엉덩이가 바닥에서 떨어지게 한다. 몇 초 동안 수축 상태를 유지한 후 발뒤꿈치를 벽에 내려놓는다.

- 이 동작은 가동 범위가 작고 이동 각을 완벽하게 제어할 수 있기 때문에, 엉덩이 굴근이 동작을 방해하지 못하게 하면서 하복부를 동원할 수 있게 해준다.

운동 동작

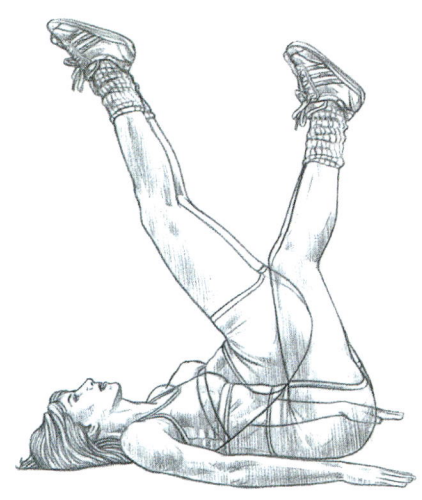

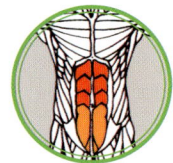

하복부 단련 동작

철봉에서 다리 들어 올리기

이 동작은 복부 전체, 특히 하복부를 단련하는 것이 목표다. 이 동작은 복근에 가해지는 저항이 매우 크기 때문에 다리 들어 올리기의 응용 동작(62쪽~67쪽 참조) 중에서 난이도가 가장 높은 동작이다.

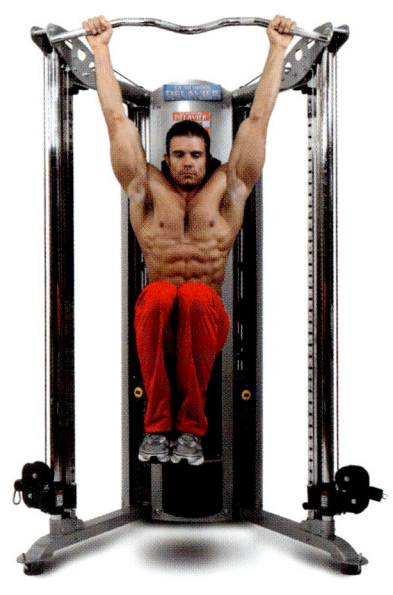

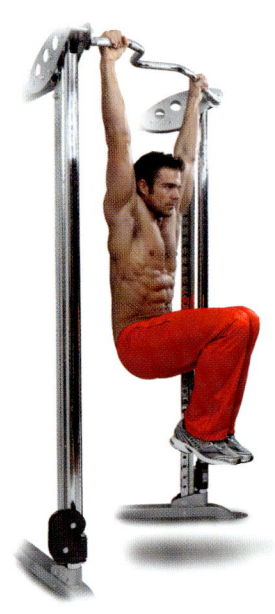

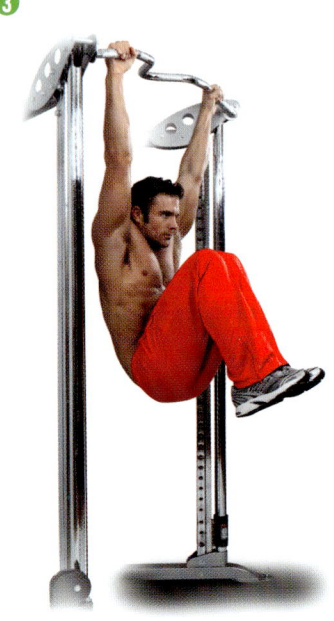

- 양손 엄지손가락이 마주 보도록 철봉을 잡고 매달린다. 손은 어깨너비만큼 벌린다. 넓적다리가 바닥과 수평이 되도록 들어 올리고 무릎을 구부린다(사진 1과 2).

- 하복부의 힘으로 골반을 앞쪽으로 움직여 무릎을 어깨방향으로 가져온다(사진 3). 몸을 최대한 둥글게 하고 골반을 가능한 한 높게 올린다. 1초만 수축 상태를 유지한 후 골반을 내려놓는다. 이때 넓적다리가 바닥과 수평 각도 이하로 내려가지 않게(다리와 상체의 각도를 90도 이하로 유지) 주의해야 한다.

동작 포인트

처음 이 동작을 연습할 때 가장 어려운 점은 몸이 지나치게 흔들리지 않도록 제어하는 것이다. 바닥이나 벤치, 복근 운동 보드에서 수행하는 다리 들어 올리기 동작에서는 강한 표면에 몸이 안정적으로 고정되는 데 반해, 철봉에서는 몸을 안정적으로 잡아 주는 것이 없다. 연습을 통해 몸이 과도하게 흔들리지 않도록 한다.

동작 중 철봉에서 손을 놓치지 않기 위해 손을 철봉에 강하게 고정해주는 가죽 띠가 있다(110쪽 하단 사진 참조).

⚠️ 일반적으로 가장 흔히 범하는 실수는 무릎이 바닥을 향하는 자세에서 넓적다리가 바닥과 수평이 되는 자세로 동작을 수행하는 것이다. 이처럼 원 아랫부분의 4분의 1을 아치형으로 움직이는 동작에서는 복근보다 주로 장요근을 사용한다. 앞서 설명한 정확한 동작으로 원의 윗부분 4분의 1을 아치형으로 움직여야 복근이 제대로 운동한다. 넓적다리가 바닥과 수평인 상태에서 무릎을 가능한 한 얼굴 가까이 올려 보자.

보조 동작

'철봉에서 다리 들어 올리기' 동작을 수행하기 전에 바닥과 벤치 위에 앉아 연습하면서 힘을 먼저 기를 수도 있다. 앉아서 하는 응용 동작에서 철봉으로 가는 과정이 힘들다면 기울기가 있는 복근 운동 보드를 중간 단계로 활용해 보자. 목표 동작은 수행하는 데 도움이 될 것이다.

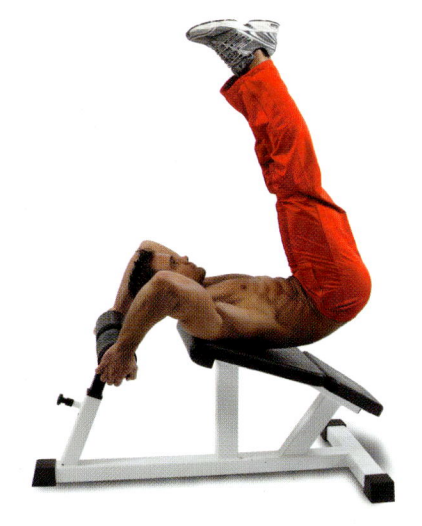
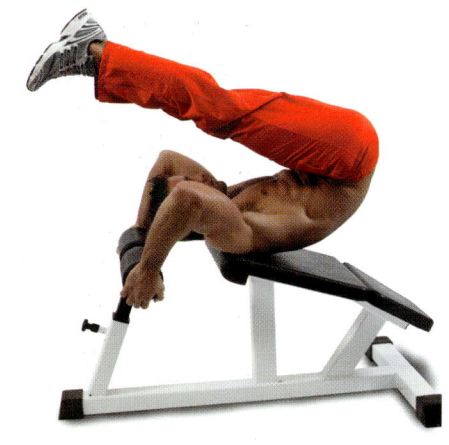

낮은 기울기에서 높은 기울기로 이행하다 보면 하복부에 점차 힘이 생겨 철봉에서도 다리를 쉽게 들어 올릴 수 있게 된다.

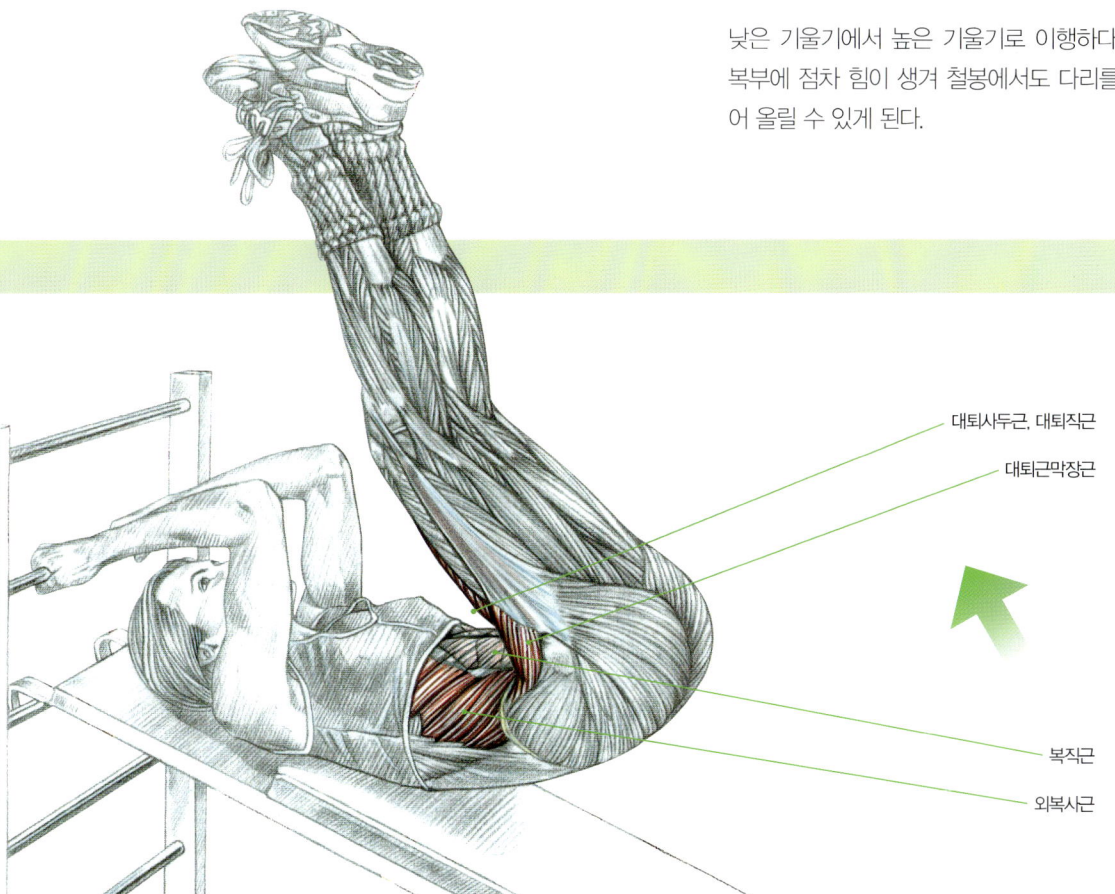

107

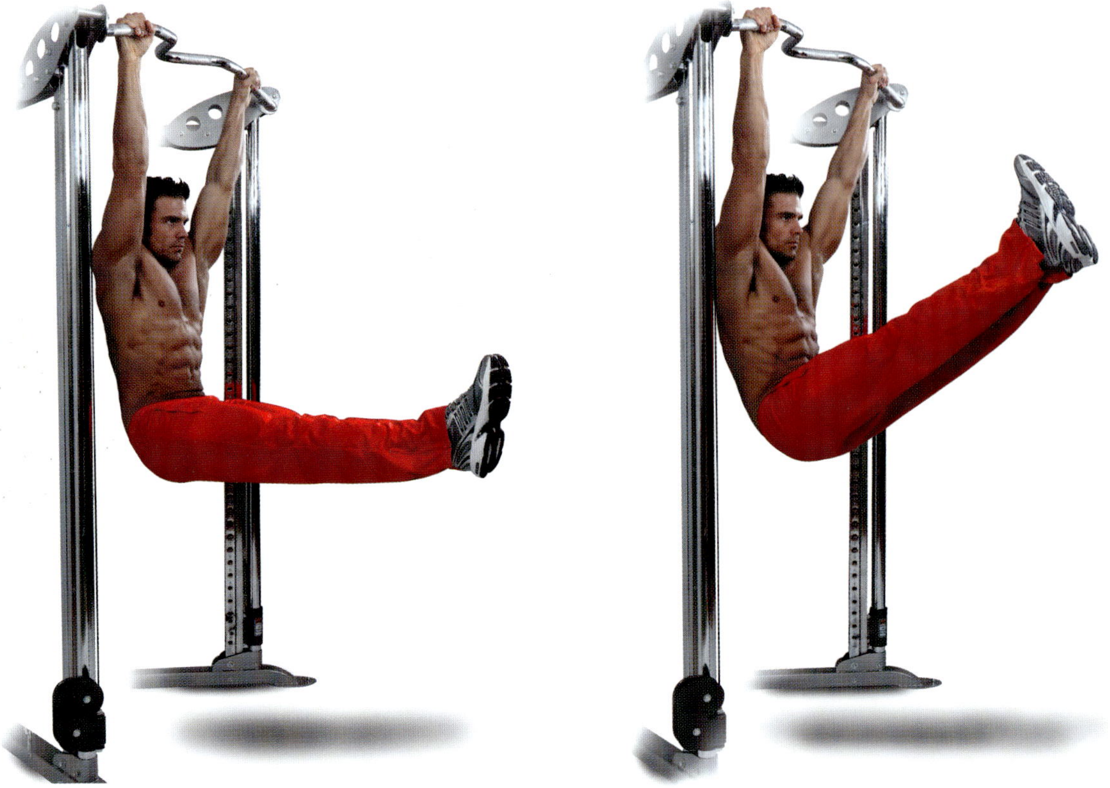

응용 동작

Ⓐ 다리를 쭉 편 상태로 동작을 수행한다(동작이 확실히 더 어려워진다).

• 처음에는 다리를 펴고 동작을 시작하다가, 피로감이 들 때 다리를 접어 동작을 수행하면 리피티션을 더 많이 수행할 수 있다.

Ⓑ 복근에 가해지는 저항을 늘리려면 양발 사이에 중량을 추가하여 실시한다.

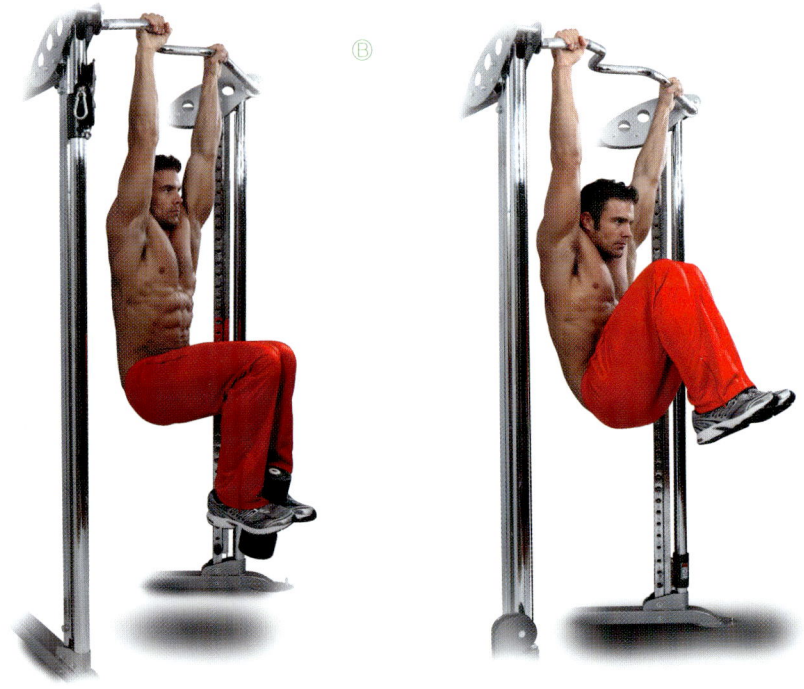

◎ 복근에 가해지는 저항을 줄이기 위해 한 번에 한쪽 다리만 들어 올리는 방법을 시도할 수도 있다. 하지만 척추 부위에 통증이 오면 이 응용 동작은 하지 않는 것이 좋다.

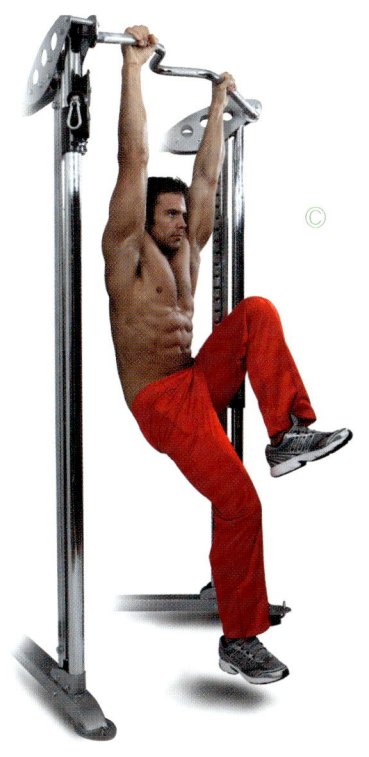

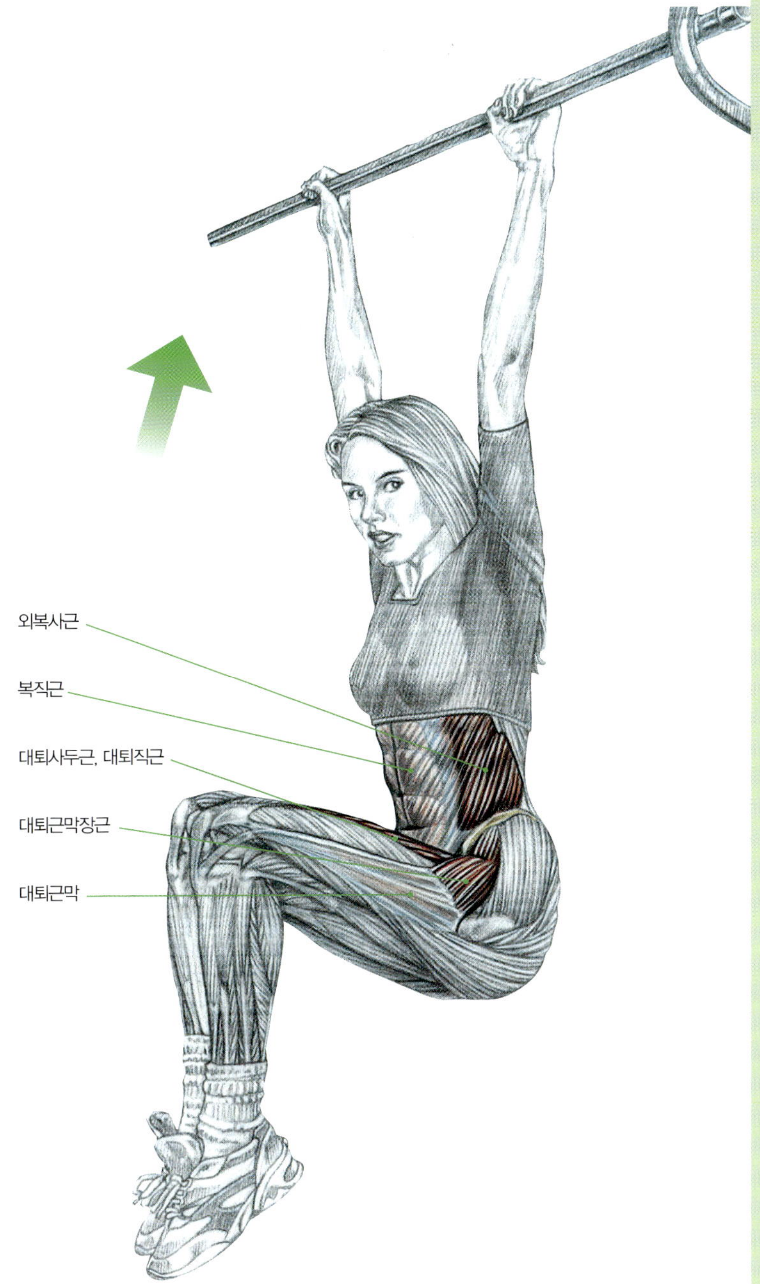

외복사근
복직근
대퇴사두근, 대퇴직근
대퇴근막장근
대퇴근막

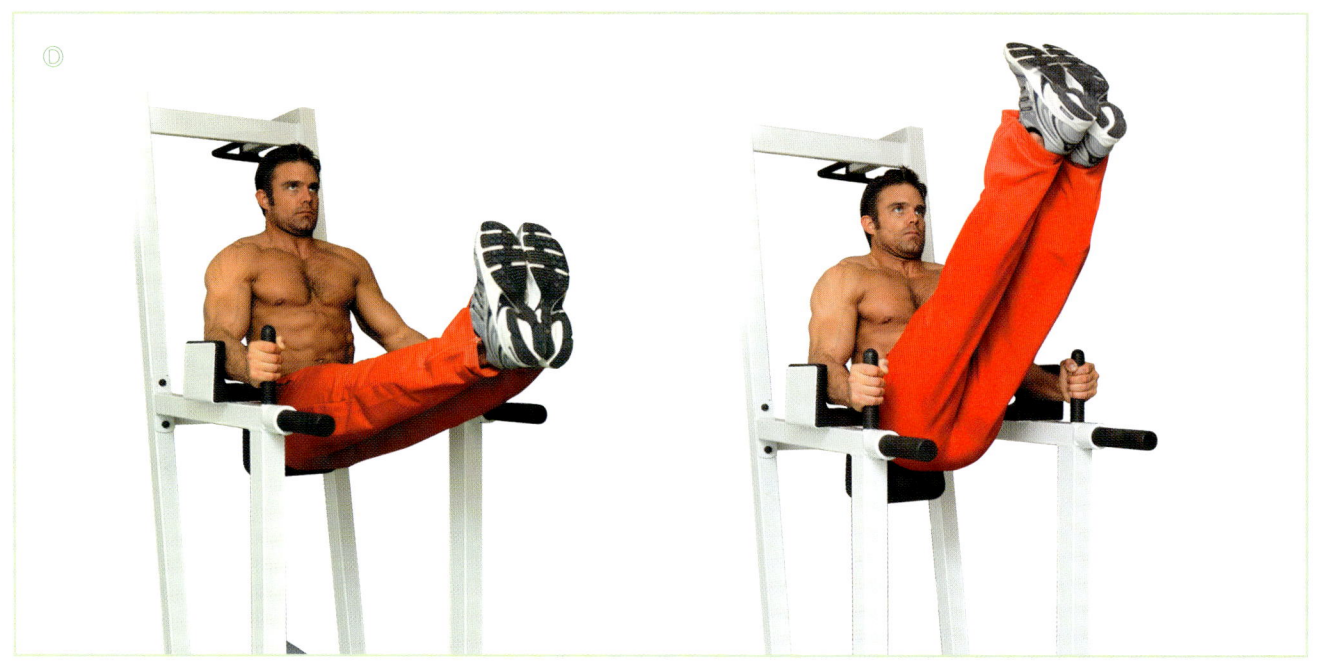

ⓓ 손 대신 팔꿈치로 매달릴 수 있는 복근 운동 의자가 있다. 이 의자를 이용하면 철봉보다 더 안정적이고 수월하게 동작을 수행할 수 있다.

ⓔ 이런 의자가 없다면 가죽 띠(Ab Straps)를 이용해 손 대신 팔뚝으로 매달려 보자. 이러한 도구를 이용하면 동작을 더 수월하게 수행할 수 있다. 앞뒤로 몸이 흔들리게 되는 것이 훈련에 다소 방해가 되지만 운동 효과는 더욱 커진다.

ⓕ 다른 동작과 연결시켜 슈퍼세트(시간차 없이 순차적으로 동시에 수행)로 연습을 할 수도 있다. 철봉에서 다리 들어 올리기를 수행하다가 힘이 빠지면 바닥에 누워 상체 측면 들어 올리기를 계속한다.

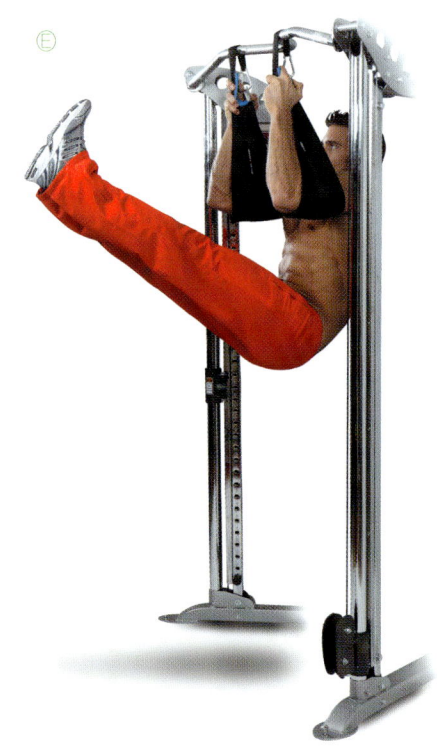

장점
하복부에 가해지는 저항이 최대가 되기 때문에 그만큼 향상 효과도 크다.

단점
하복부 단련에서 가장 큰 문제는 이 부위에 힘이 부족하다는 것이다. 다리를 들어 올려야 하는 동작은 운동선수에게 매우 큰 저항을 가한다. 결과적으로는 하복부의 힘이 아닌, 동원 가능한 다른 부위의 근력을 모두 끌어오게 되어 동작을 제대로 수행하기 어려워진다. 허리가 당기는 느낌이 드는 것은 동작을 잘못 수행했기 때문이다. 동작을 학습하는 데는 시간이 필요하다.

주의
다리가 수평각도 아래로 내려오면 등 아랫부분이 휘게 되어 위험하다. 이것은 잘못된 근육을 쓰고 있음을 의미한다.

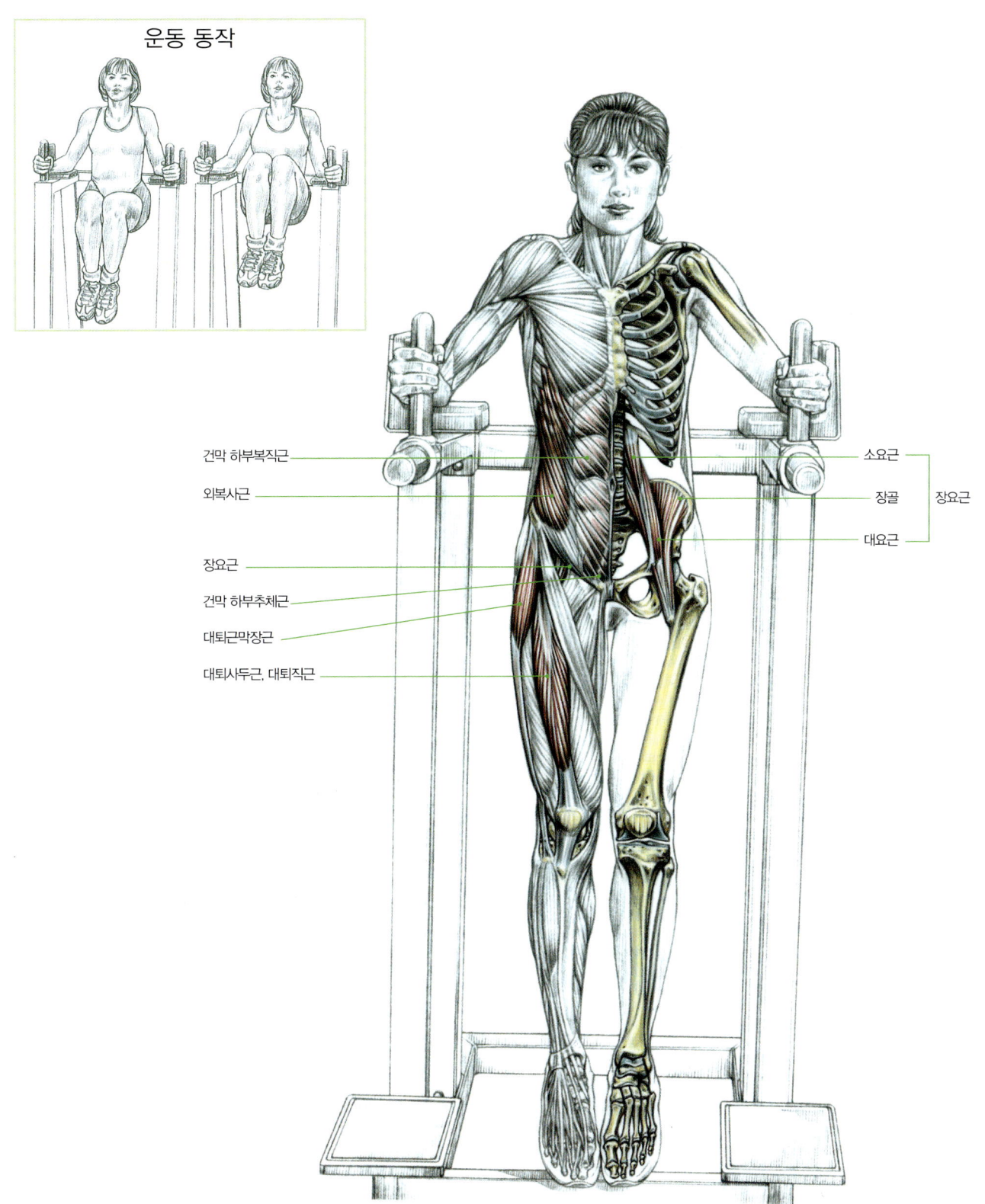

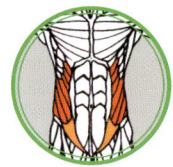

복사근 단련 동작
철봉에서 다리 측면 들어 올리기

이 동작은 복사근과 요방형근을 단련한다.

❶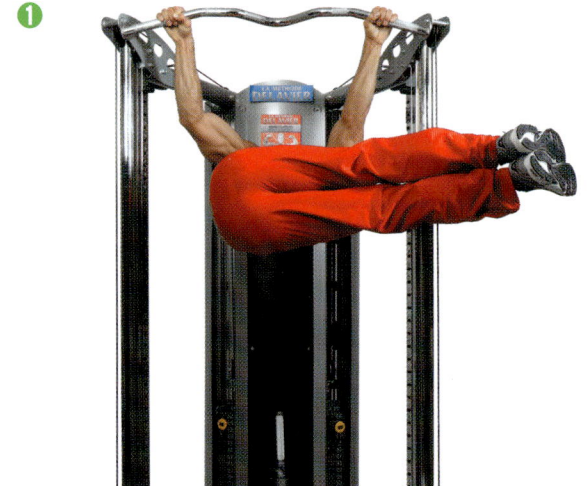

❷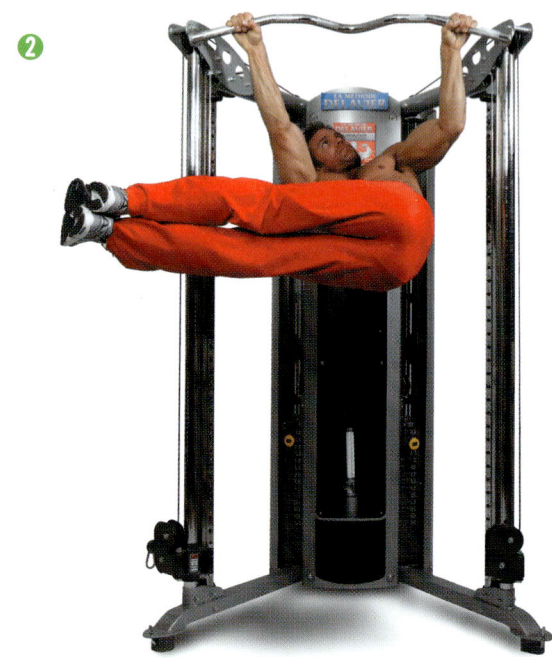

- 양손 엄지손가락이 마주 보도록 철봉을 잡고 매달린다. 손은 어깨너비만큼 벌린다. 다리를 상체와 90도가 되도록 들어 올리고 넓적다리는 바닥과 수평이 되게 한다.

- 복사근의 힘으로 엉덩이를 오른쪽으로 기울인 다음, 골반을 앞쪽으로 회전시키면서 엉덩이를 최대한 든다. 수축 상태를 1초간 유지한 후 다시 내려놓는다. 왼쪽으로도 같은 동작을 수행한다.

응용 동작

Ⓐ 복사근에 가해지는 저항을 줄이기 위해 한 번에 한쪽 다리만 올려 운동할 수도 있다.

Ⓑ 다리를 편 상태로 동작을 수행을 하다가 체력이 떨어지면, 장딴지를 넓적다리 아래로 접어 동작을 수행할 수 있다. 저항이 줄어들어 연습이 더 쉬워진다(113쪽 왼쪽 상단 그림 참조).

Ⓒ 동작이 너무 쉽다면 양발 사이에 작은 덤벨을 끼우고 수행하여 보자.

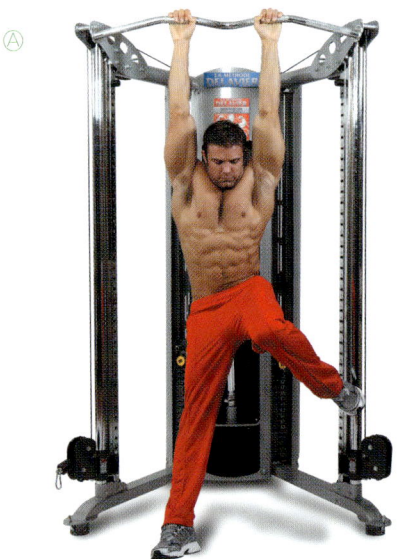

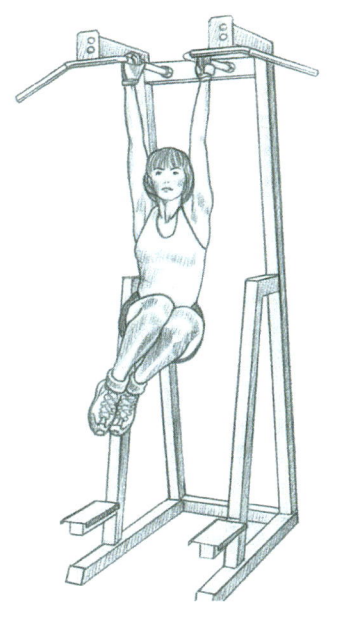

요방형근

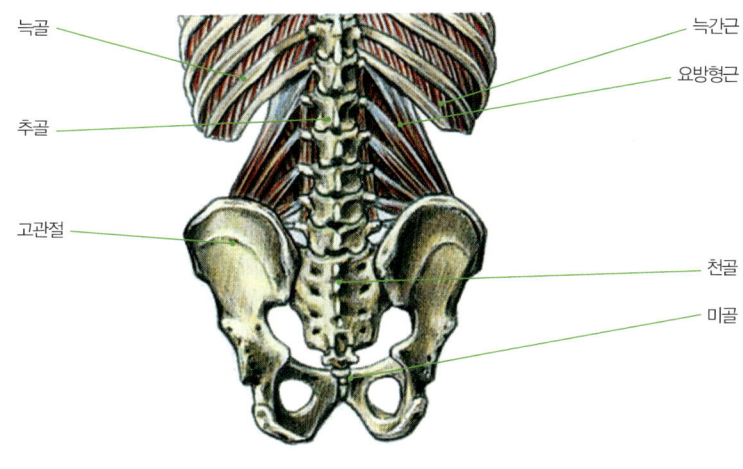

- 늑골
- 늑간근
- 추골
- 요방형근
- 고관절
- 천골
- 미골

Ⓓ 복근 운동 의자를 이용해 손 대신 팔꿈치로 매달려 동작을 수행한다.

동작 포인트

오른쪽으로 리피티션 1회 수행 후 왼쪽으로 다음 리피티션을 수행하는 것도 가능하지만 이렇게 하면 반동을 이용하게 되어 근육의 운동이 감소될 우려가 있다. 그러므로 오른쪽 세트를 끝낸 후 왼쪽으로 다음 세트를 진행하는 것이 좋다.

힘이 부족하다면 하이풀리(124쪽 참조)를 사용한 운동을 해보자. 이 도구는 적당한 저항을 제공함으로써 동작을 수행하는 데 필요한 힘을 기를 수 있도록 해준다.

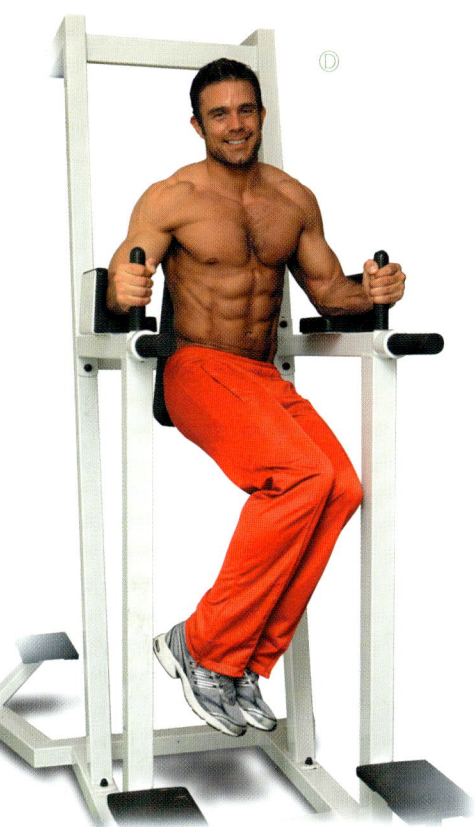

장점

매달려서 다리를 들어 올리는 동작은 척추의 압력을 줄이는 데 무엇보다 좋은 동작이다. 게다가 이 동작은 허리 보호에 중요한 역할을 하는 근육인 요방형근을 강화할 수 있는 몇 안 되는 동작 중 하나이다.

단점

리피티션을 몇 회 더 추가 반복할 때 힘을 충분히 내지 못하는 경우가 있다. 이 경우 파트너가 다리를 받쳐주면 복사근에 가해지는 저항을 줄일 수 있다. 파트너가 없는 경우 한쪽 다리를 접고 다른 쪽 다리를 몸에 따라 펴면 넓적다리의 무게 일부를 줄일 수 있다.

주의

몸을 흔들거나 엉덩이를 급하게 들어 올리면 허리 디스크를 유발할 수 있다.

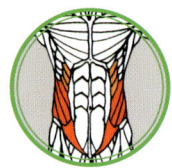

복사근 단련 동작

바닥에서 골반 회전하기

허리 군살을 공략하는 복사근 단련 동작이다.

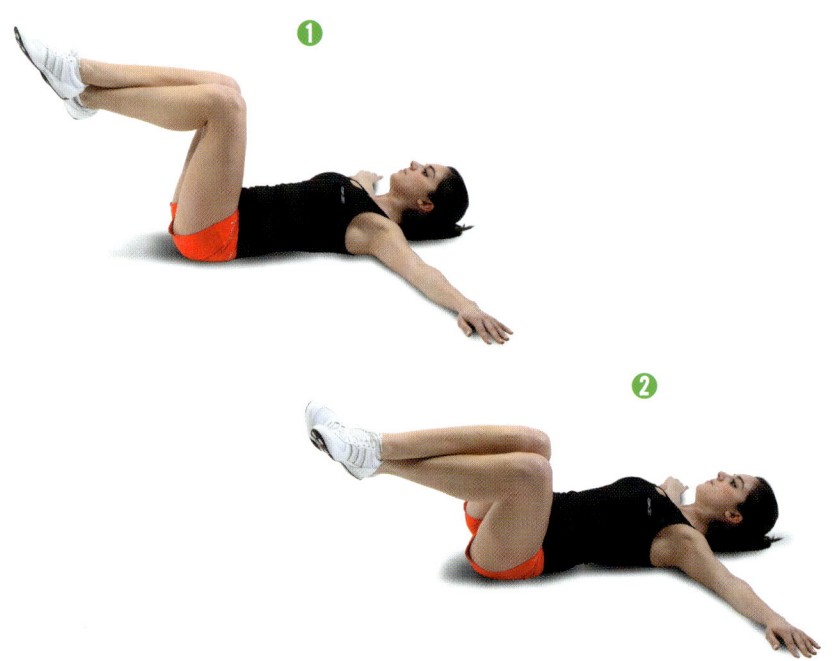

- 바닥에 등을 대고 눕는다. 손을 열십자로 펴고 다리는 90도로 접는다(사진 1). 무릎을 천천히 왼쪽으로 기울인다. 초반에는 각도를 작게 기울이다가 리피티션을 반복 수행하면서 점점 각도를 더 크게해 무릎을 내려 보자. 단 통증이 느껴지지 않는 범위 내에서 수행한다(사진 2).

- 스트레칭 자세에서 잠시 정지한 후(사진 3) 무릎을 다시 올린다. 지속적인 긴장을 유지하기 위해서는 처음 자세로 천천히 돌아오면서 무릎이 상체와 일직선이 되기 바로 전에 잠시 멈추도록 한다. 오른쪽 세트가 끝나면 왼쪽 세트를 수행한다.

장점
허리 군살을 공략하는 운동은 본 동작 외에 거의 없다.

단점
등에 문제가 있다면 이러한 회전 동작은 하지 말아야 한다.

주의
너무 과장되거나 빠르게 회전하지 말아야 한다. 운동 폭을 넓히고 동작을 빠르게 수행하는 것보다는 운동 폭을 줄이고 아주 천천히 수축하는 것이 보다 높은 운동 효과를 가져온다.

동작 포인트
무릎을 오른쪽으로 기울이면 왼쪽 엉덩이는 바닥에서 들어 올려진다. 오른쪽 엉덩이는 계속 바닥에 닿은 상태를 유지한다. 이때 머리는 정면을 향하고 목은 움직이지 않는다

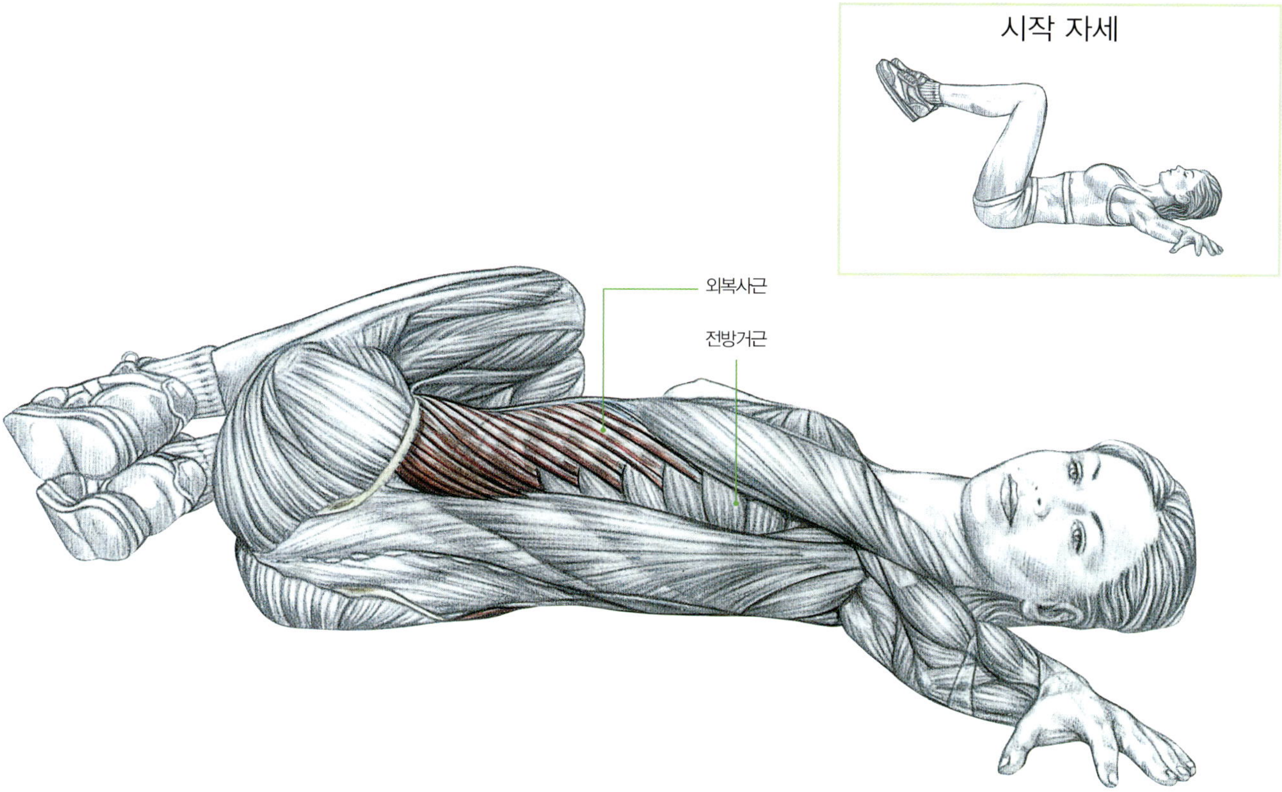

시작 자세

외복사근
전방거근

응용 동작

다리를 펴고 회전 동작을 수행하는 방법도 있다(최고난도).

이 회전 동작은 척추를 이완시키는 스트레칭 운동으로 사용할 수도 있다. 이 경우 근육은 역동적으로 운동하지 않는다. 왼쪽 넓적다리를 편하게 바닥에 두고 15초에서 1분간 스트레칭 자세를 유지한다. 그다음 오른쪽 넓적다리로 동작을 실시하라.

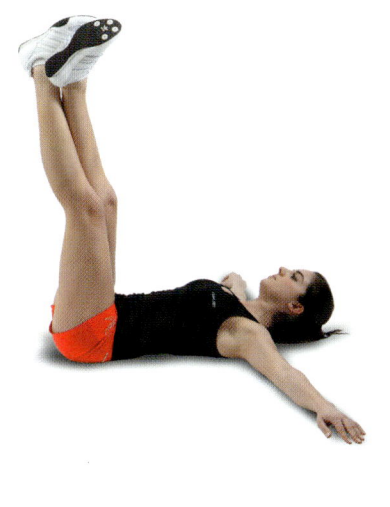
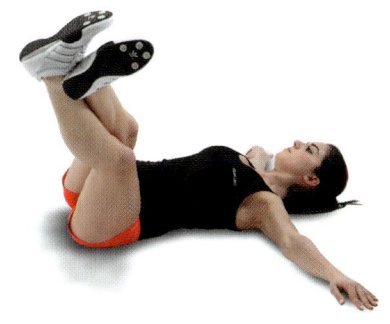
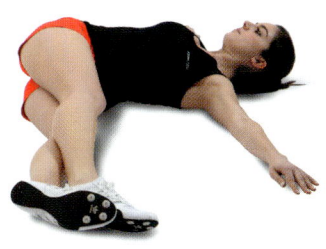

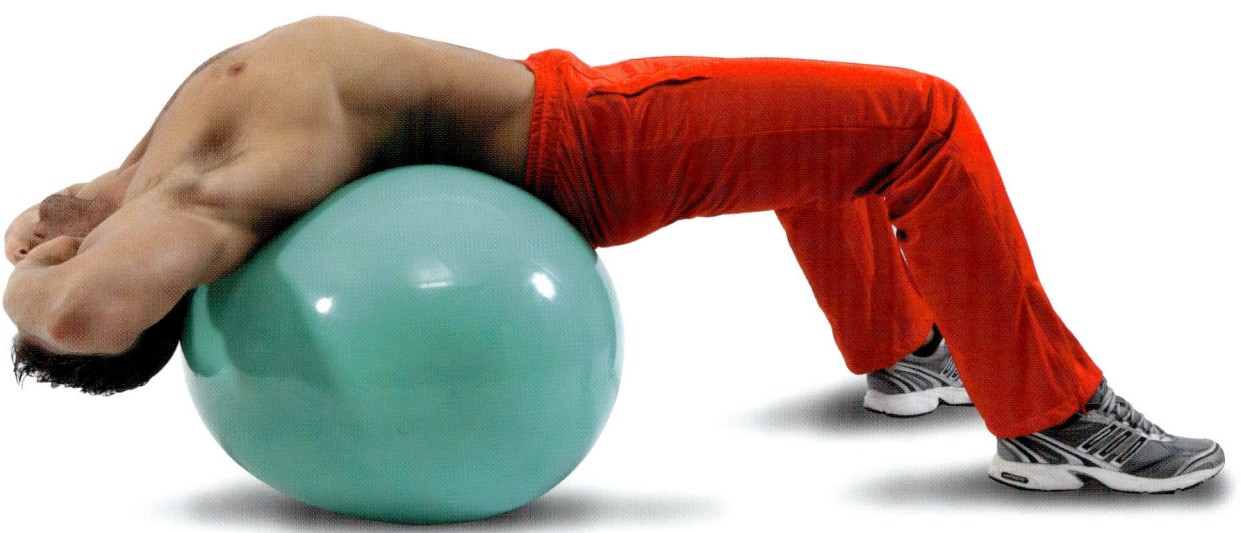

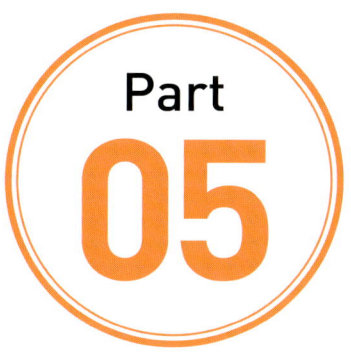

운동 기구와 보조 도구를 사용한 복근 운동

적절한 헬스 기구는 운동을 더욱 즐기게 해줄 뿐만 아니라 효과를 배가시켜 준다.
여기서는 운동 기구의 사용법과 함께 지속적으로 수행하기 좋은 동작들을 소개한다.

복근 운동 기구는 올바른 자세를 취하는 데 도움을 준다

복근 운동 기구의 장점은 복근 운동 시 바른 동작이 이루어지도록 만들어 준다는 점이다. 초보자들이 정확한 자세로 동작을 수행하기란 쉬운 일이 아니다. 이론적으로 운동 기구는 이러한 학습 단계 없이 즉각적으로 운동효과를 발휘할 수 있도록 도움을 줘야 한다.

그러나 불행하게도 현실에서는 검증되지 않은 운동 기구들이 넘쳐나고 있다. 그리고 복근은 이러한 기구들에 의해 큰 손상을 입기 쉬운 근육 중 하나가 되었다. 부적합한 운동 기구를 사용하게 되면 도움이 되기는커녕 오히려 바르지 못한 자세로 동작을 진행하게 만든다. 잘못 고안된 운동 기구는 동작을 불안정하게 만들 뿐만 아니라 부상의 위험까지 높인다.

그나마 다행인 것은 최근 출시하는 새로운 기구 중에는 운동 효과를 높이고 바른 자세를 유도하는 등 훌륭하게 고안된 제품들이 많아지고 있다는 사실이다. 운동 역학적으로 적합하게 고안되어 기능이 검증된 운동 기구는 척추를 둥글게 만들고 자세를 바로잡는 데 도움을 준다.

가정용 운동 기구에는 어떤 장점이 있을까?

수많은 홈쇼핑 프로그램들이 기발한 제품을 선보이며 별다른 노력 없이도 콘크리트와 같은 단단한 복근을 만들 수 있다고 광고한다. 그리고 이런 광고를 보다 보면 광고 속 제품의 사용만으로도 복근이 쉽게 발달될 수도 있겠다는 생각이 들 수 있다. 실제로 이런 기구들을 사용하는 사람들은 그렇게 믿고 싶을 것이다.

그러나 실상은 완전히 속고 있다고 단언할 수 있다. '초콜릿 복근'을 만들기 위해서는 운동뿐만 아니라 영양 섭취에서도 강한 의지와 불굴의 인내심이 필요하기 때문이다. 운동 기구는 운동 효과를 조금 더 높여주는 수단일 뿐이지, 목표를 달성하게 해주는 절대적인 가치가 되지는 않는다는 점을 명심하라.

가정용 운동 기구의 가장 큰 이점은 실용적인 측면에 있다. 가정용 운동 기구를 준비해 두면 헬스장까지 갈 필요가 없어 시간 소모와 번거로움을 줄여 준다. 그리고 일반적인 복근 운동들이 무미건조한 것에 비해 이런 기구들은 운동을 할 때 재미를 주기도 한다.

한편, 이러한 기구의 한계는 동작의 난이도를 높이기 어렵다는 것이다. 중량을 추가할 수 없어 근육에 가해지는 저항도 높일 수 없다. 또한 처음 한두 번 운동 기구를 사용하고 나면 더는 흥미를 느끼기 어려워 창고 구석에 처박히는 신세를 면치 못하는 경우도 많다.

프로용 운동 기구에는 어떤 장점이 있을까?

피트니스 클럽에 있는 프로용 운동 기구의 장점은 아래와 같다.

- 운동 효과를 높이는 최적의 동작을 만들어 준다.
- 다양한 기구들이 있어 단일 동작만을 수행하는 단조로움을 일시적으로 완화시킨다.
- 초보자는 물론 숙련된 운동선수들도 유용하게 적용할 수 있는 폭넓은 저항을 제공한다.

실제로 바닥에서 수행하는 연습들은 외부 저항을 추가시켜 동작의 난이도를 올리기 어렵다. 그리 무겁지 않은 중량으로도 무게 중심이 흔들려 복근의 운동량이 감소하고 장요근의 운동량이 증가하게 된다. 프로용 운동 기구는 이러한 단점을 보완하여 운동 효과를 높여 준다.

프로용 운동 기구의 가장 큰 단점을 그것을 이용하기 위해서 피트니스 클럽에 등록해야 한다는 것이다. 복근 운동만 하면 되는데 그렇게 많은 가입비를 낼 필요가 있을까? 헬스장까지 이동하면서 버려지는 시간은 말할 것도 없다. 이런 경우에는 가정용 기구만으로도 충분할 것이다.

복근 운동 기구를 꼭 사용해야 하는 것은 아니다

살펴본 바와 같이 운동 기구에는 여러 가지 장점이 있다. 하지만 복근 운동을 하는 데 운동 기구가 필수적이라거나 '운동 기구 덕분에 초콜릿 복근을 만들 수 있었다'와 같은 의미는 절대 아니다.

가장 기본적인 복근 운동 프로그램은 장비 없는 운동 동작들로 구성된다는 점을 잊지 말자.

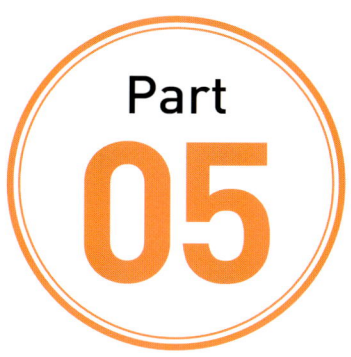

Part 05

운동 기구와 보조 도구를 사용한 복근 운동

적절한 헬스 기구는 운동을 더욱 즐기게 해줄 뿐만 아니라 효과를 배가시켜 준다.
여기서는 운동 기구의 사용법과 함께 지속적으로 수행하기 좋은 동작들을 소개한다.

복근 운동 기구는 올바른 자세를 취하는 데 도움을 준다

복근 운동 기구의 장점은 복근 운동 시 바른 동작이 이루어지도록 만들어 준다는 점이다. 초보자들이 정확한 자세로 동작을 수행하기란 쉬운 일이 아니다. 이론적으로 운동 기구는 이러한 학습 단계 없이 즉각적으로 운동효과를 발휘할 수 있도록 도움을 줘야 한다.

그러나 불행하게도 현실에서는 검증되지 않은 운동 기구들이 넘쳐나고 있다. 그리고 복근은 이러한 기구들에 의해 큰 손상을 입기 쉬운 근육 중 하나가 되었다. 부적합한 운동 기구를 사용하게 되면 도움이 되기는커녕 오히려 바르지 못한 자세로 동작을 진행하게 만든다. 잘못 고안된 운동 기구는 동작을 불안정하게 만들 뿐만 아니라 부상의 위험까지 높인다.

그나마 다행인 것은 최근 출시하는 새로운 기구 중에는 운동 효과를 높이고 바른 자세를 유도하는 등 훌륭하게 고안된 제품들이 많아지고 있다는 사실이다. 운동 역학적으로 적합하게 고안되어 기능이 검증된 운동 기구는 척추를 둥글게 만들고 자세를 바로잡는 데 도움을 준다.

가정용 운동 기구에는 어떤 장점이 있을까?

수많은 홈쇼핑 프로그램들이 기발한 제품을 선보이며 별다른 노력 없이도 콘크리트와 같은 단단한 복근을 만들 수 있다고 광고한다. 그리고 이런 광고를 보다 보면 광고 속 제품의 사용만으로도 복근이 쉽게 발달될 수도 있겠다는 생각이 들 수 있다. 실제로 이런 기구들을 사용하는 사람들은 그렇게 믿고 싶을 것이다.

그러나 실상은 완전히 속고 있다고 단언할 수 있다. '초콜릿 복근'을 만들기 위해서는 운동뿐만 아니라 영양 섭취에서도 강한 의지와 불굴의 인내심이 필요하기 때문이다. 운동 기구는 운동 효과를 조금 더 높여주는 수단일 뿐이지, 목표를 달성하게 해주는 절대적인 가치가 되지는 않는다는 점을 명심하라.

가정용 운동 기구의 가장 큰 이점은 실용적인 측면에 있다. 가정용 운동 기구를 준비해 두면 헬스장까지 갈 필요가 없어 시간 소모와 번거로움을 줄여 준다. 그리고 일반적인 복근 운동들이 무미건조한 것에 비해 이런 기구들은 운동을 할 때 재미를 주기도 한다.

한편, 이러한 기구의 한계는 동작의 난이도를 높이기 어렵다는 것이다. 중량을 추가할 수 없어 근육에 가해지는 저항도 높일 수 없다. 또한 처음 한두 번 운동 기구를 사용하고 나면 더는 흥미를 느끼기 어려워 창고 구석에 처박히는 신세를 면치 못하는 경우도 많다.

프로용 운동 기구에는 어떤 장점이 있을까?

피트니스 클럽에 있는 프로용 운동 기구의 장점은 아래와 같다.

- 운동 효과를 높이는 최적의 동작을 만들어 준다.
- 다양한 기구들이 있어 단일 동작만을 수행하는 단조로움을 일시적으로 완화시킨다.
- 초보자는 물론 숙련된 운동선수들도 유용하게 적용할 수 있는 폭넓은 저항을 제공한다.

실제로 바닥에서 수행하는 연습들은 외부 저항을 추가시켜 동작의 난이도를 올리기 어렵다. 그리 무겁지 않은 중량으로도 무게 중심이 흔들려 복근의 운동량이 감소하고 장요근의 운동량이 증가하게 된다. 프로용 운동 기구는 이러한 단점을 보완하여 운동 효과를 높여 준다.

프로용 운동 기구의 가장 큰 단점을 그것을 이용하기 위해서 피트니스 클럽에 등록해야 한다는 것이다. 복근 운동만 하면 되는데 그렇게 많은 가입비를 낼 필요가 있을까? 헬스장까지 이동하면서 버려지는 시간은 말할 것도 없다. 이런 경우에는 가정용 기구만으로도 충분할 것이다.

복근 운동 기구를 꼭 사용해야 하는 것은 아니다

살펴본 바와 같이 운동 기구에는 여러 가지 장점이 있다. 하지만 복근 운동을 하는 데 운동 기구가 필수적이라거나 '운동 기구 덕분에 초콜릿 복근을 만들 수 있었다'와 같은 의미는 절대 아니다.

가장 기본적인 복근 운동 프로그램은 장비 없는 운동 동작들로 구성된다는 점을 잊지 말자.

상복부 단련 동작
크런치 머신

이 운동 기구는 복부, 특히 상복부를 주로 단련한다. 크런치 머신은 크게 세 가지 유형이 있다.

- 유형1: 기구에 앉아 다리는 움직이지 않고 상체만 앞으로 기울인다(앉기 전에 중량과 좌석의 높이를 조절한다). 발바닥은 바닥에 밀착하거나 완충기가 있다면 그 밑에 둔다. 발이 단단히 고정될수록 장요근을 더욱 많이 끌어들인다는 단점이 있다. 그러나 무거운 중량으로 동작을 수행할 때 다리를 고정하지 않으면 기구에서 튕겨 나갈 수 있으므로 주의해야 한다. 기구의 손잡이를 잡고 팔의 힘이 아닌 복근의 힘으로 상체를 앞으로 구부린다. 최대한 구부렸을 때 잠시 정지한 후 복근을 강하게 수축한다. 천천히 처음 자세로 돌아오되, 등을 완전히 세우지는 않는다. 동작을 수행하는 동안 머리는 움직이지 않고 반드시 받침대에 고정되어 있어야 한다.

- 유형2: 기구에 앉아 상체를 앞으로 기울인다. 상체를 앞으로 기울이면서 다리도 가슴 가까이로 가져간다. 하복부뿐만 아니라 넓적다리도 어느 정도 동작을 수행하므로 장요근을 끌어들이게 된다. 상체와 하체를 동시에 움직이는 것을 제외하고 기구를 사용하는 법은 유형1과 동일하다.

- 유형3: 등을 대고 벤치에 눕는다. 이 기구는 일반 크런치의 상급 버전에 속한다. 누운 자세에서 팔꿈치를 지지대에 올리고 손잡이를 잡은 후, 복근의 힘으로 상체를 들어 올린다. 누워서 하는 점 외에는 일반 크런치와 동일하다.

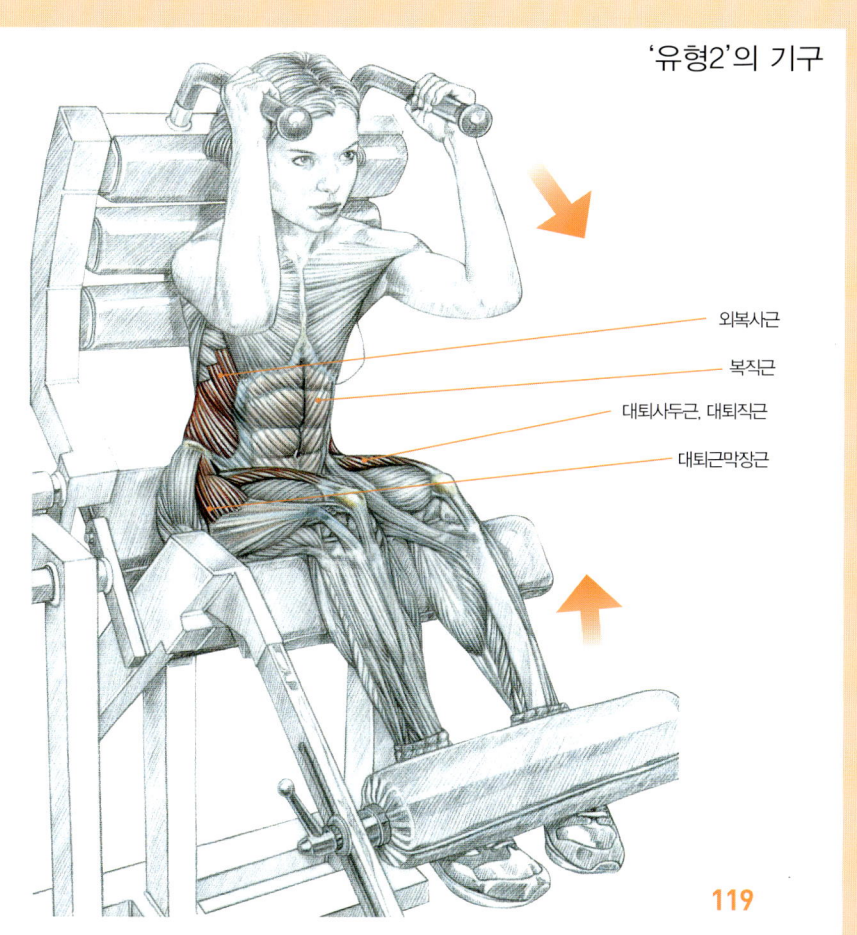

'유형2'의 기구

- 외복사근
- 복직근
- 대퇴사두근, 대퇴직근
- 대퇴근막장근

장점
기구를 이용하면 무거운 중량을 이용하는 운동을 단순화하여 수행할 수 있다. 복근과 장요근을 동시에 강화해야 하는 운동선수들에게 이 같은 기구는 유용하게 사용된다.

단점
지난 세대의 구식 모델의 경우 좋은 기구보다는 잘못 고안된 기구들이 더 많다.

주의
기구 이용시 등을 완전히 세우지 말아야 한다. 억지로 등이 휜 상태를 반복하면 척추는 결국 손상을 입게 된다. 등을 앞으로 약간 구부린 후 지속적으로 긴장을 유지하자.

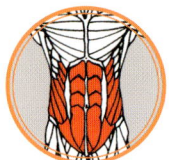

상복부 단련 동작
짐볼 위에서 크런치

이 동작은 일반 크런치의 상급 버전에 해당한다. 짐볼 위에 누워 동작을 수행하는 것은 세 가지 이점이 있다.
- 공과 척추의 곡선이 맞닿기 때문에 허리를 보다 견고하게 지탱해 준다.
- 동작 시 복근 아랫부분의 스트레칭 효과가 더 높아진다.
- 하중에 의해 공이 안으로 눌려 들어가므로 등이 잘 구부러지고 수축도 더 강하게 이루어진다.

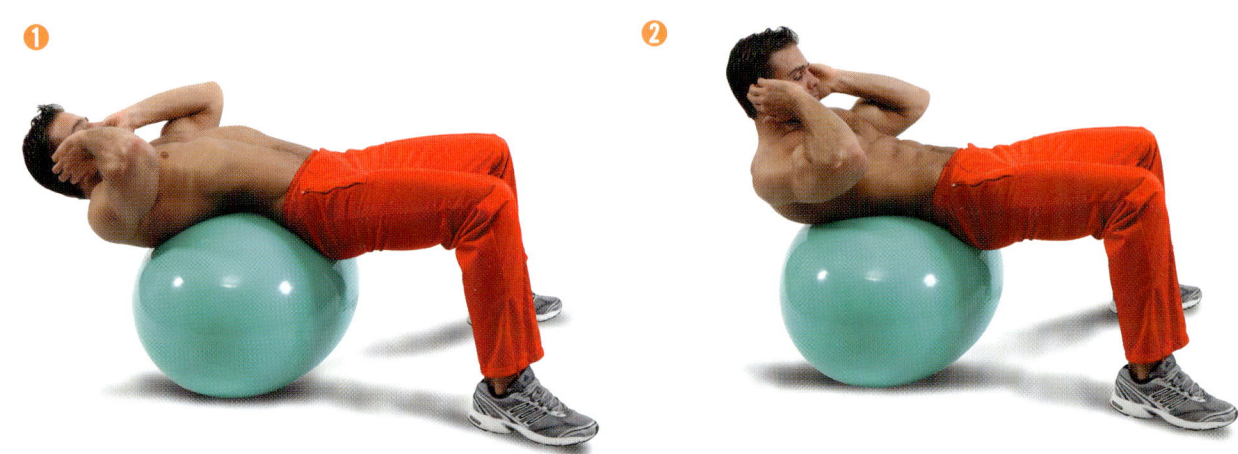

- 등의 가운데 부분이 공의 가장 높은 곳에 위치하도록 누워라. 다리는 구부린 상태에서 적당히 벌리고 발바닥은 바닥에 붙인다. 양손은 귀 옆에 두고 엉덩이와 어깨는 아래로 늘어뜨린다. 이때 엉덩이와 어깨가 항상 짐볼에 맞닿아 있어야 한다(사진 1).

- 상체를 둥글게 구부리며 어깨를 들어 올린다(사진 2). 허리 부분이 공에서 떨어지기 시작함과 동시에 동작을 멈춘다. 이 자세로 잠시 정지한 후 복근을 강하게 수축한다. 처음 자세로 천천히 돌아와 다시 시작한다. 동작은 언제나 천천히 수행한다.

동작 포인트
상체를 들어 올리는 동안 공이 빠져나가지 않도록 짐볼을 받침대 위에 두는 것이 좋다. 받침대가 없다면 파트너가 직접 잡아줄 수도 있다.

장점
동작의 가동 범위가 일반 크런치의 두 배 이상이므로 복근 운동에 더욱 효과적이다.

주의
이 동작을 할 때 과도한 스트레칭을 해서는 안 된다. 공이 바닥에 안정적으로 고정되어 있지 않으면 바닥으로 떨어질 수도 있다.

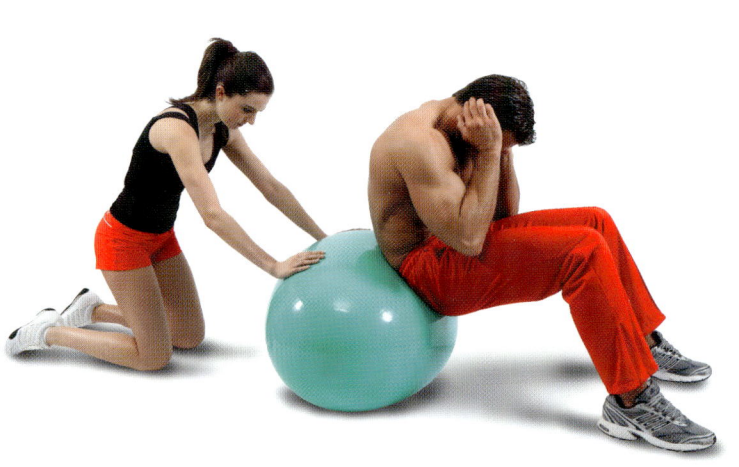

응용 동작

Ⓐ 짐볼과 같은 역할을 하는 반쪽짜리 공이 있다. 유일한 차이점은 반쪽짜리 공이 더 안정적이라는 것이다. 반쪽짜리 공을 이용하면 균형감을 기르는 연습을 할 수는 없지만 몸이 밑으로 미끌어지는 것을 방지할 수는 있다.

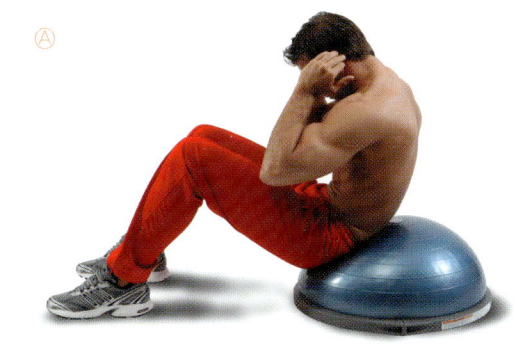

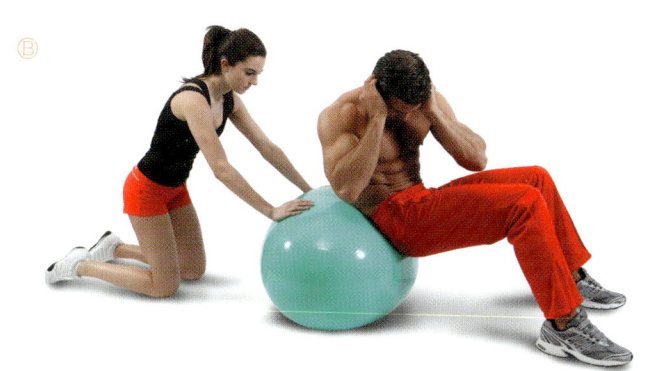

Ⓑ 짐볼은 측면 회전 운동에 매우 적합하다. 상체를 잘 일으킬 수 있도록 해줄 뿐만 아니라 회전에도 도움이 된다. 바닥에서의 운동보다 수축을 강하게 할 수 있다. 대신 이 동작에서는 공이 바닥에 잘 고정되어 있지 않으면 미끄러질 위험이 특히 크므로 주의해야 한다.

Ⓒ 운동 범위를 극대화하려면 공 위에서 크런치를 하는 대신 싯업을 수행해 보자.

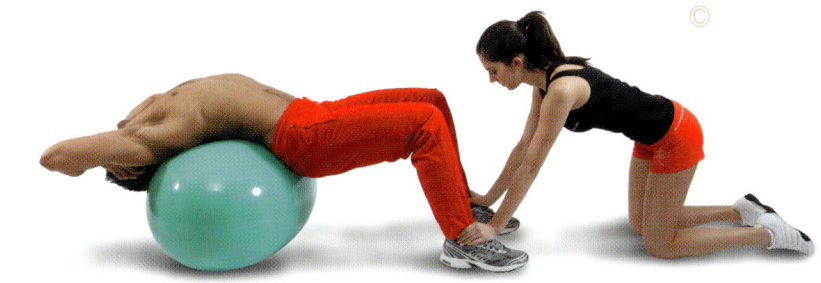

Ⓓ 짐볼이 준비되어 있지 않다면 벤치에 교차하여 누워라. 상체와 엉덩이 부위가 대부분 허공에 떠 있게 된다. 운동 범위가 공 위에서 보다 더 커질 수 있지만 자세가 불편하고 등이 제대로 지탱되지 않는 단점이 있다.

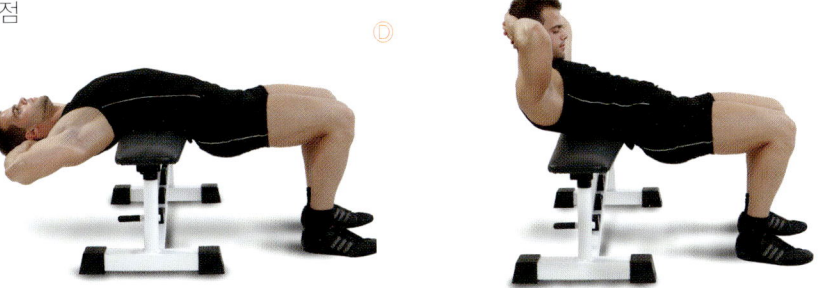

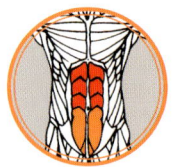

상복부 단련 동작

앞뒤로 움직이는 기구를 이용한 크런치

이 동작은 복근 전체, 특히 상복부를 단련한다.

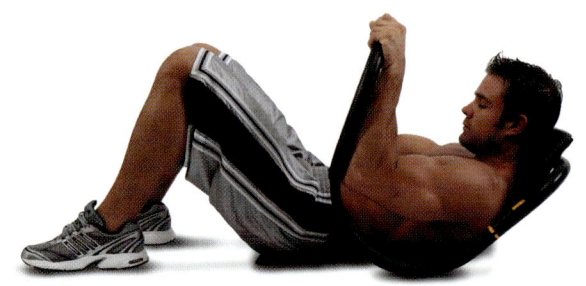

- 바닥에 등을 대고 눕는다. 무릎을 구부리고 발바닥을 땅에 디딘다. 손은 기구의 위쪽 손잡이를 잡는다. 목덜미는 머리 받침 위에 잘 고정한다.

- 기구가 이끄는 궤적을 따라 상체를 천천히 구부리며 어깨를 바닥에서 뗀다. 허리를 바닥에 붙인 상태로 상체는 가능한 한 높게 올린다. 이 자세에서 잠시 정지한 후 복근을 강하게 수축한다. 천천히 처음 자세로 돌아와 다시 시작한다. 동작은 항상 천천히 수행한다.
- 수축할 때 숨을 내쉰다.
- 상체를 바닥에 내려놓으며 숨을 들이쉰다.

동작 포인트

팔의 힘이 아닌 복근의 힘을 이용해 상체를 드는 것이 목표이다. 따라서 손으로 손잡이를 밀어서는 안 된다. 손은 그냥 손잡이를 잡고 있기만 하고 운동에 개입하지 말아야 한다. 단, 동작의 마지막에 추가 리피티션을 수행하려 할 때는 손의 힘을 이용할 수 있다.

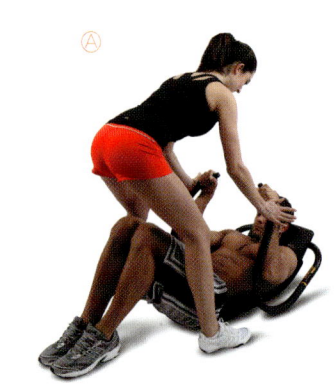

장점
크런치 기구를 통해 복근의 운동을 바로 느낄 수 있다.

단점
기구를 준비해야 한다.

주의
손의 힘을 사용하거나 반동을 이용해 너무 높게 들어 올리지만 않는다면 안전하게 운동할 수 있다. 상체는 그대로 두고 손으로 기구를 밀면 목덜미에 충격이 가해질 수 있다.

응용 동작
Ⓐ 파트너가 손잡이를 눌러 주면 복근에 가해지는 저항이 증가한다.
Ⓑ 옆으로 누워 동작을 수행하면 복사근을 단련할 수 있다.
Ⓒ 연습의 난이도를 높이려면 머리와 기구 사이에 작은 원판을 두고 동작을 수행해 보자. 수건을 접어서 받쳐 놓으면 몸과 원판 사이에서 완충 역할을 도와줄 것이다. 동작 중에 원판이 미끄러져 목덜미에 충격을 주지 않도록 주의하라.

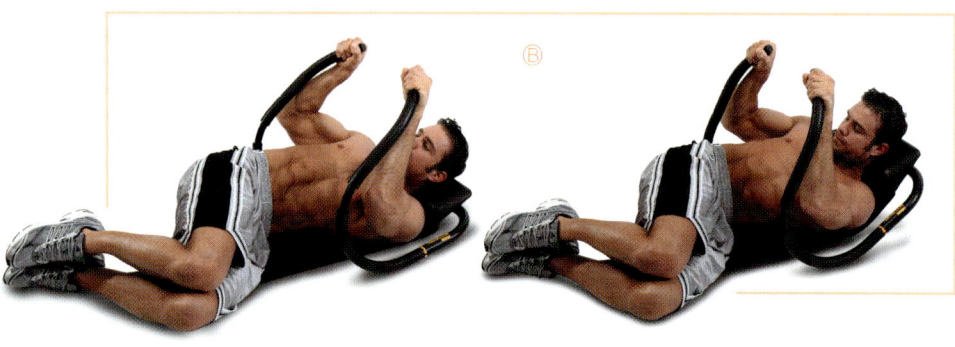

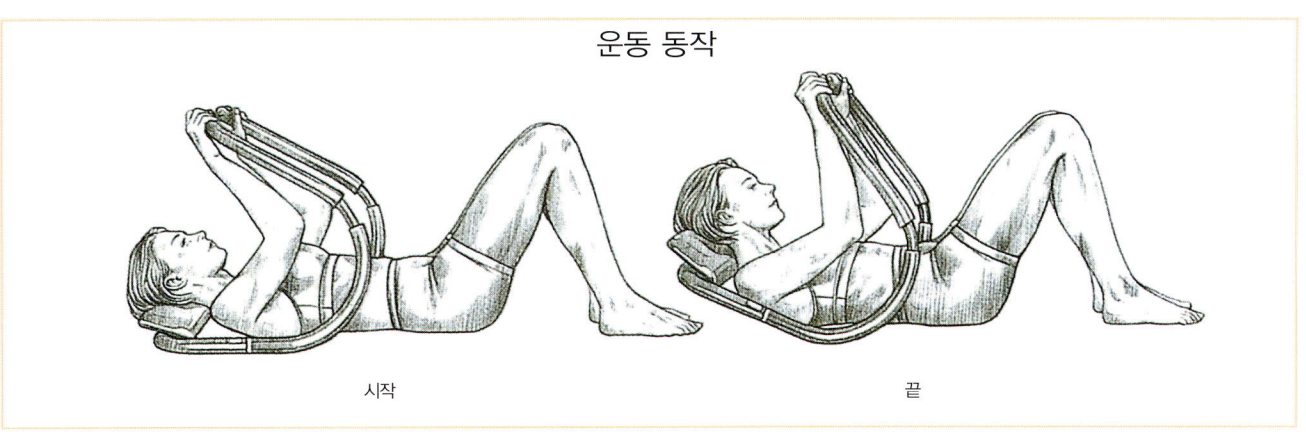

운동 동작

시작   끝

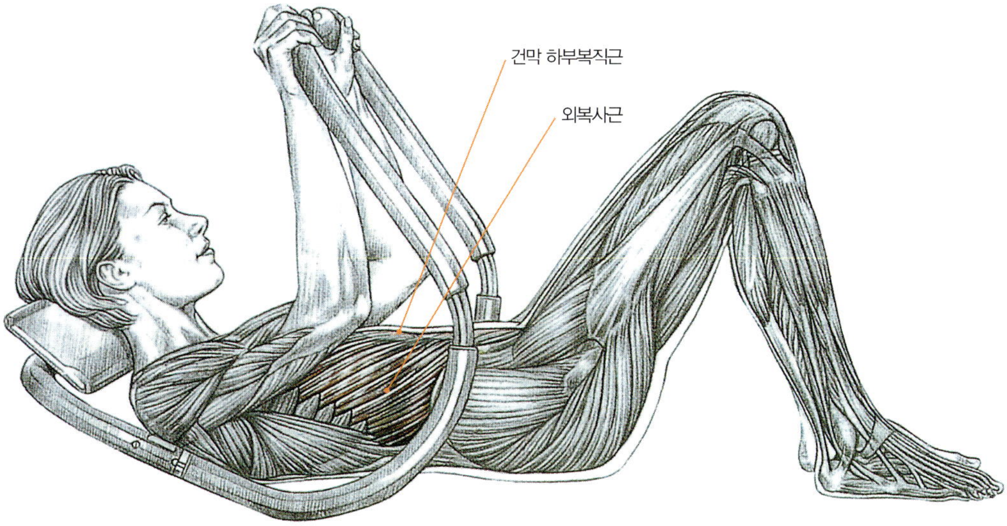

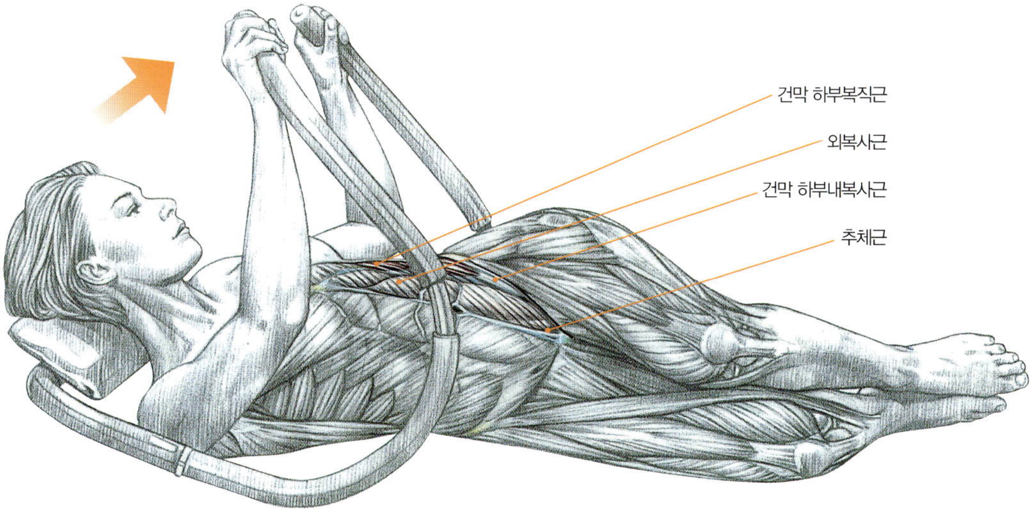

- 건막 하부복직근
- 외복사근

- 건막 하부복직근
- 외복사근
- 건막 하부내복사근
- 추체근

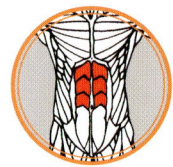

상복부 단련 동작

하이풀리를 이용한 크런치

이 동작은 복부, 특히 상복부를 단련한다.

❶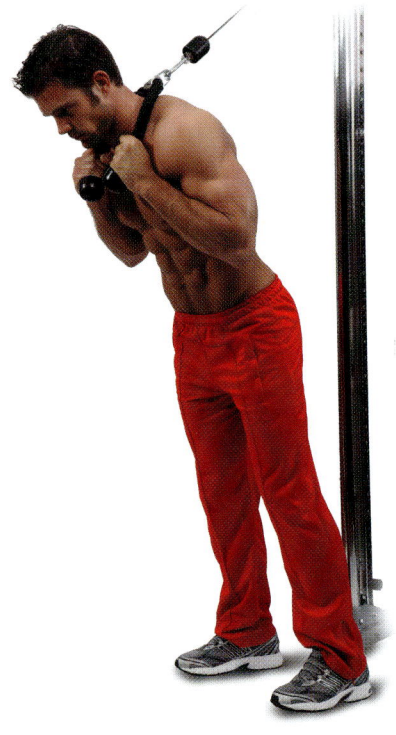

❷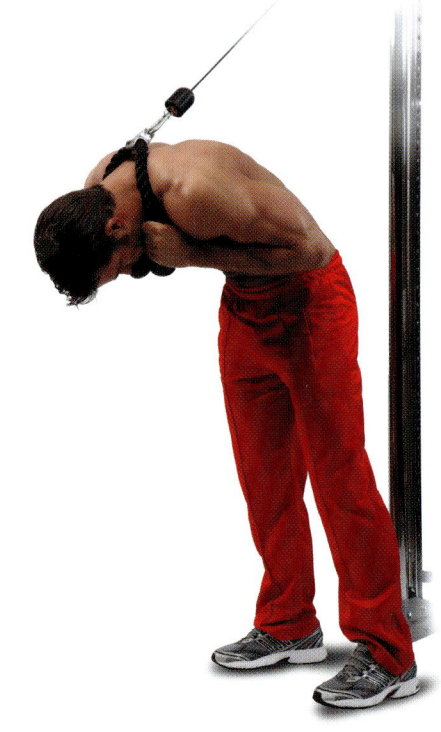

- 하이풀리를 뒤에 두고 선다. 트라이셉 로프를 이용해 기구를 잡는다. 이때 손가락은 가슴을 향하게 한다(사진 1).

- 20~30cm 정도 내린다(사진 2). 수축 자세에서 잠시 정지한 후 시작 지점으로 천천히 돌아온다. 등은 항상 조금 구부린 상태를 유지하면서 천천히 동작을 다시 시작한다.

동작 포인트
세트 막바지에 추가 리피티션 수행이 어렵다고 해서 어깨를 오른쪽이나 왼쪽으로 돌려서는 안 된다.

응용 동작
하이풀리를 뒤에 두고 무릎을 꿇은 다음 등 뒤의 바(bar)를 잡는다. 이때 양손 엄지손가락은 서로 마주 보게 잡는다(125쪽 그림 참조).
기본 동작과 동일하게 상체를 천천히 구부려 가슴을 앞으로 약간 기울인다.

장점
풀리를 이용하면 연습의 저항을 정확하게 조절할 수 있다.

단점
중량이 무거워지면 제자리로 돌아가거나 무게를 들어 올릴 때 상체의 움직임을 정확히 제어하는 것이 어려워진다.

주의
동작을 통제하지 못할 정도의 중량이라면 자칫 다칠 위험이 있다.

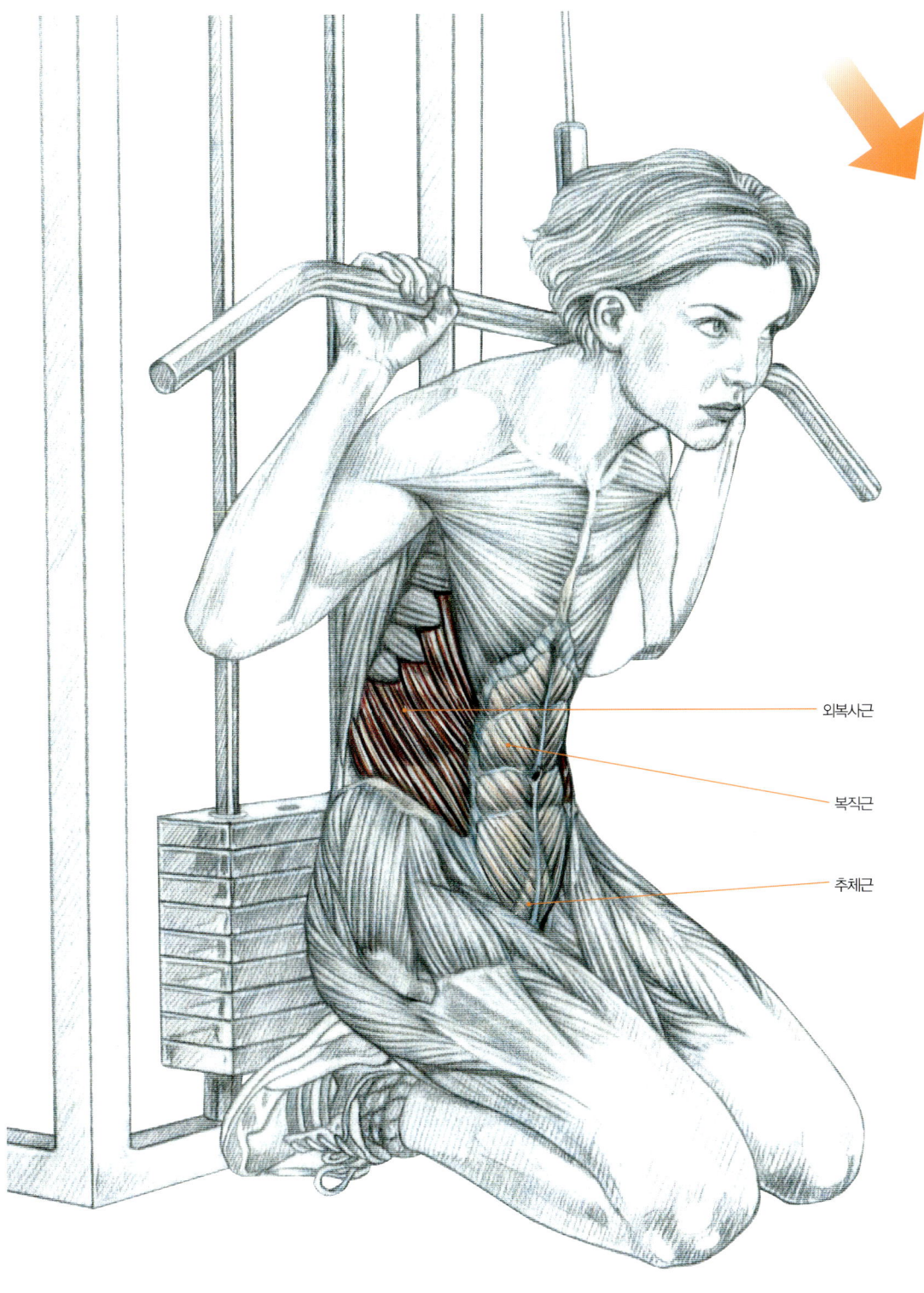

외복사근

복직근

추체근

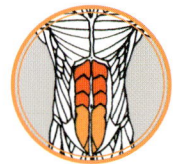

하복부 단련 동작

AB 슬라이더

이 기구는 복부, 특히 하복부를 단련시켜준다.

❶
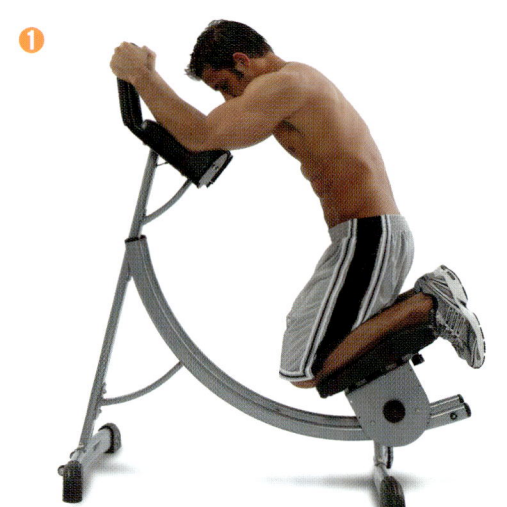

❷
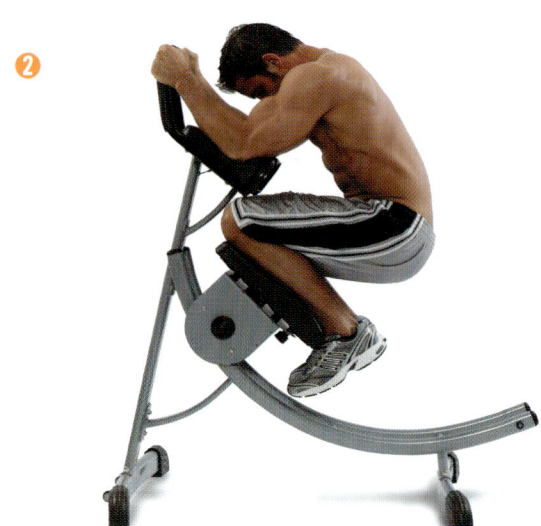

- 기구의 이동 받침대 위에 무릎을 꿇고 앉는다. 팔꿈치를 받침대에 고정하고 양손으로 손잡이를 잡는다(사진 1). 넓적다리가 아닌 하복부의 힘을 이용해 레일을 따라 이동 받침대를 미끄러뜨린다. 복근을 움츠리며 가능한 한 높게 올린다(사진 2).

- 하복부를 가슴에 닿게 하겠다는 가상의 목표에 집중하면 동작이 좋은 움직임을 그리게 된다. 가장 높이 올라갔을 때 잠시 정지한 후 하복부를 강하게 수축한다. 천천히 처음 자세로 내려오다가 발이 바닥과 직각이 되기 전에 멈춘 후 지속적으로 긴장을 유지해 보자.

동작 포인트

AB 슬라이더의 목적은 하복부 단련에 효과적인 운동 동작이 이루어지도록 하는 것이지만, 그 효과는 아직 명확히 입증되지 않았다. 수많은 광고들을 보면 모델들은 복근이 아닌 다리의 힘을 사용하여 운동을 수행한다.

가장 저지르기 쉬운 잘못은 모든 체중을 이동 받침대에 실리도록 하는 것이다. 이렇게 하면 하복부의 근력 부족을 일시적으로 완화하고자 장요근을 사용하게 된다. 반대로 손잡이를 꽉 잡으면 복부의 운동량이 줄어들게 되지만, 동작을 익히는 초반에는 정확한 자세를 배우는 데 도움이 된다.

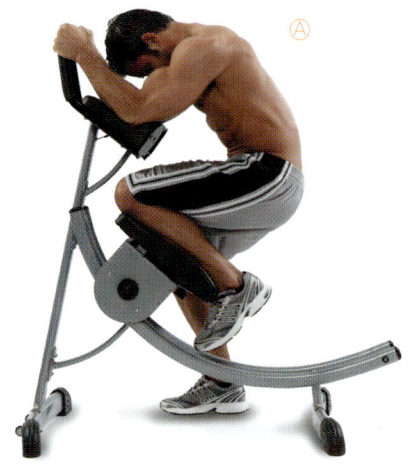

응용 동작

Ⓐ 동작이 너무 어렵다면 한 발을 땅에 내려놓자. 저항이 줄어들어 좀 더 수월하게 수행할 수 있다.

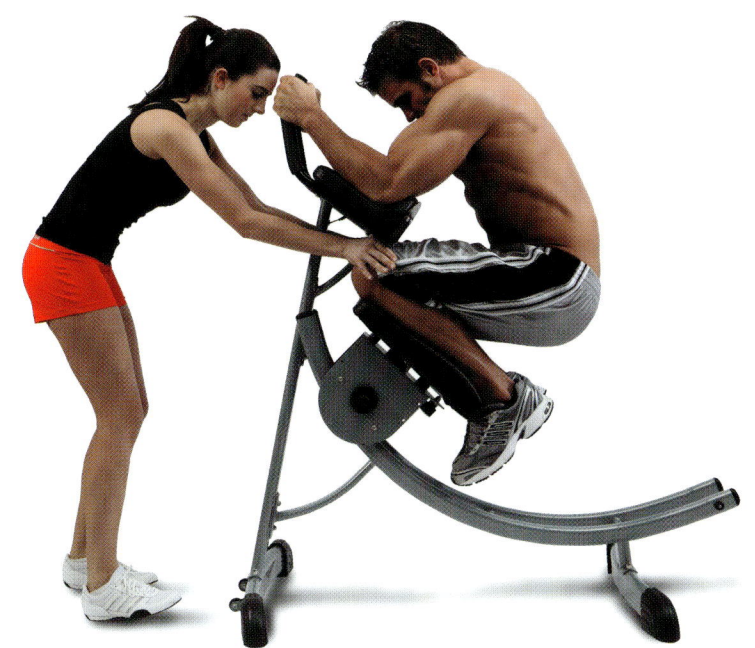

Ⓑ 근력이 향상되어 연습의 난이도를 높이고자 할 때에는 이동 받침대 밑에 작은 무게를 추가하여 수행할 수도 있다. 또는 이동 받침대가 되돌아가는 단계에서 파트너가 무릎을 밀어주는 방법도 있다.

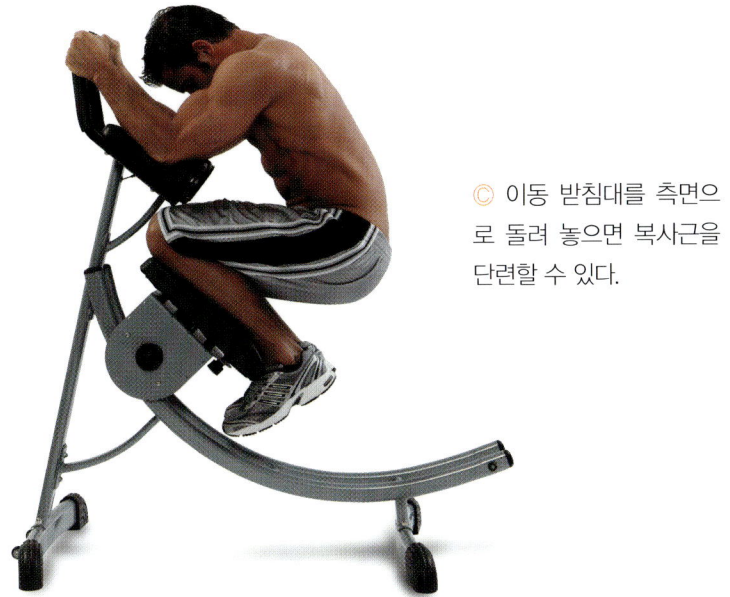

Ⓒ 이동 받침대를 측면으로 돌려 놓으면 복사근을 단련할 수 있다.

설명

허공을 바라보면 안 된다. 몸을 완전히 둥글게 하려면 머리를 앞으로 숙이고 목은 움직이지 않는다.

장점

열심히 운동한다면 본 동작은 하복부 단련에 도움이 된다. 하지만 앞에서도 언급했듯이 그 효과가 명확히 입증되지는 않았다.

단점

가정용 운동 기구는 같은 형태의 프로용 운동 기구와는 질적으로 차이가 크다. 몸무게가 조금만 무거워도 이동 받침대가 제대로 작동하지 않을 수도 있다. 이러한 기구는 장소를 많이 차지해 거추장스럽고 가격도 비싸다는 단점이 있다.

주의

동작을 잘 제어하지 않으면 훈련이 끝날 때가 되면 등 아랫부분이 휘게 된다. 너무 빨리 하강하게 되면 등이 무리하게 휘어져 허리 디스크를 유발할 수도 있다. 긴장을 지속적으로 유지해야 이동 받침대가 급격하게 내려가지 않는다.

긴장을 하게 되면 세트를 수행하는 내내 무의식적으로 숨을 참게 된다. 호흡이 막혀 있다는 느낌이 들면 숨을 조금씩 내쉬어 보자.

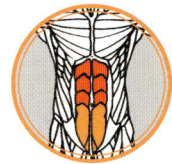

복사근 단련 동작

케이블이나 기구를 이용한 측면 회전

복사근을 단련하는 동작으로 허리 군살을 공략한다.
근육에 유용한 저항을 주기 위해서는 유니래터럴 방식(한쪽만을 집중적으로 단련)의 연습이 필수적이다.

❶ 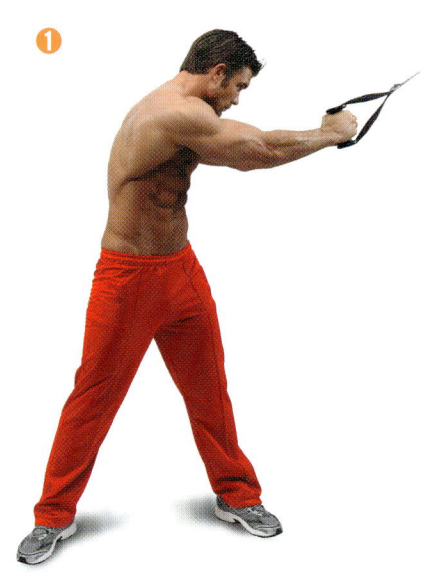 ❷ ❸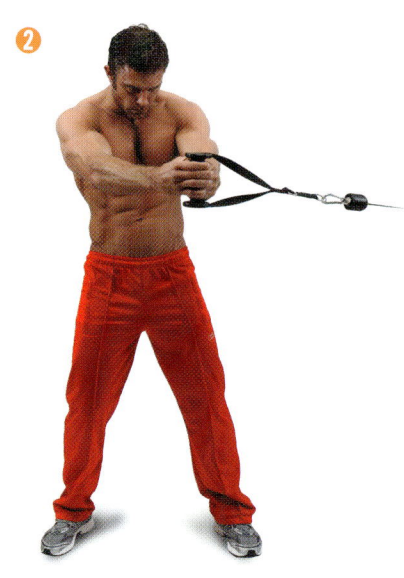

- 풀리를 중간 높이로 조절한다. 기구를 왼쪽에 두고 선다. 왼쪽에 있는 손잡이를 손으로 잡는다. 옆으로 한 걸음 옮기면서 몸을 기구에서 멀어지게 한다(사진 1).

- 균형을 잘 잡을 수 있도록 다리를 벌리고 선다. 왼쪽에서 오른쪽으로 회전을 시작한다. 상체는 45도 이상 돌리지 않는다(사진 2와 3). 오른쪽이 끝나면 왼쪽으로도 수행한다.

동작 포인트

측면의 저항이 없으면 회전은 아무런 효과가 없다. 예를 들어 어깨 위에 막대를 올려놓고 좌우로 회전하는 운동은 아무런 효과 없이 척추를 닳게 할 뿐 복근 단련에 도움이 되지 않는다. 어깨 위에 무게를 실은 바(bar)를 놓으면 추간판이 더 닳게 될 뿐이다. 풀리를 높게 둘수록 내복사근이 더 단련되며, 풀리를 낮게 둘수록 외복사근이 단련된다.

응용 동작

Ⓐ 풀리의 높이를 조절할 수 없다면 무릎을 꿇고 앉아 기구의 낮은 손잡이를 이용해 보자.
Ⓑ 측면 회전 기구를 이용한다(129쪽 참조). 이 기구를 이용해 회전이 부드럽게 시작되는지 살펴보자. 시작이 매끄럽지 않다면 척추에 무리를 줄 수 있다.
Ⓒ 장비가 없으면 운동용 고무 밴드를 이용해 동작을 수행할 수 있다. 고무 밴드를 중간 높이의 고정점에 단단히 묶고 동작을 수행한다.

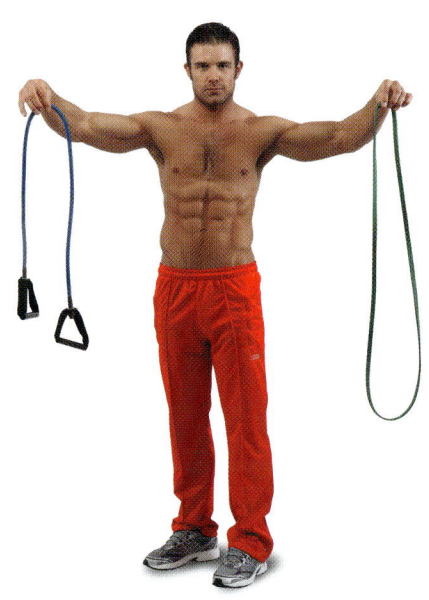

'트러스트 머신'에 앉아서 하는 상체 회전 동작

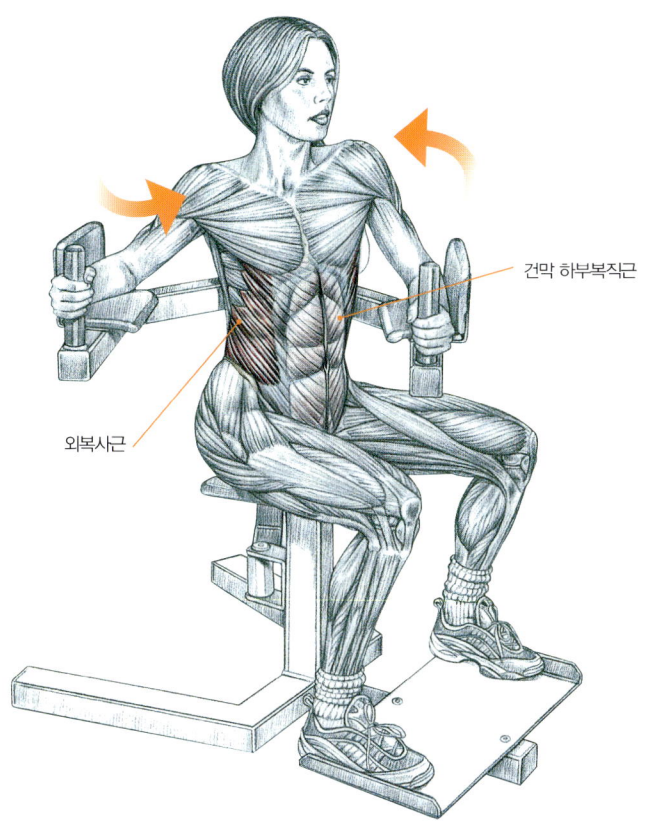

외복사근 / 건막 하부복직근

'트러스트 머신'에 서서 하는 상체 회전 동작

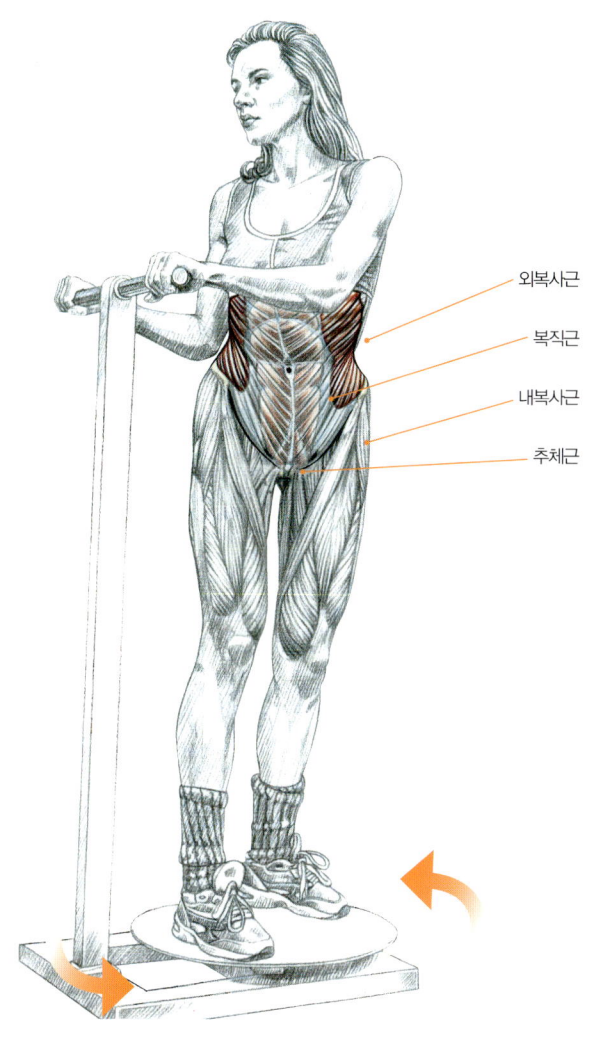

외복사근 / 복직근 / 내복사근 / 추체근

장점
허리의 군살 제거를 목표로 하는 동작은 많지 않으며, 허리 군살은 쉽게 빠지지 않는다. 다이어트 + 특화된 운동 연습만이 목표에 이를 수 있는 지름길이다.

단점
등에 문제가 있다면 이런 회전 동작은 금물이다. 어떤 경우에도 몸에 무리가 갈 정도로 무거운 무게를 사용해서는 안 된다.

주의
너무 빠르거나 과도하게 몸을 회전하면 안 된다. 운동 폭을 넓히고 동작을 빠르게 수행하는 것보다는 운동 폭을 줄이고 아주 천천히 수행하여 수축이 잘 이루어지도록 해야 한다.

설명
긴 세트(리피티션 25회) 동안 천천히 수행해야 하는 동작이다. 허리의 군살을 없애기 위해서는 휴식 없이 세트 2회에서 4회를 매일 수행해야 한다.

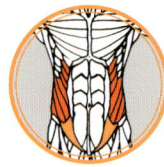

복사근 단련 동작

상체 옆으로 구부리기

복사근을 단련하는 동작이다. 근육에 유용한 저항을 주기 위해서는 한쪽씩 번갈아가며 하는 유니레터럴 방식의 연습이 필수적이다.

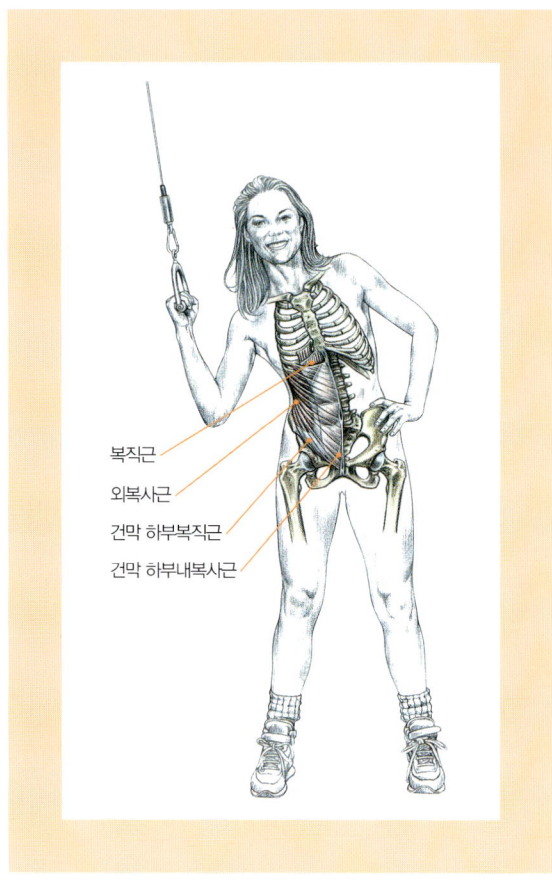

복직근
외복사근
건막 하부복직근
건막 하부내복사근

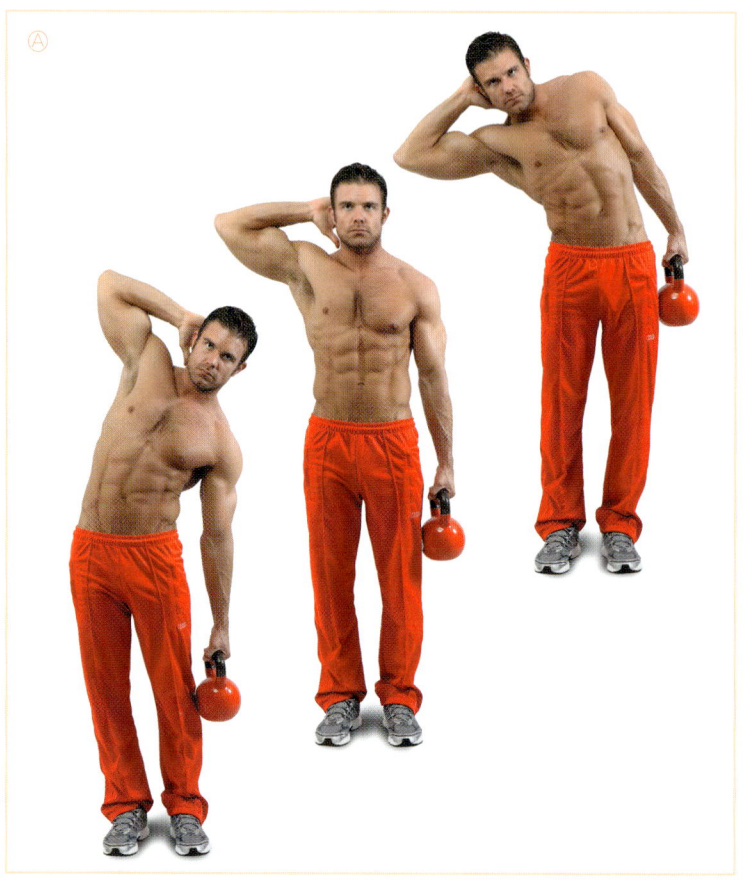

- 하이풀리에 손잡이 하나를 건다. 기구 옆에 서서 오른손으로 손잡이를 잡는다. 왼손은 허리 위에 놓고 몸의 균형을 잡는다. 옆으로 반발짝 움직여 몸을 기계에서 떨어지게 한다. 다리는 벌린 상태를 유지한다(위의 그림 참조).

- 상체를 옆으로 구부리되, 45도 이상 구부리지 않는다. 낮은 자세를 유지하며 복사근을 강하게 수축한 후 상체를 다시 세운다. 오른쪽이 끝나면 왼쪽으로 넘어가자.

응용 동작

Ⓐ 아령을 이용한 응용 동작이다. 로우 풀리를 당기는 대신 아령의 저항을 이용한다. 아령을 이용해 상체 측면 구부리기 운동을 하려면 신중해야 한다. 이 동작은 척추에 상당한 압박을 가하는 힘든 스포츠를 위한 훈련에서만 유용하다. 복사근 단련에 가장 역효과가 나는 방법은 양손에 아령을 들고 오른쪽에서 왼쪽으로 움직이는 동작이다. 시계추처럼 왔다 갔다 하는 것은 복사근의 힘을 사용하는 것이 아니라 척추에 쓸데없는 압력만 가하기 때문에 근육을 운동시키지 못한다.

Ⓑ 로우풀리를 이용한 응용 동작도 있다. 로우풀리를 이용하면 동작 수행이 더 간단해지지만 척추에 쓸데없는 압력을 가하게 된다. 반대로 같은 동작을 하이풀리를 이용해 수행하면 척추가 이완된다.

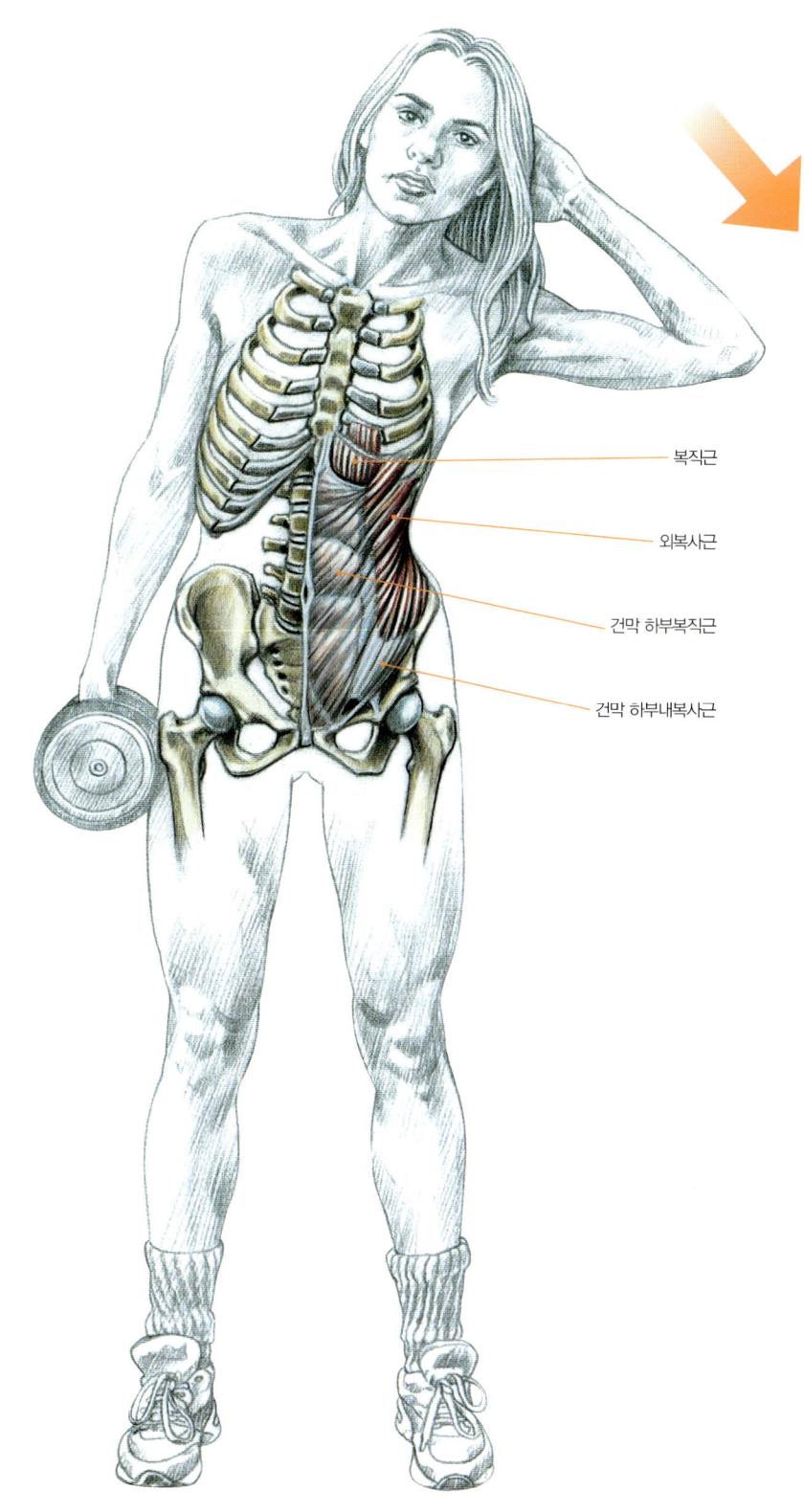

ⓒ 고무 밴드를 이용하면 더 지속적으로 긴장을 유지할 수 있다.

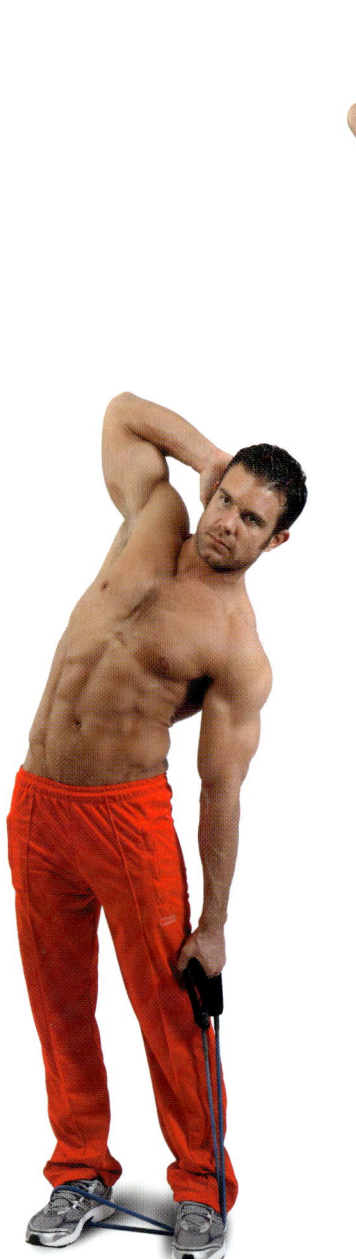
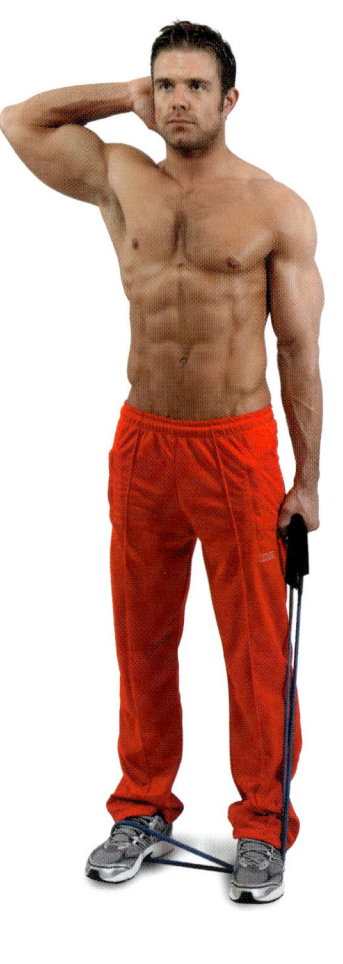
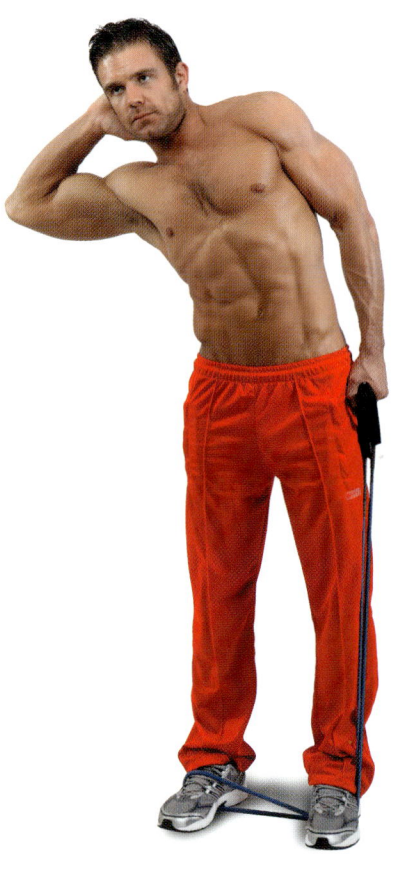

장점
많은 힘이 필요하거나 몸을 회전시키는 동작을 요구하는 스포츠에서는 복사근을 강하게 단련할 필요가 있다. 이 경우 구부리기 동작은 훌륭한 보조 운동이 된다.

단점
옆으로 구부리기는 상체 측면 들어 올리기 같은 동작과 중복되므로 대부분의 경우 불필요하다.

주의
옆으로 구부리기를 너무 자주 하면 추간판을 혹사시킬 가능성이 있다. 과도하게 구부려서도 너무 과격하게 구부려서도 안 된다. 운동 폭을 줄여 천천히 수축하도록 하자.

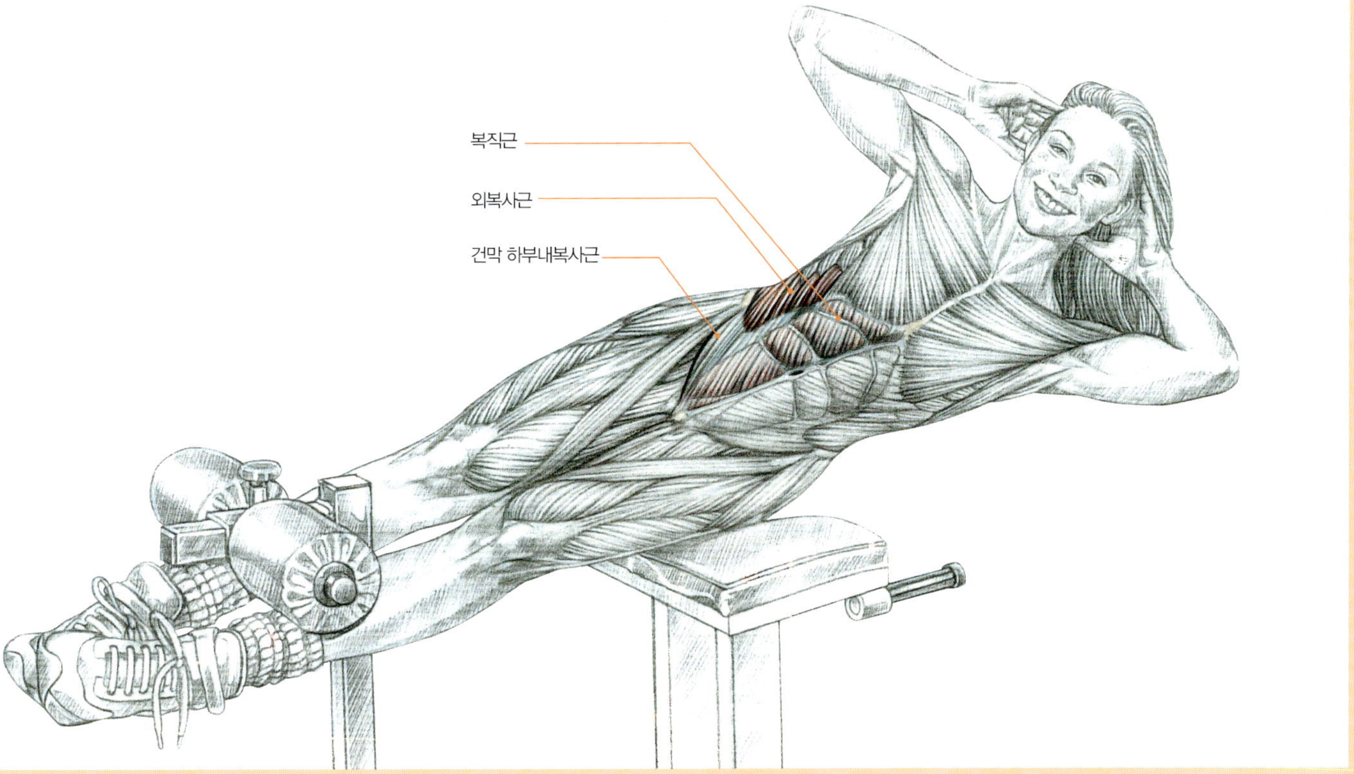

복직근
외복사근
건막 하부내복사근

ⓓ 일반 벤치나 허리 벤치를 이용한 고난이도의 상급 동작이다. 벤치 위에 옆으로 눕는다. 발은 기구에 고정하거나 파트너가 잡아 준다. 상체를 허공에 두고 몇 도 정도 측면으로 기울인 다음 가능한 한 높이 들어 올린다. 리피티션마다 추가로 몇 센티미터 정도씩 더 내려라. 단, 상체를 45도 이상 구부려서는 안 된다.

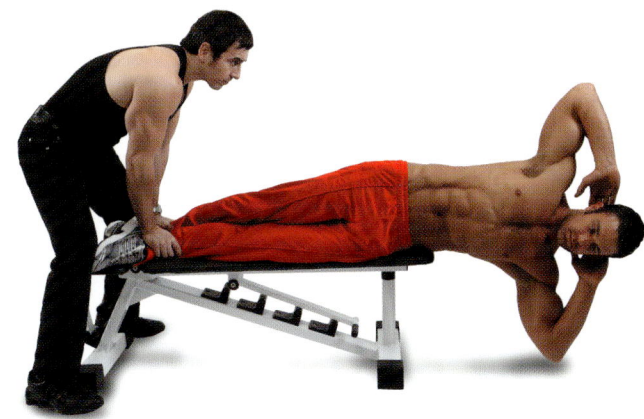
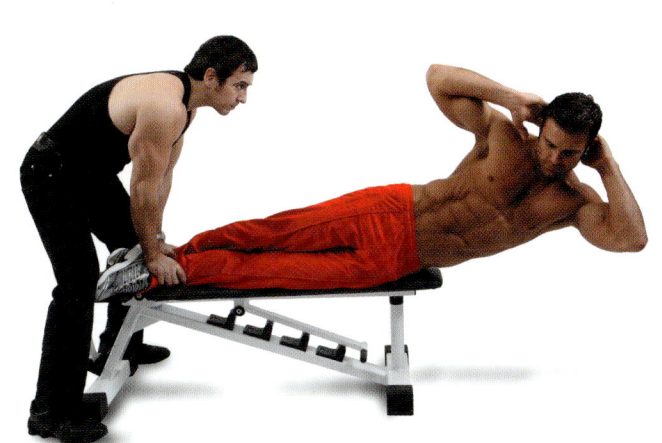

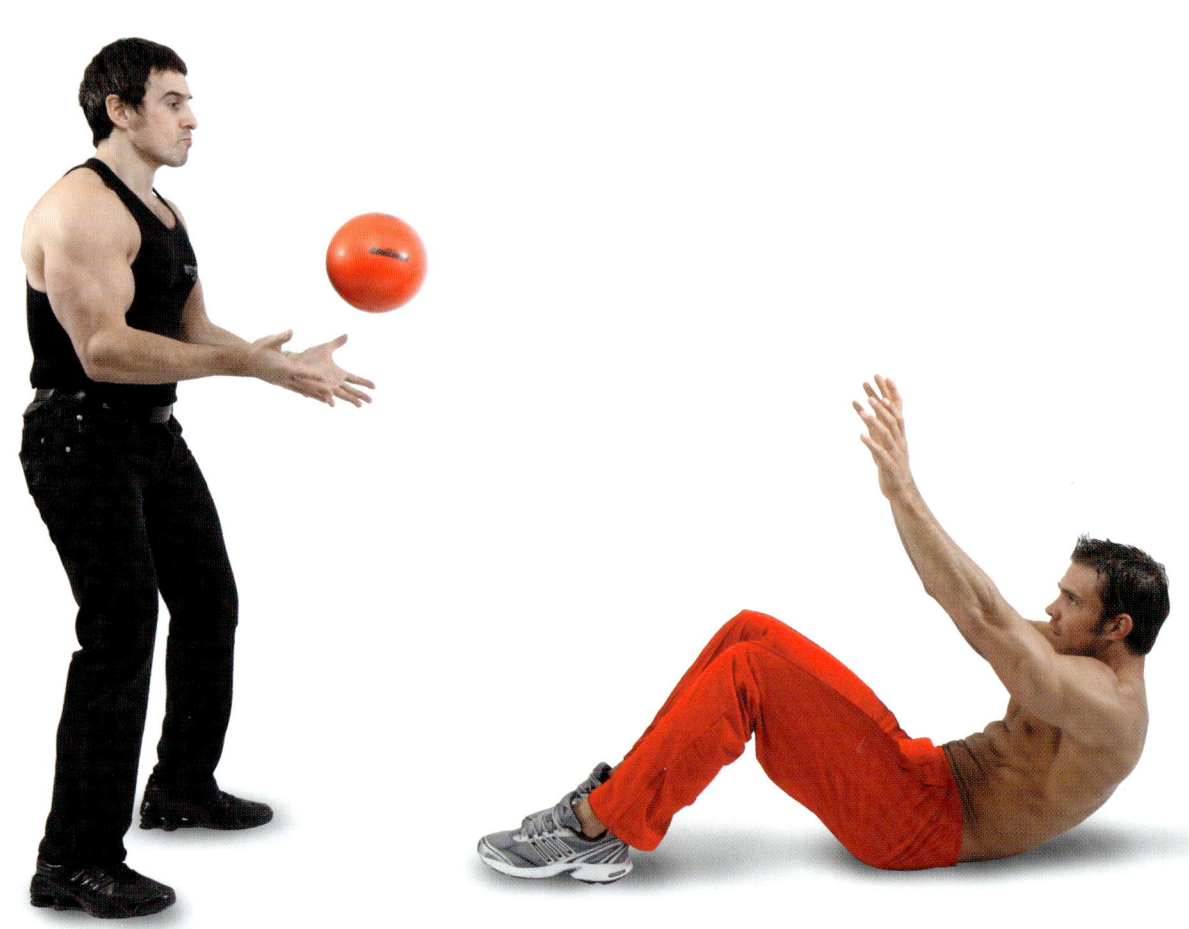

Part 06

복근 운동 프로그램

여기서는 여러분의 목적에 적합한 다양한 운동 프로그램 구성법을 소개한다. 헬스 트레이너에게는 강습을 위한 좋은 가이드가 될 것이며, 혼자 운동하는 독자들에게는 헬스 트레이너의 기능을 해줄 것이다. 이 챕터에서 제시하는 프로그램대로 수행하다보면 어느 순간엔 목표를 달성하고 훌륭한 복근을 완성하게 될 것이다.

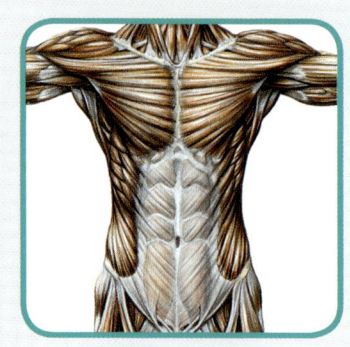

일반적인 근육 운동 프로그램에 복근 운동을 구성하는 방법

일반적인 근육 운동 프로그램에 복근 운동을 포함하여 구성할 때에는 다음의 5가지 분배 방식을 고려해 볼 수 있다.

1. 운동을 시작할 때 워밍업으로 복근 운동을 실시한다.
2. 몇 차례의 운동을 복근 운동으로 마무리하면서 척추 이완 동작을 병행한다.
3. 운동을 시작하고 마무리할 때 복근 운동을 수행하면 복근에 가해지는 운동량을 증가시킬 수 있다.
4. 아침저녁으로 집에서 복근 운동을 한다. 복근 운동은 장비가 거의 필요하지 않기 때문에 집에서도 할 수 있다.
5. 아침과 저녁, 그리고 다른 신체 부위의 운동 전후에 서킷 방식으로 복근 운동을 수행할 수 있다. 이렇게 하면 지방을 빠르게 없앨 수 있다.

초보자에게는 1번과 2번의 분배 방식이 가장 적합하다.
복근이 발달함에 따라 복근 운동을 더 추가하는 것도 좋다.
중급자 수준의 운동선수는 3번을 수행하도록 해보자.
전문 운동선수는 근육 운동 프로그램 전후로 복근 운동을 포함시켜 수행해보고, 집에서도 추가 훈련을 해보자.

식스팩 강화 프로그램

복근 운동 기본 프로그램

초보자 프로그램

주 1회 운동

크런치 — P.56
세트 5회 × 리피티션 15회~20회

*세트 사이에 30초간 휴식한다.

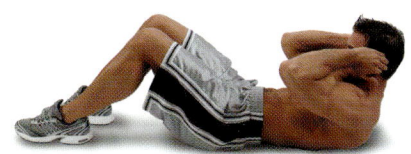

주 2회 운동

크런치 — P.56
세트 4회 × 리피티션 15회~20회

*세트 사이에 30초간 휴식한다.

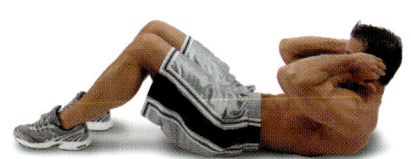

바닥에서 다리 들어 올리기 — P.62
세트 2회 × 리피티션 8회~12회

*세트 사이에 45초간 휴식한다.

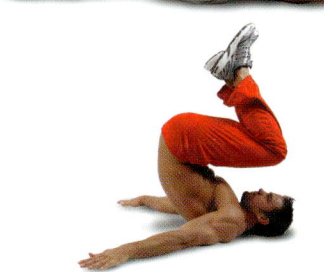

주 3회 운동

크런치 — P.56
세트 3회 × 리피티션 15회~20회

*세트 사이에 30초간 휴식한다.

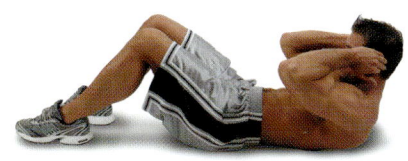

바닥에서 다리 들어 올리기 — P.62
세트 3회 × 리피티션 8회~12회

*세트 사이에 45초간 휴식한다.

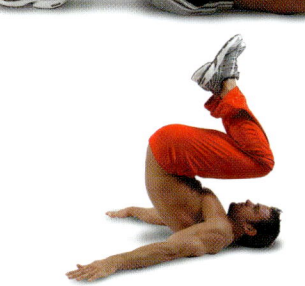

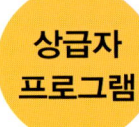
상급자 프로그램

주 3회 운동

철봉에서 다리 들어 올리기 — P.106
세트 4회 × 리피티션 8회~12회
*세트 사이에 45초간 휴식한다.

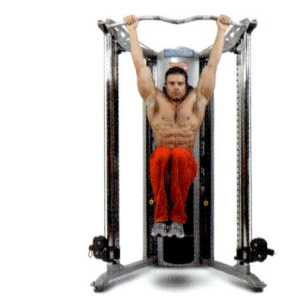

크런치 — P.56
세트 3회 × 리피티션 10회~15회
*세트 사이에 30초간 휴식한다.

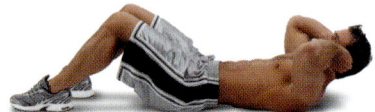

상체 측면 들어 올리기 — P.72
세트 2회 × 리피티션 20회~30회
*오른쪽과 왼쪽 동작 사이에 휴식을 취하지 않는다.

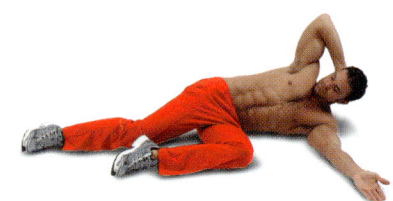

주 4회 운동

철봉에서 다리 들어 올리기 — P.106
세트 3회 × 리피티션 8회~12회
*세트 사이에 45초간 휴식한다.

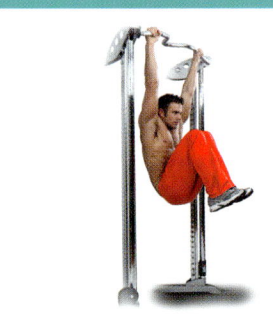

크런치 — P.56
세트 3회 × 리피티션 10회~15회
*세트 사이에 30초간 휴식한다.

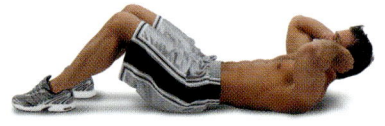

상체 측면 들어 올리기 — P.72
세트 2회 × 리피티션 20회~30회
*오른쪽과 왼쪽 동작 사이에 휴식을 취하지 않는다.

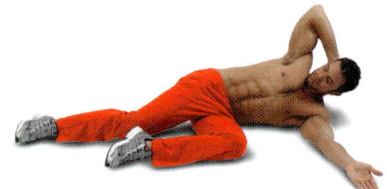

주 5회 운동

철봉에서 다리 들어 올리기 — P.106
세트 3회 × 리피티션 8회~12회
*세트 사이에 45초간 휴식한다.

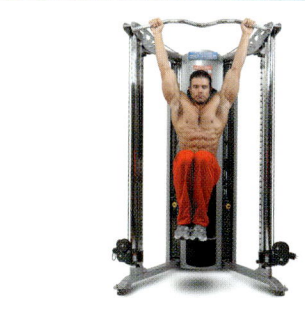

이중 수축 크런치 — P.95
세트 3회 × 리피티션 8회~12회
*세트 사이에 30초간 휴식한다.

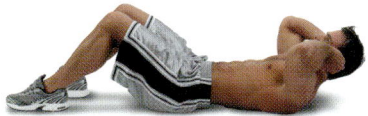

상체 측면 들어 올리기 — P.72
세트 2회 × 리피티션 20회~30회
*오른쪽과 왼쪽 동작 사이에 휴식을 취하지 않는다.

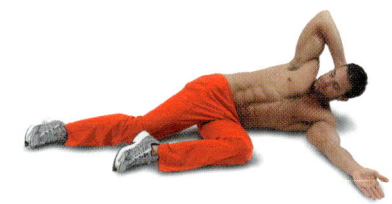

최상급자 프로그램

주 3회 운동

철봉에서 다리 들어 올리기 — P.106
리피티션 8회~15회
*피로감이 들면 연속해서 다음 동작을 실시한다.

바닥에서 다리 들어 올리기 — P.62
세트 5회 × 최대한 반복 수행
*세트 사이에 1분간 휴식한다.

가슴에 중량을 들고 이중 수축 크런치 — P.60
리피티션 8회~12회
*피로감이 들면 중량을 내려놓고 즉시 연속해서
다음 동작을 실시한다.

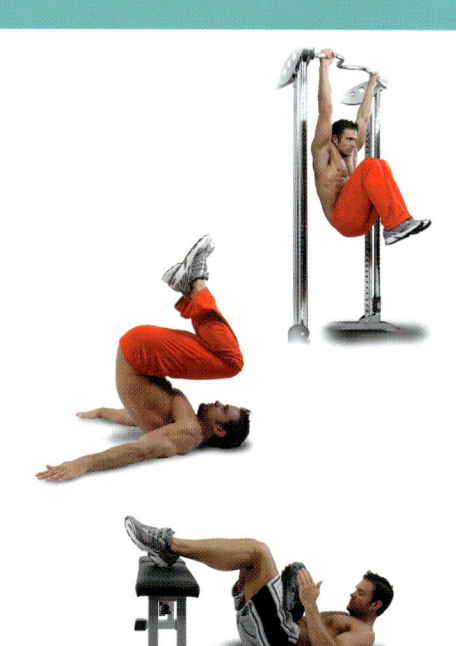

크런치 — P.56

세트 5회 × 최대한 반복 수행

*세트 사이에 45초간 휴식한다.

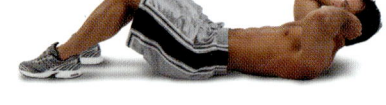

상체 측면 들어 올리기 — P.72

세트 5회 × 리피티션 15회~20회

*오른쪽과 왼쪽 동작 사이에 휴식을 취하지 않는다.

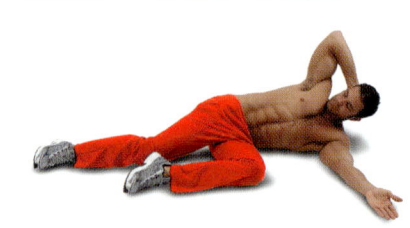

주 4회 운동 ①

다리를 쭉 편 상태로 철봉에서 다리 들어 올리기 — P.108

리피티션 10회~15회

*피로감이 들면 다리를 접고 즉시 연속해서
다음 동작을 실시한다.

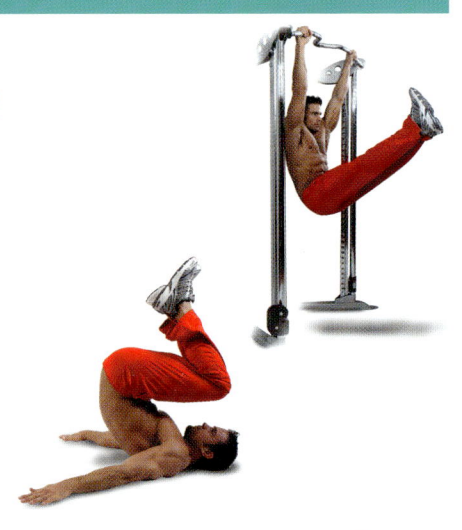

바닥에서 다리 들어 올리기 — P.62

세트 6회 × 최대한 반복 수행

*세트 사이에 1분 휴식

상체 측면 들어 올리기 — P.72

세트 5회 × 리피티션 15회~20회

*오른쪽과 왼쪽 동작 사이에 휴식을 취하지 않는다.

고무 밴드나 기구를 이용한 측면 회전 — P.128

세트 5회 × 리피티션 15회~20회

*오른쪽 방향으로 세트 1회 수행 후, 왼쪽 방향으로 세트 1회 수행한다.
두 세트 사이에 휴식을 취하지 않는다.

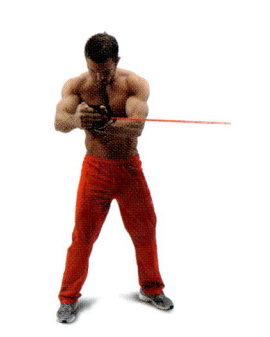

주 4회 운동 ②

가슴에 중량을 들고 이중 수축 크런치 — P.60
리피티션 8회~25회

*피로감이 느껴지면 중량을 내려놓고 즉시 연속해서 다음 동작을 실시한다.

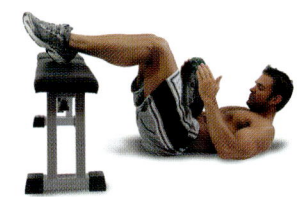

크런치 — P.56
세트 6회×최대한 반복 수행

*세트 사이에 45초간 휴식한다.

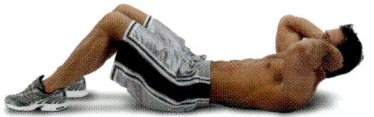

측면 크런치 — P.70
세트 5회×리피티션 15회~20회

*오른쪽과 왼쪽 동작 사이에 휴식을 취하지 않는다.

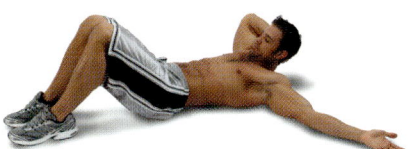

고무밴드나 기구를 이용한 측면 회전 — P.128
세트 5회×리피티션 15회~20회

*오른쪽 방향으로 세트 1회 수행 후,
왼쪽 방향으로 세트 1회 수행한다. 두 세트 사이에 휴식을 취하지 않는다.

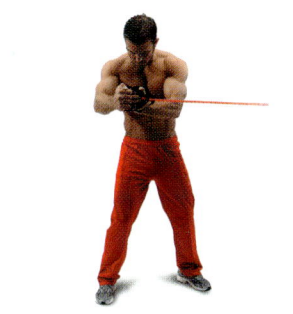

주 4회 운동 ③

운동 ①, ②를 번갈아 수행한다.

주 5회 운동 ①

다리를 편 상태로 철봉에서 다리 들어 올리기 — P.108
리피티션 10회~15회

*피로감이 들면 다리를 접고 즉시 연속해서 다음 동작을 실시한다.

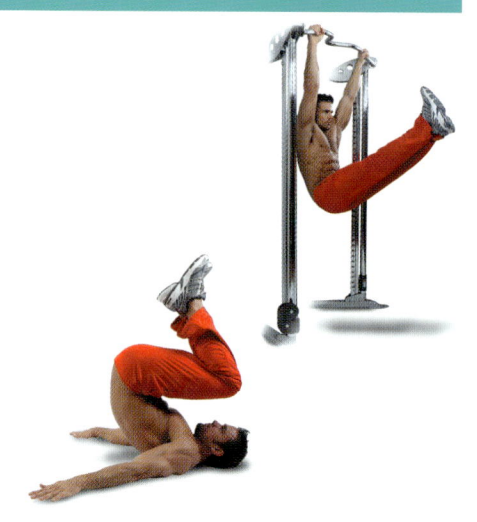

바닥에서 다리 들어 올리기 — P.62
세트 5회 × 최대한 반복 수행

*세트 사이에 1분간 휴식한다.

상체 측면 들어 올리기 — P.72
세트 4회 × 리피티션 15회~20회

*오른쪽과 왼쪽 동작 사이에 휴식을 취하지 않는다.

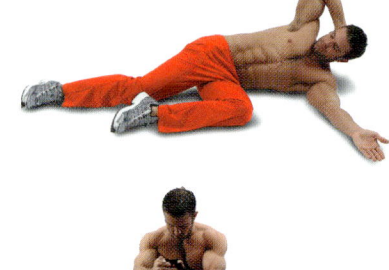

고무 밴드나 기구를 이용한 측면 회전 — P.128
세트 4회 × 리피티션 30회~50회

오른쪽 방향으로 세트 1회 수행 후, 왼쪽 방향으로 세트 1회 수행한다.

*두 세트 사이에 휴식을 취하지 않는다

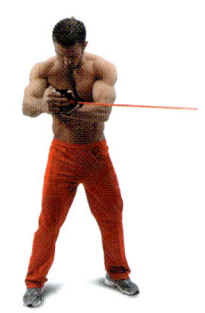

주 5회 운동 ②

가슴에 중량을 들고 이중 수축 크런치 — P.60
리피티션 8회~12회

*피로감이 들면 중량을 내려놓고 즉시 연속해서 다음 동작을 실시한다.

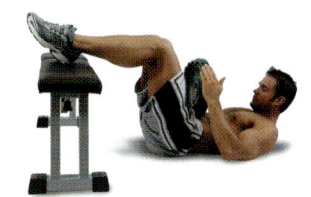

크런치 — P.56
세트 5회×최대한 반복 수행

*세트 사이에 1분간 휴식한다.

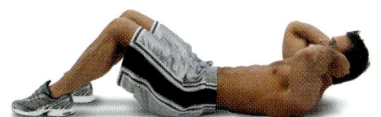

측면 크런치 — P.70
세트 4회×리피티션 25회~40회

*오른쪽과 왼쪽 동작 사이에 휴식을 취하지 않는다.

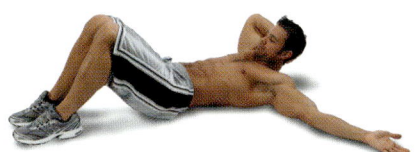

고무 밴드나 기구를 이용한 측면 회전 — P.128
세트 4회×리피티션 30회~50회

오른쪽 방향으로 세트 1회 수행 후, 왼쪽 방향으로 세트 1회 수행한다.

*두 세트 사이에 휴식을 취하지 않는다.

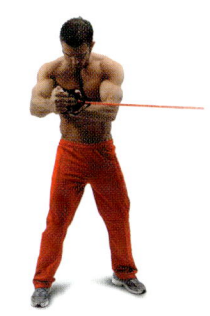

주 5회 운동 ③

운동 ①, ②를 반복한다.

가정용 운동 기구를 이용한 프로그램 ① 짐볼

초보자 프로그램

일주일에 최소 2회 이상 수행할 것

짐볼 위에서 크런치 — P.120
세트 3회 × 리피티션 15회~20회

*세트 사이에 30초간 휴식한다.

*등을 대고 다음 자세로 휴식을 취한다.

짐볼 위에서 이완 스트레칭 — P.87

짐볼 위에서 측면 회전 크런치 — P.121
세트 2회 × 리피티션 12회~15회

*오른쪽 방향으로 회전 동작을 모두 완료한 후, 왼쪽 방향으로 회전 동작 세트를 실시한다.

*오른쪽과 왼쪽 동작 사이에 휴식을 취하지 않는다.

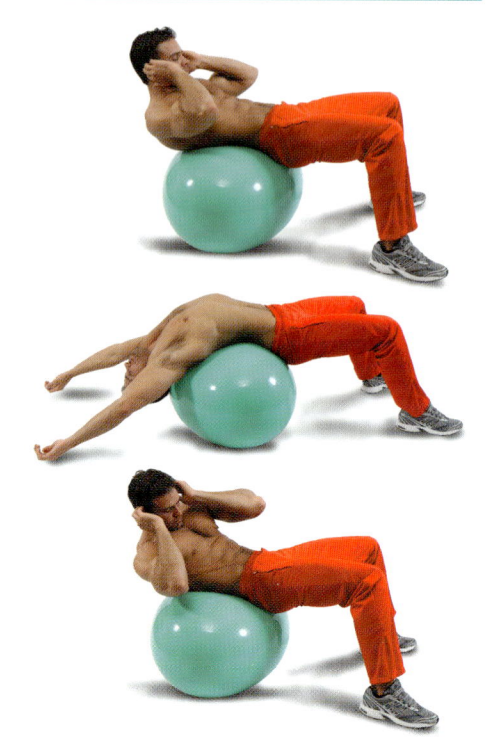

상급자 프로그램

일주일에 최소 2회 이상 수행할 것

논스톱 서킷 5회
이 서킷은 다음 두 동작을 휴식 없이 연속 수행한다.

짐볼 위에서 크런치 — P.120
리피티션 15회~20회

*피로감이 들면 바닥에서 크런치로 세트를 마무리한다.

짐볼 위에서 측면 회전 크런치 — P.121
오른쪽 방향으로 리피티션 12회~15회

*피로감이 들면 바닥에서 측면 크런치(P.70)로 마무리 한다.

*그다음 왼쪽 동작으로 넘어간다.

*서킷 5회 수행한 후, 다음 자세로 운동을 마무리한다.

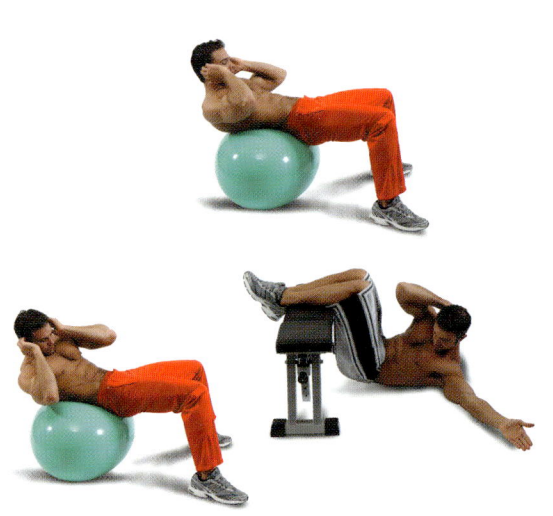

짐볼 위에서 허리 이완하기 — P.87

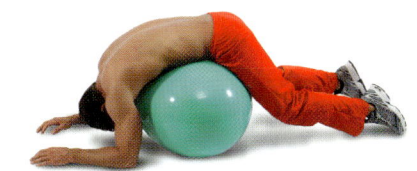

가정용 운동 기구를 이용한 프로그램 ② AB 슬라이더

초보자 프로그램

일주일에 최소 2회 이상 수행할 것

AB 슬라이더 정면으로 올리기.P.126
세트 3회 × 리피티션 8회~12회

*세트 사이에 30초간 휴식한다.

AB 슬라이더 비틀며 올리기 — P.127
세트 2회 × 리피티션 8회~10회

*오른쪽과 왼쪽 동작 사이에 휴식을 취하지 않는다.

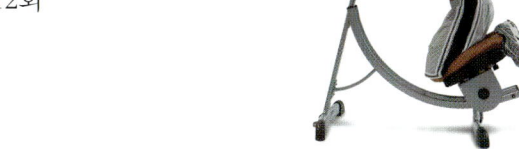

상급자 프로그램

일주일에 최소 2회 이상 수행할 것

AB슬라이더 정면으로 올리기 — P.126
리피티션 8회~12회

*피로감이 들면 이어서 곧바로 다음 동작을 실시한다.

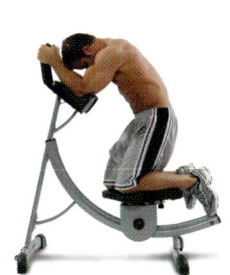

바닥에서 다리 들어 올리기 — P.62
세트 5회 × 최대한 반복 수행

*세트 사이에 45초간 휴식한다.

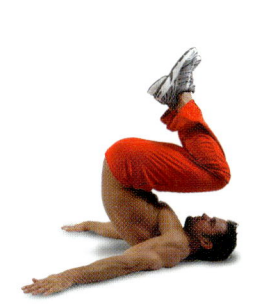

AB 슬라이더 비틀며 올리기 — P.127
리피티션 8회~10회

*피로감이 들면 즉시 연속해서 다음 동작을 실시한다.

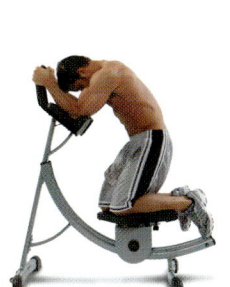

바닥에서 상체 측면 들어 올리기 — P.72

세트 3회 × 최대한 반복 수행

*오른쪽과 왼쪽 동작을 완수했을 때 15초간 휴식한다.

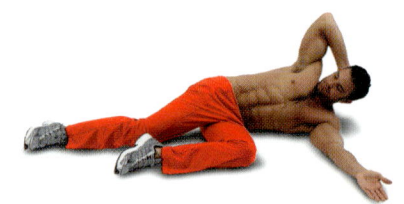

가정용 운동 기구를 이용한 프로그램 ③ 앞뒤로 움직이는 기구

초보자 프로그램

일주일에 최소 2회 이상 수행할 것

앞뒤로 움직이는 기구를 이용한 크런치 — P.122

세트 5회 × 리피티션 15회~20회

*세트 사이에 20초간 휴식한다.

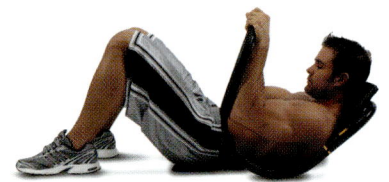

가정용 운동 기구를 이용한 프로그램 ③ 앞뒤로 움직이는 기구

상급자 프로그램

일주일에 최소 4회 이상 수행할 것

앞뒤로 움직이는 기구를 이용한 크런치 — P.122

세트 5회 × 리피티션 25회~35회

*세트 사이에 15초간 휴식한다.

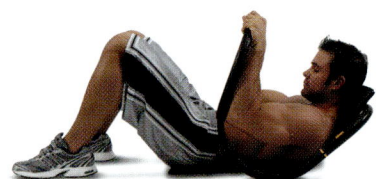

앞뒤로 움직이는 기구를 이용한 측면 크런치 — P.122

세트 3회 × 리피티션 15회~20회

*오른쪽 동작과 왼쪽 동작 사이에 휴식을 취하지 않는다.

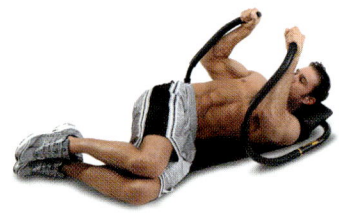

프로용 운동 기구를 이용한 프로그램

초보자 프로그램

일주일에 최소 2회 이상 수행할 것

크런치 머신 — P.119
세트 5회 × 리피티션 8회~25회
세트 사이에 30초간 휴식한다.
*세트를 수행할 때마다 중량을 올려보자.

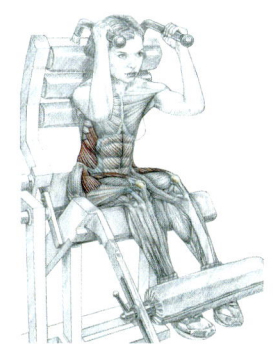

상급자 프로그램

일주일에 최소 3회 이상 수행할 것

철봉에서 다리 들어 올리기 — P.106
세트 4회 × 리피티션 8회~12회
*세트 사이에 45초간 휴식한다.

크런치 머신 — P.119
세트 3회 × 리피티션 8회~15회
세트 사이에 30초간 휴식한다.
*세트를 수행할 때마다 중량을 올려보자.

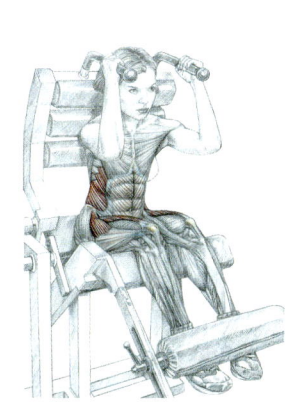
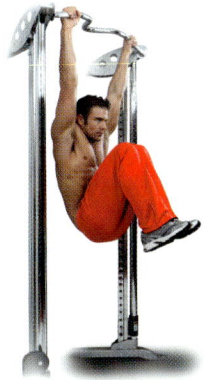

복부 지방 감량 프로그램

복부를 단련하여 지방을 없애고 날씬한 허리를 만들고자 하는 사람들을 위한 프로그램이다. 아침저녁으로 이 운동을 수행하면 하루 종일 복부의 혈액 순환을 촉진할 수 있다. 리피티션 속도는 평상시보다 좀 더 일정하게 지속되도록 한다. 특히 등 아랫부분을 갑작스럽게 움직이지 않도록 하라.

초보자 프로그램

일주일에 최소 3회 이상 수행할 것

논스톱 서킷 3회

다음 3가지 동작을 휴식 없이 수행한다.

바닥에서 다리 들어 올리기 — P.62

리피티션 20회~30회

*동작 가동 범위를 최소화해야 최대한으로 반복 수행할 수 있다.

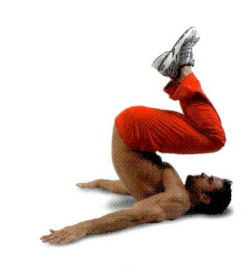

팔을 앞으로 뻗고 크런치 — P.58

리피티션 20회~25회

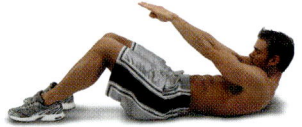

다리 들어 올리기(유니래터럴 방식) — P.47

리피티션 25회~40회 수행

*오른쪽 다리로 세트 1회 수행 후, 휴식 없이 왼쪽 다리로 수행한다.

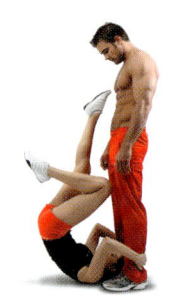

상급자 프로그램

일주일에 최소 4회 이상 수행할 것

논스톱 서킷 4회

앉아서 다리 들어 올리기 — P.66
리피티션 30회에서 25회

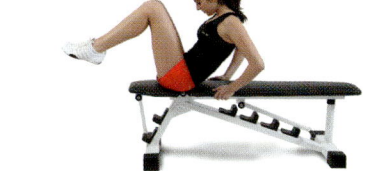

손을 어깨에 놓고 크런치 — P.58
리피티션 20회~25회

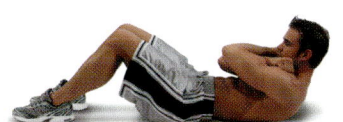

상체 측면 들어 올리기 — P.72
리피티션 20회~40회 수행
오른쪽으로 세트 1회 수행 후, 휴식 없이 왼쪽으로 수행한다.

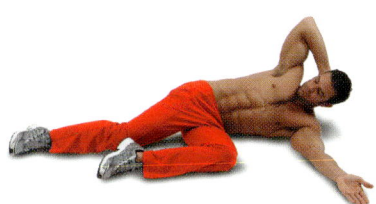

상급자 프로그램

일주일에 최소 5회 이상 수행할 것

논스톱 서킷 4회~5회

이중 수축 크런치 — P.95
리피티션 15회~20회

앉아서 다리 들어 올리기 — P.66
리피티션 20회~35회

측면 크런치 — P.70
리피티션 20회~40회
*오른쪽으로 세트 1회 수행한 후,
연속해서 왼쪽으로 세트 1회를 수행한다.

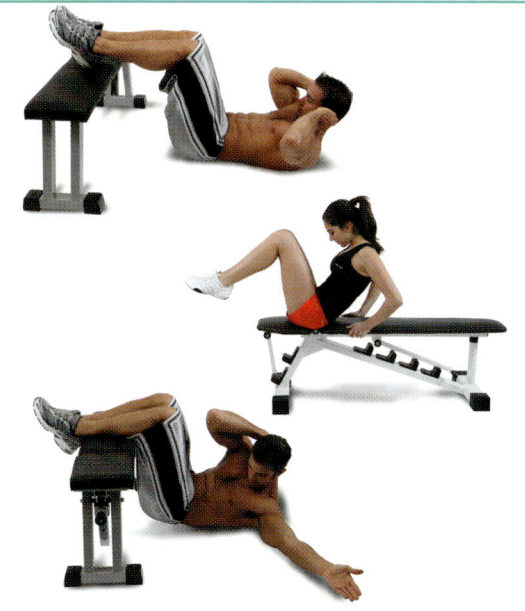

상체 측면 들어 올리기 — P.72

리피티션 15회~30회

*오른쪽으로 세트 1회 수행 후, 휴식 없이 왼쪽으로 세트 1회 수행한다.

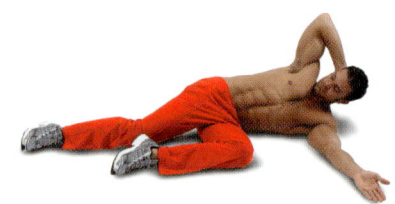

허릿살 제거 프로그램

초보자 프로그램

일주일에 최소 3회 이상 수행할 것

논스톱 서킷 3회×리피티션 25회~30회

측면 크런치 — P.70

오른쪽 수행 후, 왼쪽으로 수행한다.

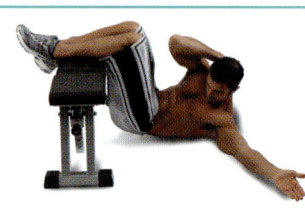

고무 밴드나 기구를 이용한 측면 회전 — P.128

오른쪽 방향으로 세트 1회 수행 후, 왼쪽 방향으로 세트 1회 수행한다.

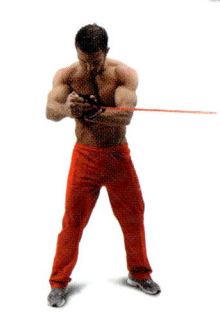

상급자 프로그램

일주일에 최소 4회 이상 수행할 것

논스톱 서킷 5회×리피티션 30회~50회

바닥에서 골반 회전하기 — P.114

오른쪽으로 세트 1회 수행 후, 왼쪽으로 세트 1회 수행한다.

고무 밴드나 기구를 이용한 측면 회전 — P.128

오른쪽 방향으로 세트 1회 수행 후,
왼쪽 방향으로 세트 1회 수행한다.

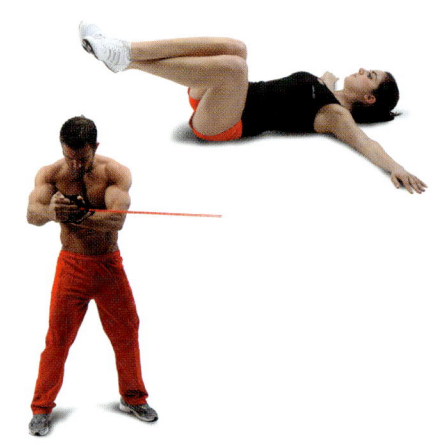

측면 크런치 — P.70
오른쪽으로 세트 1회 수행 후, 왼쪽으로 세트 1회 수행한다.

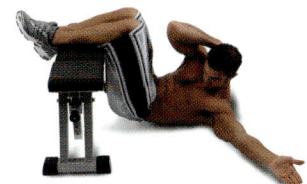

아폴로의 리라를 위한 프로그램

초보자 프로그램

일주일에 최소 2회 이상 수행할 것

측면 크런치 — P.70
세트 5회 × 리피티션 15회~30회
오른쪽 방향으로 세트 1회 수행 후, 왼쪽 방향으로 세트 1회 수행한다.
*두 세트 사이에 휴식을 취하지 않는다.
*동작이 최고조에 이르렀을 때 몸을 약간 비틀어라.

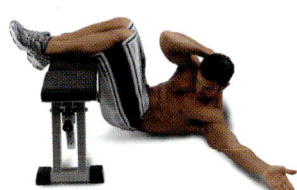

상급자 프로그램

일주일에 최소 3회 이상 수행할 것

측면 크런치 — P.70
세트 5회 × 리피티션 25회~50회
오른쪽 방향으로 세트 1회 수행 후, 왼쪽 방향으로 세트 1회 수행한다.
*두 세트 사이에 휴식을 취하지 않는다.
*동작이 최고조에 이르렀을 때 몸을 약간 비튼다.

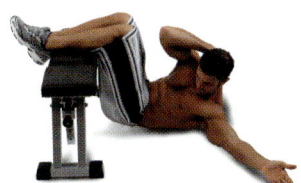

고무 밴드나 기구를 이용한 측면 회전 — P.128
세트 3회 × 리피티션 15회~30회
오른쪽 방향으로 세트 1회 수행 후, 왼쪽 방향으로 세트 1회 수행한다.
*두 세트 사이에 휴식을 취하지 않는다.

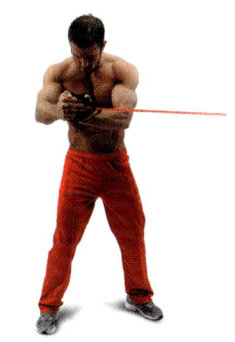

웰빙을 위한 프로그램

심혈관계 건강 프로그램

초보자 프로그램

일주일에 최소 2회 이상 수행할 것

다음 서킷을 5분에서 10분 동안 수행하여 보자.

바닥에서 다리 들어올리기 — p.62
리피티션 20회~30회
동작 가동 범위를 최소화해야 최대한으로 반복 수행할 수 있다.

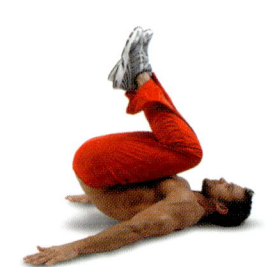

팔을 앞으로 뻗고 크런치 — P.58
리피티션 20회~25회
최대한으로 반복 수행한다.

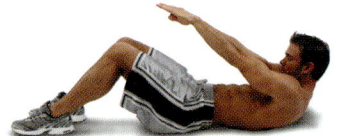

상급자 프로그램

일주일에 최소 3회 이상 수행할 것

다음 서킷을 15분 동안 수행하여 보자.

손을 어깨에 놓고 크런치 — P.58
리피티션 15회~25회

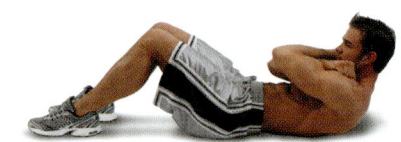

앉아서 다리 들어 올리기 — P.66
리피티션 20회~35회

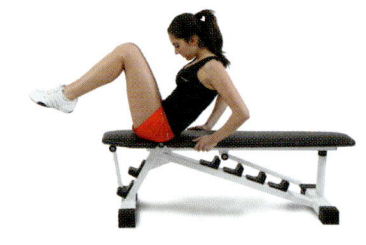

상체 측면 들어 올리기 — P.72
리피티션 15회~30회
오른쪽으로 세트 1회 수행한 후, 휴식 없이 왼쪽으로 세트 1회 수행한다.

최상급자 프로그램

일주일에 최소 4회 이상 수행할 것

다음 서킷을 20분 동안 수행하여 보자.

앉아서 다리 들어 올리기 — P.66
리피티션 20회~35회
다리를 뻗고 동작을 수행한 다음, 다리를 접고 수행하여 본다.

이중 수축 크런치 — P.95
리피티션 15회~20회

측면 크런치 — P.70
리피티션 20회~40회
오른쪽으로 세트 1회 수행한 다음
휴식 없이 연속으로 왼쪽 동작을 수행한다.

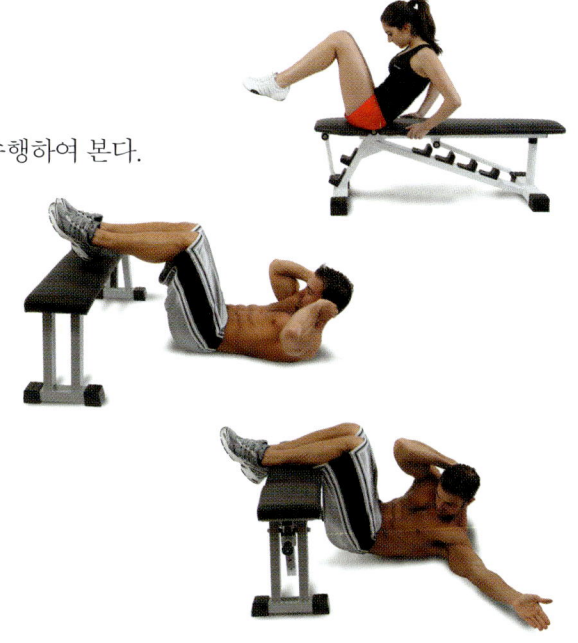

심혈관계 건강 프로그램

초보자 프로그램

매일 저녁 수행할 것

크런치 — P.56
세트 3회 × 최대한 반복 수행
세트 사이에 30초간 휴식한다.
동작 가동 범위를 최소화하고 아주 천천히 수행한다.
크런치 동작 사이 30초 휴식 시간 동안 아래의 스트레칭 동작을 취하라.

바닥에서 회전을 통한 골반 이완하기 — P.114

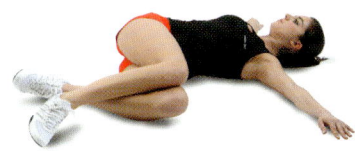

취침 전 허리 이완 프로그램 ② 기구를 이용한 운동

초보자 프로그램

| 일주일에 최소 2회 이상 수행할 것 |

크런치 — P.56
세트 2회 × 최대한 반복 수행
세트 사이에 30초간 휴식한다.
동작 가동 범위를 최소화하고 아주 천천히 수행한다.
휴식시간 동안 다음의 스트레칭 동작을 취해본다.

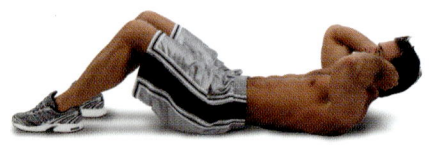

짐볼 위에서 이완 스트레칭 — P.87

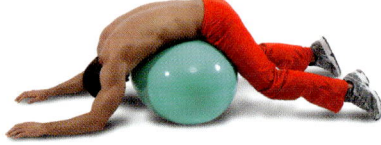

철봉 매달리기 — P.88
매달린 채로 30초~1분 동안 등을 이완한다.
발을 이용해 간헐적으로 몸을 지탱하면
손에 실리는 하중을 줄일 수 있다.

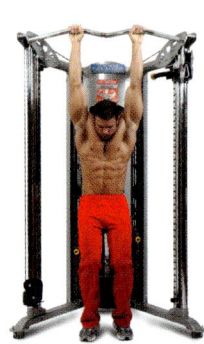

상급자 프로그램

| 매일 저녁 수행할 것 |

크런치 — P.56
세트 2회 × 최대한 반복 수행
세트 사이에 1분간 휴식한다.
동작 가동 범위를 최소화하고 아주 천천히 수행한다.
크런치 동작 사이 휴식 시간 중 처음 30초 동안
다음의 스트레치 동작을 취해 본다.

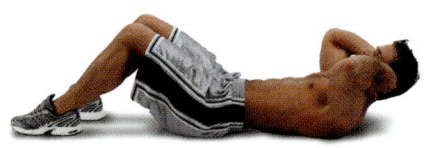

짐볼 위에서 이완 스트레칭 — P.87
본 동작을 마치고 남은 휴식시간 30초 동안
다음 동작을 취해 본다.

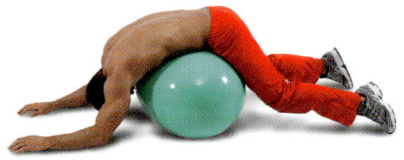

바닥에서 회전을 통한 골반 이완하기 — P.114

철봉 매달리기 — P.88
매달린 채로 30초~1분 동안 등을 이완하여 보자.
발을 이용해 간헐적으로 몸을 지탱하면
손에 실리는 하중을 줄일 수 있다.

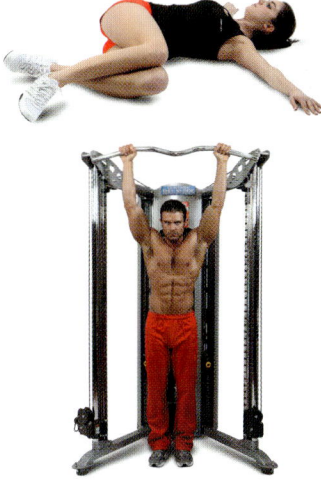

취침 전 허리 이완 프로그램 ② 기구를 이용한 운동

허리 강화 프로그램

초보자 프로그램

크런치 — P.56
세트 2회 × 리피티션 15회~20회
세트 사이에 30초~45초간 휴식한다.
동작 가동 범위를 최소화하고 아주 천천히 수행한다.
크런치 동작 사이에 휴식시간 30초 동안
다음의 동작을 취하면서 장요근을 스트레칭한다.

한쪽 다리 앞으로 내밀기 — P.84
양쪽 넓적다리를 각각 최소 15초간 스트레칭한다.
등이 휘지 않도록 주의하라.

등척성 수축 동작(벽에 등을 대고) — P.74
세트 4회 × 각 세트는 최소 10초 유지
세트 사이에 30초간 휴식한다.
휴식시간 동안 다음 동작을 수행한다.

철봉 매달리기 — P.88
매달린 채로 15초~30초간 등을 이완하여 보자.

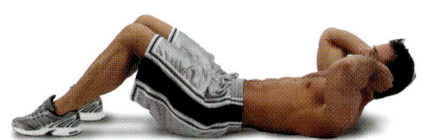
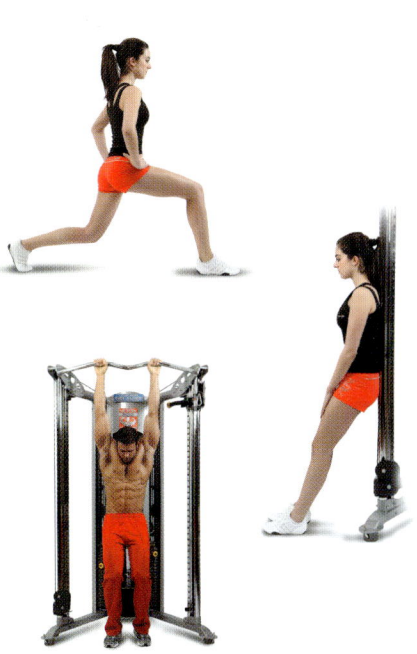

상급자 프로그램

일주일에 최소 4회 이상 수행할 것

이중 수축 크런치 — P.95
세트 3회 × 리피티션 12회 25회
세트 사이에 30초~45초간 휴식한다.
휴식시간 동안 다음의 동작을 취하면서
장요근을 스트레칭한다.

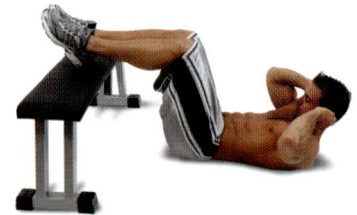

한쪽 다리 앞으로 내밀기 — P.84
양쪽 넓적다리를 각각 최소 15초간 스트레칭한다.
등이 휘지 않도록 주의한다.

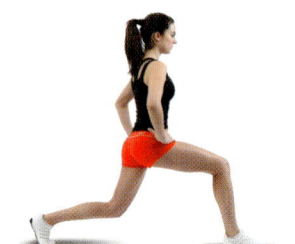

측면 크런치 — P.70
세트 3회 × 리피티션 12회~15회
세트 사이에 30초에서 45초간 휴식한다.
동작 가동 범위를 최소화하고 아주 천천히 수행한다.
휴식시간 30초 동안 다음의 동작을 취하면서
허리를 스트레칭한다.

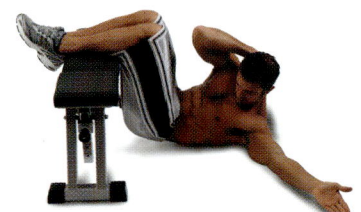

철봉 매달리기 — P.88
발을 이용해 간헐적으로 몸을 지탱하면
손에 실리는 하중을 줄일 수 있다.

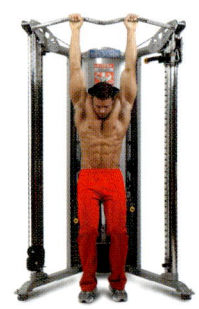

복부 팽만과 소화기 장애 예방 프로그램

초보자 프로그램

| 일주일에 최소 4회 이상 수행할 것 |

이중 수축 크런치 — P.95
세트 3회 × 리피티션 12회~15회
세트 사이에 30초에서 45초간 휴식한다.
휴식시간 동안 다음의 동작을 취해 본다.

등척성 수축 동작(벽에 등을 대고) — P.74
세트 2회 × 각 세트는 최소 10초 유지

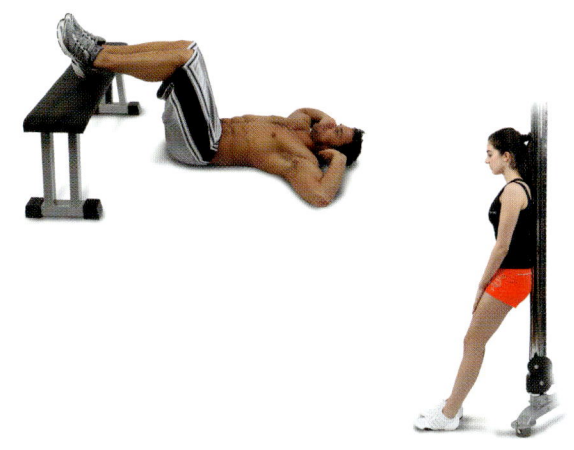

상급자 프로그램

| 일주일에 최소 5회 이상 수행할 것 |

바닥에서 다리 들어 올리기 — P.62
세트 3회 × 리피티션 12회~15회
세트 사이에 30초에서 45초간 휴식한다.
휴식시간 동안 다음의 동작을 취해 본다.

등척성 수축 동작(벽에 등을 대고) — P.74
세트 3회 × 각 세트는 최소 15초 유지

이중 수축 크런치 — P.95
세트 3회 × 리피티션 12회~15회
세트 사이에 50초에서 1분간 휴식한다.
휴식시간 동안 다음의 동작을 취해 본다.

횡격막 수축 — P.80
리피티션 5회 × 각 리피티션은 최소 10초 유지

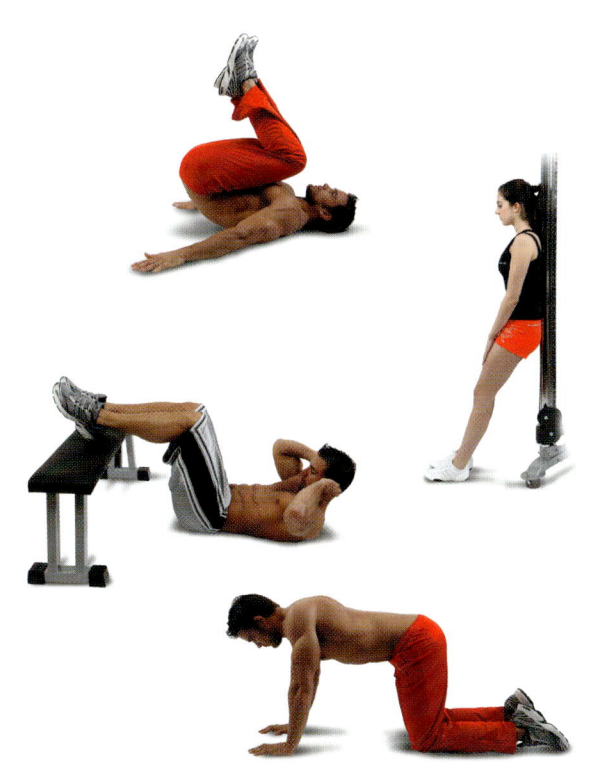

특정 스포츠에 적합한 복근 운동 프로그램

스포츠 능력 향상을 위한 프로그램이 복잡한 이유
스포츠 능력 향상을 위한 근육 운동 프로그램의 구성이 복잡한 이유는 프로그램을 완벽하게 개별화시켜야 하기 때문이다. 개별화가 완벽하게 이루어지기 위해서는 다음의 조건을 고려해야 한다.

- 수행하는 훈련에서 어떤 복부 근육을 우선으로 사용하는가?
- 복근에 어떤 힘(근력, 지탱력, 지구력)이 필요한가?

해당 스포츠에서 주로 수행하는 훈련에 적합한 개별화 프로그램을 짜기 위해서는 이와 같은 요구 사항이 반영되어야 한다.

서킷 방식으로 할까, 세트 방식으로 할까?
복근 운동은 서킷 방식으로 수행하는 것이 좋을까, 아니면 일반적인 세트 방식으로 하는 것이 좋을까? 이 질문에 대한 해답은 선수 개인별로 차이가 있다.

여러 과학 논문에서 아주 흥미로운 분석 자료를 내놓았다. 우선 초보 테니스 선수들로 이어진 두 그룹이 있다고 가정하자.
- 첫 번째 그룹은 포핸드 스트로크를 반복 연습한다. 포핸드를 마스터한 다음, 같은 방식으로 백핸드를 연습한다. 이것은 일반적인 세트 방식의 훈련 형태이다.
- 두 번째 그룹은 포핸드와 백핸드에 순서를 두지 않고 임의로 번갈아 가며 수행한다. 바로 서킷 방식의 훈련 형태이다.

레슨이 끝났을 때 두 그룹이 수행한 포핸드와 백핸드의 연습량은 정확하게 동일했다. 연구팀은 레슨 바로 직후와 10일이 지난 후, 이렇게 두 차례에 걸쳐 수행 능력 테스트를 실시했다. 그 결과, 레슨이 끝난 직후에는 반복적인 세트 형식으로 동작을 학습한 선수들의 실력이 더 많이 향상되었다. 그리고 레슨을 받은 지 10일 후에는 임의적인 서킷 방식으로 훈련한 선수들의 경기 능력이 더 향상되었다.

이 결과 두 가지 점을 시사한다.
- 새로운 동작을 빠르게 습득하기 위해서는 세트 방식으로 동작을 반복하는 것이 좋다. 따라서 근육 운동 초보자들이 복근 운동 동작을 잘 체득하기 위해서는 처음 몇 주 동안은 서킷 방식의 연습을 피해야 한다. 서킷 방식은 아직 불확실한 동작의 습득을 더욱 어렵게 만들 것이기 때문이다.
- 반면 근육의 기능을 아주 빠르게 향상시키는 것이 목적이라면 서킷 방식으로 운동하는 것이 좋다.

결론

멋진 복근 만들기가 목적이라면 서킷 방식의 복근 운동은 아무런 소용이 없다(단, 지방 제거가 목적이라면 서킷 방식도 유용하다). 이러한 형식의 연습은 근육의 탄력성 향상에 불필요한 뇌와 신경계의 적응을 요구한다. 그럼에도 서킷 방식으로 운동을 수행하는 이유가 있다면, 그것은 시간 절약의 효과 때문이다.

복부의 기능을 향상시키기 위해서는 복합적인 근육 운동 프로그램이 경기장에서 맞닥뜨리게 되는 여러 조건들과 비슷해야 한다. 그러한 조건 하에 훈련을 해두면 복부, 지구력, 신경 시스템이 스포츠 경기 과정에서 직면하는 어려운 테크닉에 보다 효율적으로 적응할 수 있을 것이다.

전이 현상

스포츠 수행 능력 향상을 목적으로 하는 근육 트레이닝의 바탕에 전제되어 있는 것은 연습을 통해 근력을 얻으면 이 힘이 경기력으로 전이되어 실제 스포츠 성적이 향상된다는 것이다.

일반적으로 초보자의 경우 이러한 전이가 아주 잘 이루어지지만, 운동 수준이 높아질수록 전이는 불확실해진다.

전이가 잘 이루어지려면 근육 운동 프로그램이 스포츠 훈련에서 요구하는 운동과 가능한 한 유사해야 한다. 필요에 맞추어 자신만의 운동 프로그램을 계획하는 것이 중요한 까닭도 바로 이 때문이다.

1단계: 초보자를 위한 기초 근육 단련시키기

1단계 프로그램을 적어도 몇 주 동안은 실시해야 일반적인 복근 운동 동작을 습득할 수 있다. 동작이 편해졌다고 느껴지면 서킷 방식(2단계)으로 운동을 진행하도록 한다.

기초적인 멀티 스포츠 적응을 위한 프로그램

일주일에 2회에서 3회 수행할 것

세트 사이에 30초 동안 휴식을 취하자.

크런치 — P.56
세트 3회 × 리피티션 20회~30회

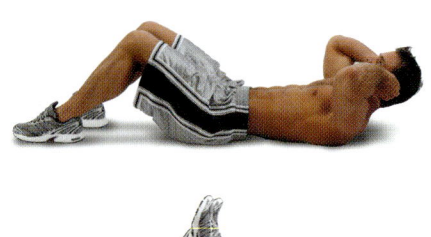

바닥에서 다리 들어 올리기 — P.62
세트 2회 × 리피티션 10회~20회

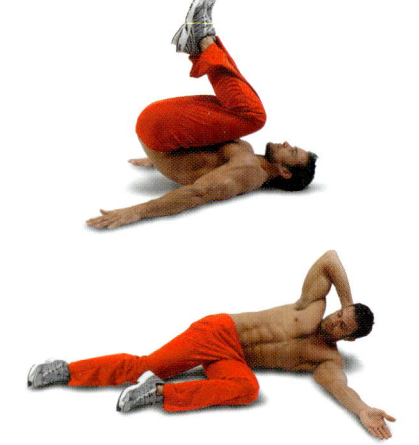

상체 측면 들어 올리기 — P.72
세트 2회 × 리피티션 8회~15회
오른쪽과 왼쪽 동작 사이에 휴식을 취하지 않는다.

2단계: 서킷 방식의 운동으로 발전시키기

1단계 프로그램을 최소 2주 동안 실시한 후 서킷 방식으로 운동을 발전시켜 보자.

멀티 스포츠 적응을 위한 기본 서킷

일주일에 2회에서 3회 수행할 것

서킷 2회~3회

근력을 요구하는 트레이닝에서 리피티션 8회~25회
지구력이 중요한 스포츠에서 리피티션 25회~50회
휴식 없이 실시한다.

이중 수축 크런치 — P.95

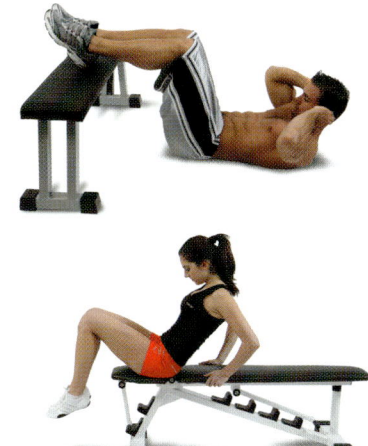

앉아서 다리 들어 올리기 — P.66

바닥에서 골반 회전하기 — P.114

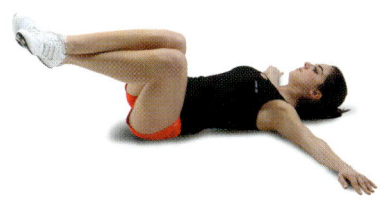

3단계: 전반적인 신체 능력 향상 운동

상체를 회전하는 근육의 강화 프로그램

상체를 회전하는 것으로 동작을 시작하는 스포츠가 많이 있다. 골프를 예로 들면, 골퍼가 클럽을 최대한 높이 올렸다가 볼을 치기 위해 내려놓는 스트레칭 과정에서 스윙의 힘이 생긴다. 그리고 복싱의 경우는 몸통을 뒤로 회전하는 사전 스트레칭 동작으로부터 타격이 시작된다.

이처럼 회전에 관여하는 근육들을 단련해 두면 스포츠에 필요한 힘과 지구력을 향상시킬 수 있으며, 상대적으로 취약한 부위에 발생하는 부상을 예방할 수 있다.

초보자 프로그램

일주일에 2회에서 3회 수행할 것

서킷 2회~4회 × 리피티션 20회~50회

이 서킷에서는 아래의 동작들을 휴식 없이 연속으로 수행한다.

측면 크런치 — P.70

고무 밴드나 기구를 이용한 측면 회전 — P.128

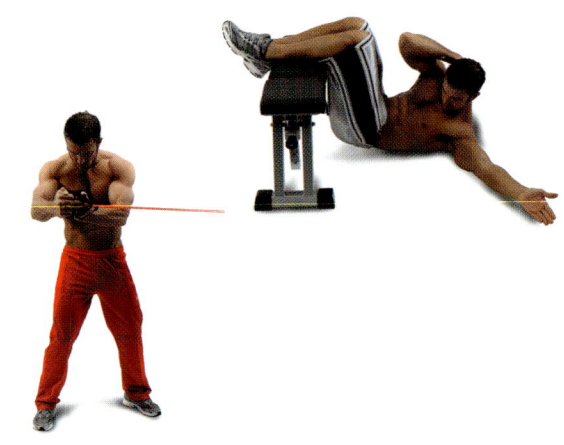

상급자 프로그램

일주일에 최소 4회 이상 수행할 것

서킷 3회~6회 × 리피티션 15회~40회

철봉에서 다리 측면 들어 올리기 — P.112

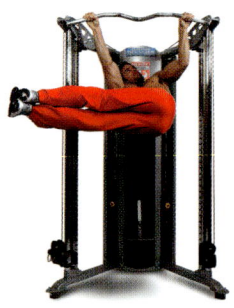

고무 밴드나 기구를 이용한 측면 회전 — P.128

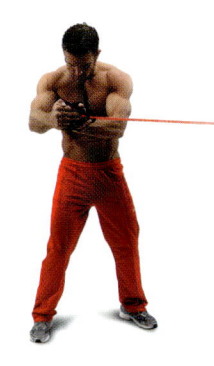

측면 크런치 — P.70

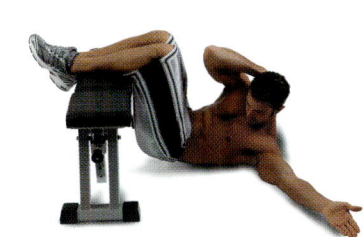

| 초보자 프로그램 | 일주일에 최소 4회 이상 수행할 것 |

논스톱 서킷 3회

바닥에서 다리 들어 올리기 — P.62
리피티션 12회~20회
세트 사이에 45초간 휴식한다.
휴식하는 동안 다음 동작을 취해 본다.

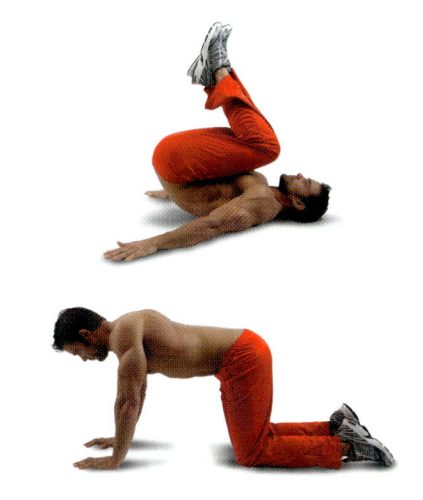

횡격막 수축 — .P.80
리피티션 20회~30회

크런치 — P.56
세트 3회×리피티션 12회~15회
세트 사이에 30초~45초간 휴식한다.
휴식하는 동안 다음 동작을 수행한다.

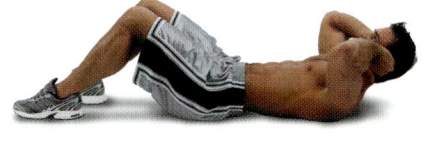

바닥에서 무게를 들고 흉곽 팽창하기 — P.79
리피티션 20회~30회

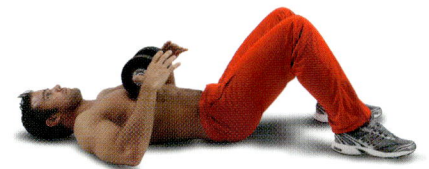

상급자 프로그램

일주일에 최소 4회 이상 수행할 것

논스톱 서킷 5회

앉아서 다리 들어 올리기 — P.66
리피티션 12회~15회
세트 사이에 45초간 휴식한다.
휴식하는 동안 다음 동작을 취해 본다.

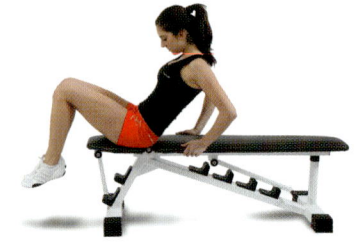

횡격막 수축 — P.80
리피티션 30회~40회

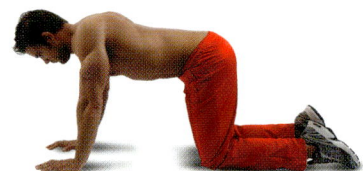

이중 수축 크런치 — P.95
리피티션 12회~15회
세트 사이에 30초간 휴식한다.
휴식하는 동안 다음 동작을 수행한다.

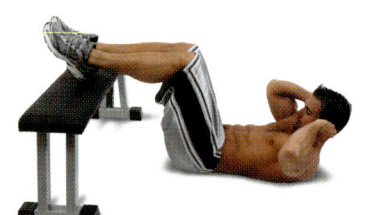

바닥에서 무게를 들고 흉곽 팽창하기 — P.79
리피티션 30회~50회

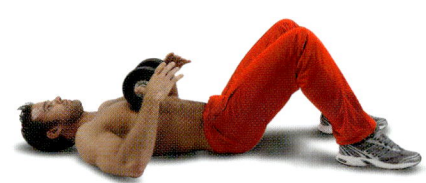

4단계: 특정 스포츠를 위한 운동

한 달에서 두 달 동안 규칙적으로 운동을 한 후, 본인이 수행하는 개별 스포츠에 적합한 방식으로 복근을 단련하도록 하자. 각각의 스포츠 훈련 과정에서 동원되는 복부의 여러 근육은 긴밀하게 연결되어 있다.

모델이 되는 프로그램을 수정하여, 기존 동작들을 자신에게 보다 효과적인 동작들로 재구성할 수 있어야 한다. 지금부터 대표적인 스포츠 15가지를 예로 들어 수행 능력 향상에 도움이 되는 운동 프로그램을 소개할 것이다. 본인에게 가장 적합한 프로그램을 찾아보자.

축구

프로그램 목표: 등을 보호하면서 상체를 회전시키는 근육과 장요근을 강화한다

일주일에 2회에서 3회 수행할 것

서킷 2회~3회 × 리피티션 20회~50회

싯업 — P.96

앉아서 다리 들어 올리기 — P.66

측면 크런치 — P.70

등척성 수축 동작(벽에 등을 대고) — P.74
30초에서 1분 동안 실시한다.

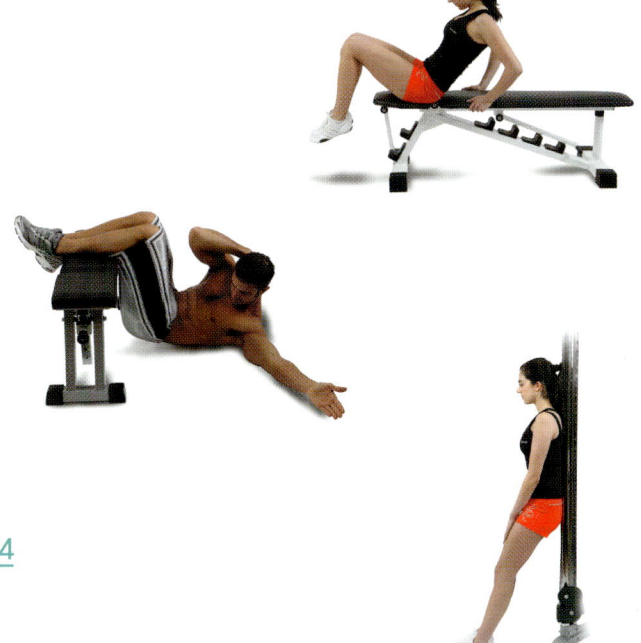

사이클-경륜

프로그램 목표: 등을 보호하면서 장요근을 강화한다.

일주일에 2회에서 4회 수행할 것

서킷 3회~5회 × 리피티션 8회~12회

싯업 — P.96

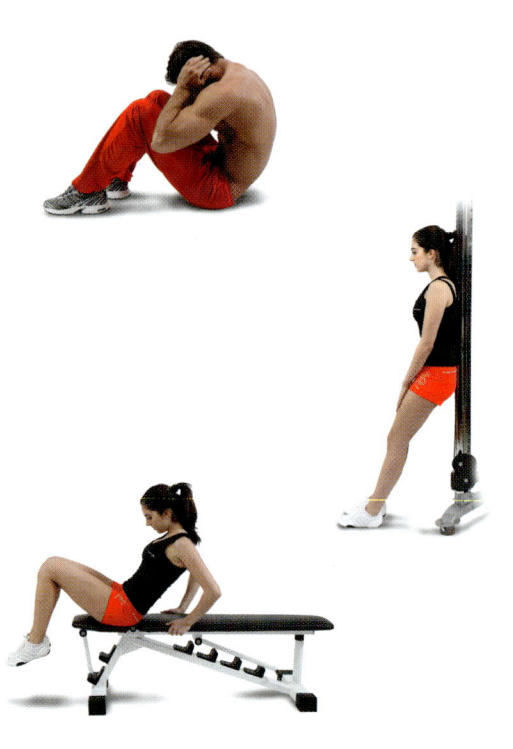

등척성 수축 동작(벽에 등을 대고) — P.74
30초에서 1분 동안 실시한다.

앉아서 다리 들어 올리기 — P.66

등척성 지탱 동작 — P.76
20초에서 1분 동안 실시한다.

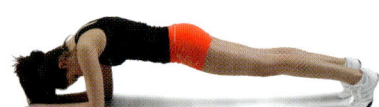

사이클-로드 사이클

프로그램 목표: 등을 보호하면서 장요근과 호흡기 근육을 강화한다.

일주일에 1회에서 3회 수행할 것

서킷 2회~4회 × 리피티션 30회~50회

싯업 — P.96

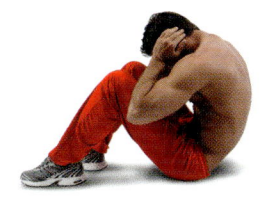

바닥에서 무게를 들고 흉곽 팽창하기 — P.79

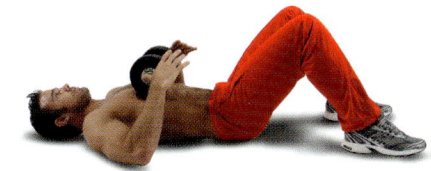

앉아서 다리 들어 올리기 — P.66

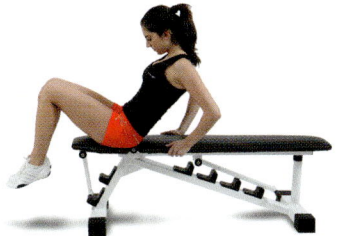

등척성 지탱 동작 — P.76
20초에서 1분 동안 실시한다.

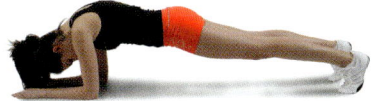

라켓 스포츠

프로그램 목표: 상체를 회전시키는 근육과 장요근을 강화한다.

일주일에 1회에서 2회 수행할 것

서킷 2회~4회×리피티션 12회~50회

싯업 — P.96

고무 밴드나 기구를 사용한 측면 회전 — P.128

상체 측면 들어 올리기 — P.72

측면 크런치 — P.70

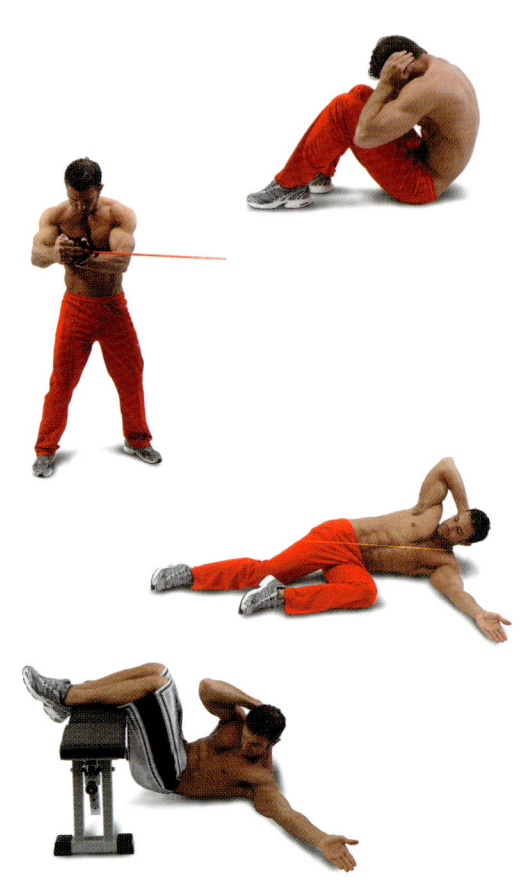

럭비, 미식축구 (접촉이 요구되는 팀 스포츠)
프로그램 목표: 상체를 회전시키는 근육, 장요근, 복부 지탱력을 강화한다.

일주일에 2회에서 3회 수행할 것
서킷 2회~5회 × 리피티션 8회~30회

앉아서 다리 들어 올리기 — P.66

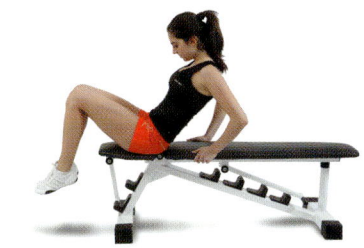

등척성 지탱 동작 — P.76
20초에서 1분 동안 실시한다.

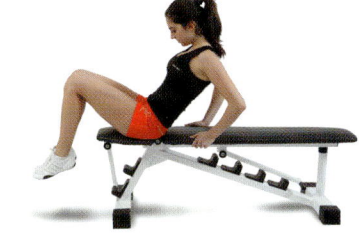

싯업 — P.96

고무 밴드나 기구를 사용한 측면 회전 — P.128

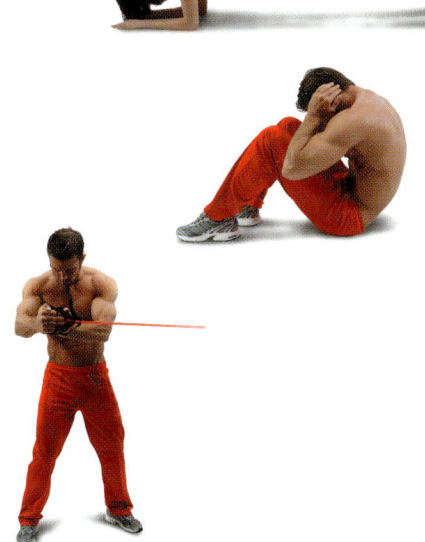

농구, 배구, 핸드볼

프로그램 목표: 상체를 회전시키는 근육, 상복부, 장요근을 강화한다.

일주일에 2회에서 3회 수행할 것

서킷 2회~4회×리피티션 12회~30회

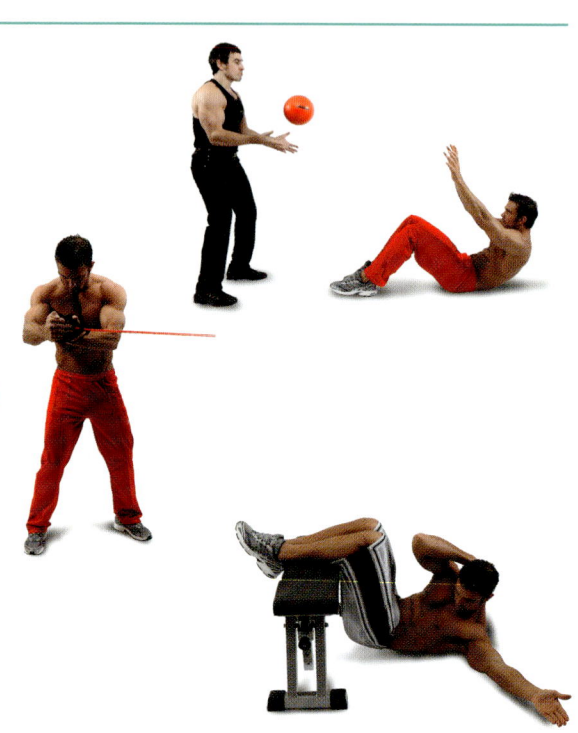

메디신 볼 던지며 싯업 — P.100

고무 밴드나 기구를 사용한 측면 회전 — P.128

측면 크런치 — P.70

스키 활강

프로그램 목표: 등을 보호하면서 복부 지탱력을 강화한다.

일주일에 2회에서 3회 수행할 것

서킷 4회~6회

등척성 지탱 동작 — P.76
20초에서 1분 동안 실시한다.

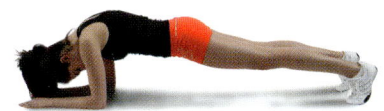

크런치 — P.56
리피티션 12회~30회

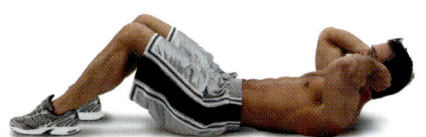

등척성 수축 동작(벽에 등을 대고) — P.74
30초에서 1분 동안 실시한다.

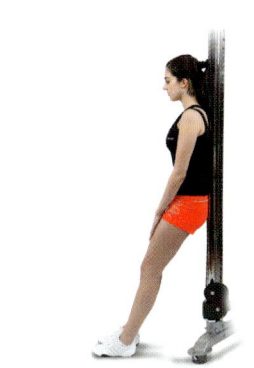

크로스컨트리

프로그램 목표: 장요근과 호흡기 근육을 강화한다.

일주일에 2회 수행할 것

서킷 2회~4회

싯업 — P.96
리피티션 20회~30회

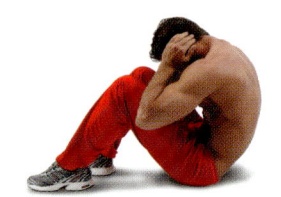

바닥에서 무게를 들고 흉곽 팽창하기 — P.79
리피티션 30회~100회

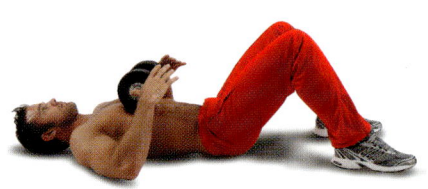

등척성 지탱 동작 — P.76
20초에서 1분 동안 실시한다.

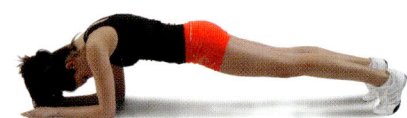

횡격막 수축 — P.80
리피티션 30회~100회

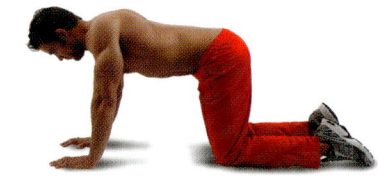

격투기

프로그램 목표: 상체를 회전시키는 근육, 장요근, 복부 지탱력을 강화한다.

일주일에 2회에서 3회 수행할 것

서킷 4회~6회 x 리피티션 8회~30회

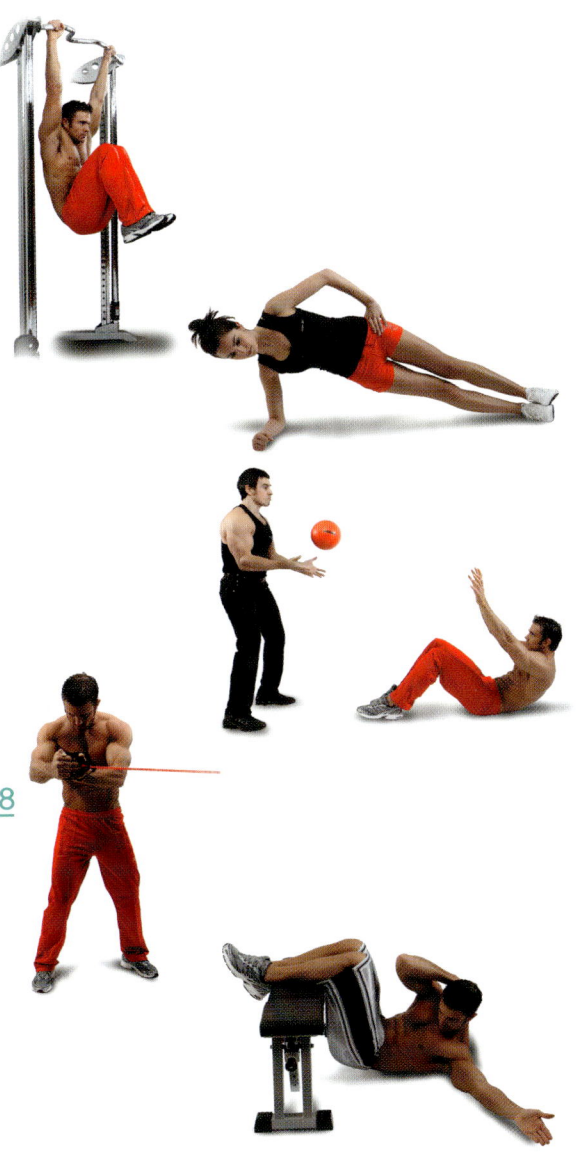

철봉에서 다리 들어 올리기 — P.106

측면 정지 지탱 동작 — P.77

메디신 볼 던지며 싯업 — P.100

고무 밴드나 기구를 사용한 측면 회전 — P.128

측면 크런치 — P.70

육상 경기-단거리와 높이뛰기

프로그램 목표: 장요근과 복사근을 강화한다.

일주일에 2회에서 3회 수행할 것

서킷 2회~4회

철봉에서 다리 들어 올리기 — P.106
세트 4회~6회 × 리피티션 1회~8회
최대한의 저항으로 수행한다.

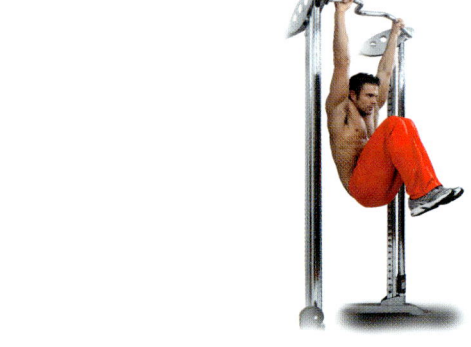

측면 크런치 — P.70
세트 4회~6회 × 리피티션 8회~12회
최대한의 저항으로 수행한다.

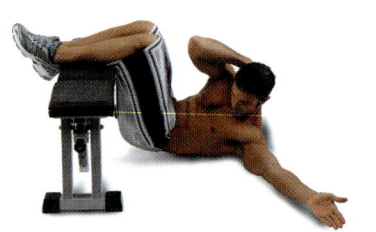

싯업 — P.96
세트 2회 × 리피티션 8회~10회
최대한의 저항으로 수행한다.

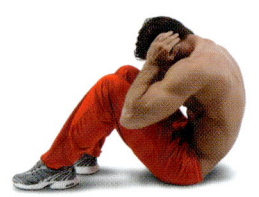

육상 경기-장거리달리기

프로그램 목표: 장요근과 호흡기 근육을 강화한다.

일주일에 1회에서 3회 수행할 것

서킷 2회~5회

테스트로 5분 내에 리피티션 20회~40회,
넘어서면 리피티션 50회~100회

싯업 — P.96

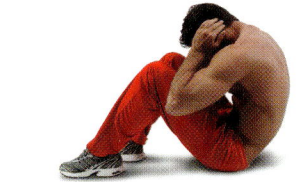

바닥에서 무게를 들고 흉곽 팽창하기 — P.79

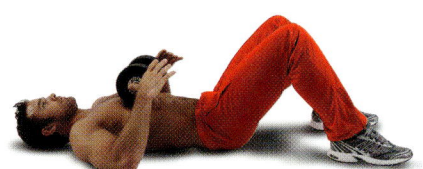

앉아서 다리 들어 올리기 — P.66

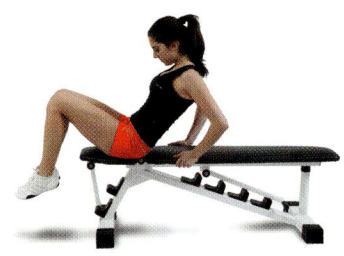

횡격막 수축 — P.80

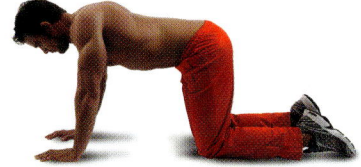

육상 경기-던지기

프로그램 목표: 상체를 회전시키는 근육을 강화한다.

일주일에 3회 수행할 것

측면 크런치 — P.70
세트 4회~6회 × 리피티션 1회~8회
최대한의 저항으로 수행한다.

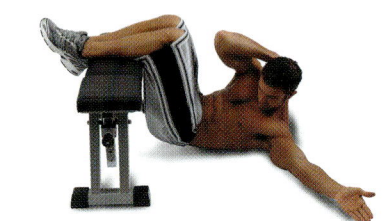

상체 측면 들어 올리기 — P.72
세트 3회~5회 × 리피티션 1회~8회
최대한의 저항으로 수행한다.

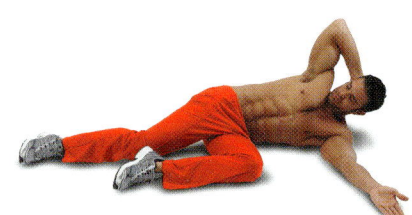

짐볼 위에서 크런치 — P.120
세트 2회 × 리피티션 8회~10회

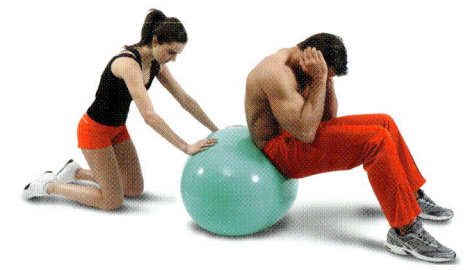

고무 밴드나 기구를 사용한 측면 회전 — P.128
세트 2회 × 리피티션 20회~30회

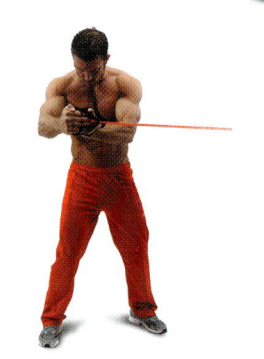

수영

프로그램 목표: 상체를 회전시키는 근육과 호흡기 근육을 강화한다.

일주일에 2회에서 4회 수행할 것

서킷 4회~6회×리피티션 25회~75회

짐볼 위에서 크런치 — P.120

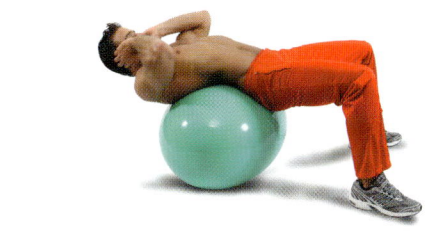

바닥에서 골반 회전하기 — P.114

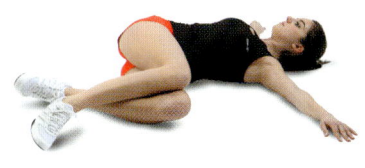

짐볼 위에서 측면 회전 크런치 — P.121

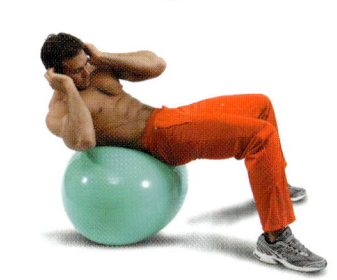

고무 밴드나 기구를 사용한 측면 회전 — P.128

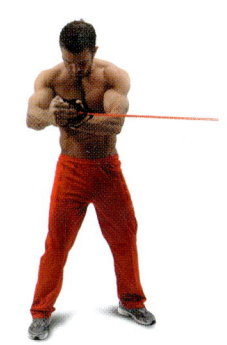

골프

프로그램 목표: 등을 보호하면서 상체를 회전시키는 근육을 강화한다.

일주일에 1회에서 2회 수행할 것

서킷 2회~3회 × 리피티션 8회~20회

고무 밴드나 기구를 사용한 측면 회전 — P.128

측면 크런치 — P.70

크런치 — P.56

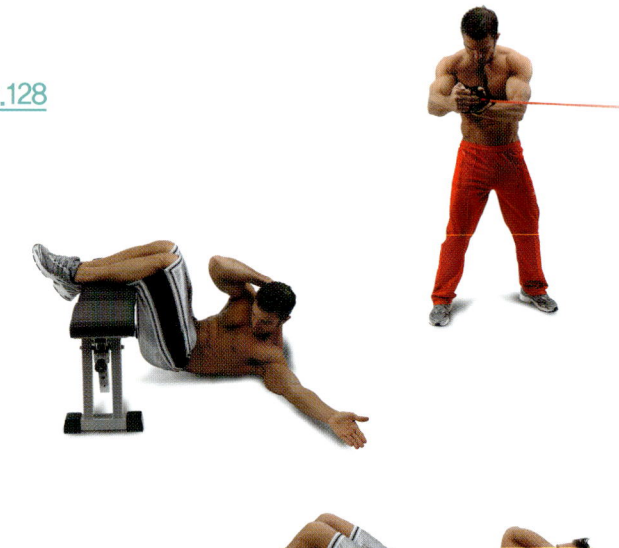

빙상 스포츠-스케이팅, 아이스하키 등
프로그램 목표: 상체를 회전시키는 근육과 장요근을 강화한다.

일주일에 2회에서 3회 수행할 것
서킷 2회~5회×리피티션 10회~40회

측면 크런치 — P.70

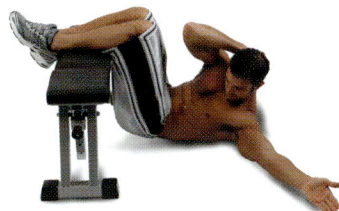

싯업 — P.96

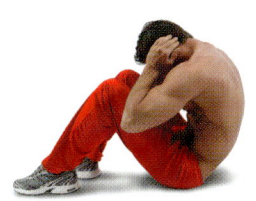

고무 밴드나 기구를 사용한 측면 회전 — P.128

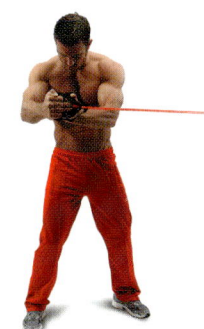

수상 스포츠-조정 경기
프로그램 목표: 상복부와 호흡기 근육을 강화하고 등을 보호한다.

일주일에 2회에서 4회 수행할 것
서킷 2회~3회 × 리피티션 20회~40회

싯업 — P.96

바닥에서 무게를 들고 흉곽 팽창하기 — P.79

등척성 수축 동작(벽에 등을 대고) — P.74
30초에서 1분 동안 실시한다.

횡격막 수축 — P.80

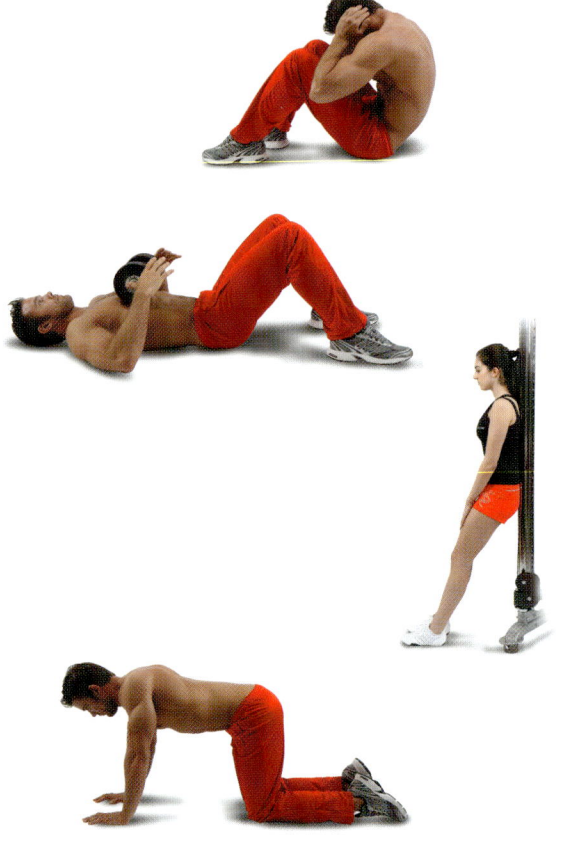

수상 스포츠-카약, 범선 경기

프로그램 목표: 복사근과 상복부를 강화한다.

일주일에 2회에서 3회 수행할 것

서킷 3회~5회×리피티션 35회~50회

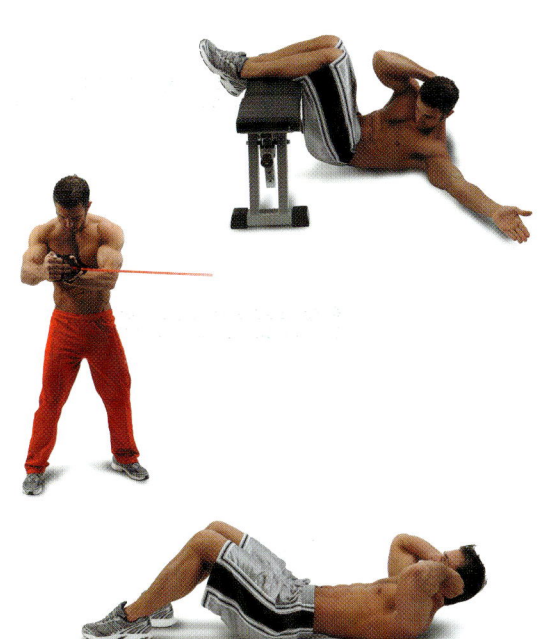

측면 크런치 — P.70

고무 밴드나 기구를 사용한 측면 회전 — P.128

크런치 — P.56

암벽 등반

프로그램 목표: 하복부, 장요근, 복사근을 강화한다.

매주 2회에서 3회 수행할 것

서킷 4회~6회×리피티션 12회~50회

철봉에서 다리 들어 올리기 — P.106

측면 크런치 — P.70

싯업 — P.96

등척성 지탱 동작 — P.76
20초에서 1분 동안 실시한다.

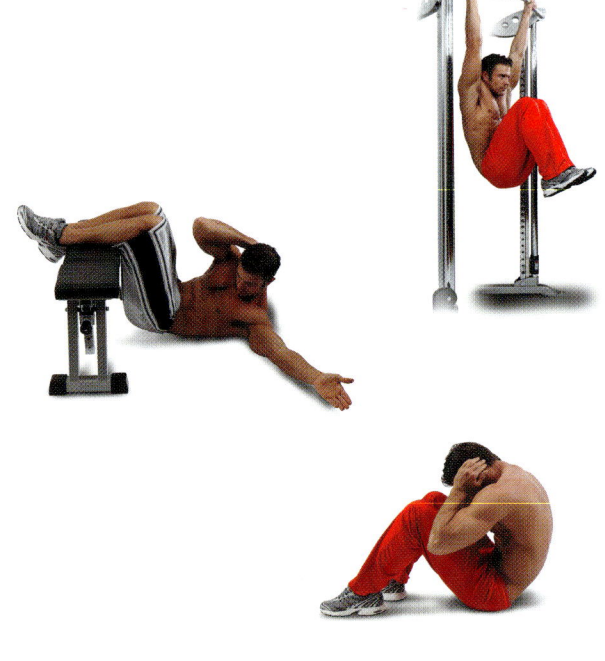

모터 스포츠
프로그램 목표: 복부 지탱력을 강화하고 척추를 보호한다.

매주 1회에서 2회 수행할 것

서킷 4회~5회

등척성 지탱 동작 — P.76
20초에서 1분 동안 실시한다.

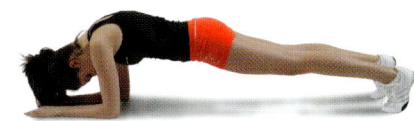

등척성 수축 동작(벽에 등을 대고) — P.74
30초에서 1분 동안 실시한다.

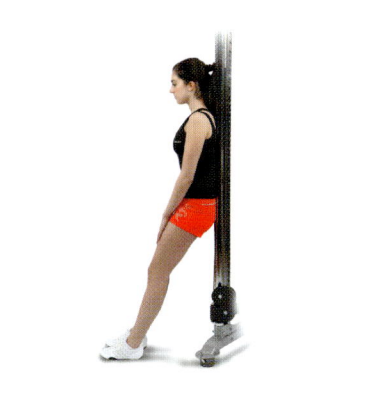

측면 정지 지탱 동작 — P.77
양쪽 각각 10초에서 20초 동안 실시한다.

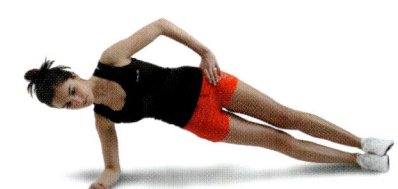

등척성 수축 동작(벽에 등을 대고) — P.74
30초에서 1분 동안 실시한다.

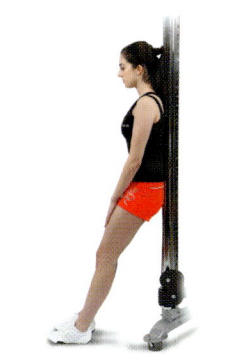

프레데릭 데라비에

프랑스 국립 미술학교(Ecole des Beaux-Arts)에서 5년간 수학하며 조형학과 해부학을 전공하였고, 파리의과대학(Paris Faculte de medecine)에서 3년간 해부학을 공부하기도 했다. 1988년 프랑스 역도대회에서 우승하였으며, 운동의 원리를 이해하게 해주는 해부학을 묘사한 특유의 그림 스타일을 이용해 전 세계의 운동인들로부터 큰 인기를 끄는 베스트셀러들을 저술했다. 또 「Le Monde」와 남성잡지 「Man's health」 등의 저널리스트로도 활동하고 있다.

마이클 건딜

25년 이상을 근육 트레이닝에 전념하고 있는 운동 전문가이다. 전 세계의 유명 의학 도서관에서 인체와 관련한 다양한 서적을 독파하면서 근육 운동에 관한 연구를 해왔다. 미국의 「Iron Man」이나 「Mind & Muscle」과 같은 스포츠 및 근육 트레이닝 관련 잡지의 공동 편집자로, 웹사이트 www.planetemuscle.com에서 운동과 영양에 관한 포럼을 10년 이상 진행하고 있다.

현명기

의학박사이자 피부과 전문의로 대한피부과학회 평의원, 부산울산경남지회 회장을 역임했다. 아름다운 피부에 도움을 주는 운동과학에 대해 오랫동안 연구해왔다. 옮긴 책으로 베스트셀러 〈필라테스 교과서〉가 있다.

데라비에의 복근 운동 교과서
가장 완벽한 복부 운동 아나토미

초판 1쇄 발행일 2019년 1월 14일
1판 1쇄 발행일 2019년 1월 18일

발행처 프로제
발행인 김영두
지은이 프레데릭 데라비에, 마이클 건딜
옮긴이 현명기
주   소 부산광역시 수영구 광남로 160-1
전   화 051.755.3343
메   일 proje@doowonart.com

본서의 무단전재 또는 복제행위는 저작권법 제136조에 의하여 5년 이하의 징역 또는 5천만 원 이하의 벌금에 처하게 됩니다.

낙장 및 파본은 구매처에서 교환하여 드립니다. 구입 철회는 구매처 규정에 따라 교환 및 환불처리가 됩니다.

ISBN 979-11-86220-33-7

Abdos. Musculation et gainage by Frédéric Delavier and Michael Gundill

Abdos. Musculation et gainage 1st edition © Vigot 2012